Stefan Englert

Kleines Handbuch der
Chinesischen Phytotherapie

Stefan Englert

Kleines Handbuch
der
Chinesischen Phytotherapie

Verlag Müller & Steinicke, München

© 2007 Verlag Müller & Steinicke, München

ISBN 978-3-87569-166-5

Gesamtherstellung: Grafik + Druck GmbH, München

Zum Gebrauch

Das Buch besteht aus drei Hauptkapiteln. Im 1. Kapitel finden sich neben einer komprimierten Darstellung der Grundlagen der chinesischen Medizin Anleitungen und Hinweise zum Einsatz der chinesischen Arzneimittel. Das zweite Kapitel enthält eine Materia Medica, die die gängige Reihenfolge der internationalen Literatur übernommen hat. Zu Beginn des 2. Kapitels findet der Leser eine Einleitung zur Struktur und dem Aufbau der Materia medica, die Übersicht und Klarheit über die Fülle der einzelnen Arzneidrogen und deren Gruppeneinteilung gibt. Besonders hilfreich hierbei ist auch die graphische Verdeutlichung der jeweiligen Wirkrichtungen der einzelnen Drogengruppen.

Im Kapitel 3 bin ich entgegen der sonst üblichen Darstellungsweise der Rezepturen der Ordnung der Wandlungsphasen und der entsprechenden Funktionskreise gefolgt. Dadurch findet der Therapeut den betroffenen und gestörten Funktionskreis seines Patienten und findet dann in dem jeweiligen Abschnitt die diesen Funktionskreis behandelnden Rezepturen. Da das Thema Blut im Grunde alle Funktionskreise berühren kann, habe ich für die Therapie von Störungen des *Xue* einen eigenen Abschnitt gewählt.

Kapitel 4 erläutert den praktischen Einsatz der chinesischen Arzneimittel in der täglichen Praxis an einigen Fallbeispielen. Hier wird auch die Modifikation der klassischen Rezepturen an die individuellen Besonderheiten des jeweiligen Patienten deutlich.

Die Anhänge in Kapitel 5 geben dem Therapeuten die Möglichkeit, bestimmte Symptome oder Krankheitsbegriffe, zu einer einzelnen Droge oder Rezeptur zu finden.

Somit kann dieses Buch von vorne nach hinten, aber auch in jeder beliebig anderen Reihenfolge genutzt, erarbeitet und gelesen werden.

Die Rezepturen stellen so etwas wie verstofflichte energetische Gegenstücke zu bestimmten gestörten Energiemustern in lebenden Organismen dar. Quasi wie Schlüssel und Schloss. Stimmt Schlüssel und Schloss weitestgehend überein, wird der Schlüssel das Schloss mühelos und effektiv öffnen. Dies ist ein Bild dafür, wie eine für einen Patienten gut ausgesuchte und passende Rezeptur, die die Erkrankung/das Dysharmoniemuster „aufschließt" und damit den Heilungsprozess einleitet. Es würde mich freuen, wenn Sie – lieber Leser und therapeutischer Kollege – bei Ihren Patienten genau diese Erfahrung machen können. Denn das bringt Freude und Erfüllung in unser therapeutisches Streben. Dann wird die Antwort des Systems des Patienten für uns unser Lehrmeister sein, im immer präziseren Maßschneidern jeder individuellen Arznei.

Stefan Englert

Vorwort

Die Lehre und Praxis der chinesischen Medizin, insbesondere der Phytotherapie, stellt immer wieder eine große Herausforderung dar. Hat der Student/in endlich das oft mühevolle, wenn auch inspirierende Studium der Phytotherapie abgeschlossen, folgt der Schritt in die Praxis. Das Gelernte jetzt zur Anwendung zu bringen, bringt plötzlich viele Unsicherheiten mit sich. Man überprüft wieder und wieder, ob die Natur des gewählten Rezeptes und der Arzneimittel mit meiner Diagnose übereinstimmt, ob sie wirklich den Zustand des Patienten reflektiert. Eine große Hilfe dabei ist, sich auf Rezepturen zu besinnen, die seit Jahrhunderten angewandt werden und in vielen Schriften diskutiert werden. Zhu Dan-Xi (1281-1358 n. Chr.) beschreibt beispielsweise die Anwendung von *Er Chen Tang* (Dekokt der 2 Abgestandenen) zur Behandlung von Husten mit Schleim. Und viele nachfolgende Ärzte benutzten dieses Rezept ebenfalls zur Transformation von Schleim. Der Autor Dr. Stefan Englert folgt dieser Tradition. Er stellt die klassischen Rezepturen in klarer, übersichtlicher Art und Weise vor, sodass es möglich wird, sehr schnell die gewünschten Informationen über eine Rezeptur abzurufen. Die einzelnen Arzneimittel der Rezeptur können nachgeschlagen werden. Hier ist besonders die Qualität der Abbildungen der einzelnen Substanzen zu betonen. Besonders wichtig für den Nutzer dieses Buches sind auch die Mittelvergleiche, die die Auswahl zwischen verschieden Arzneimittel sehr erleichtern.

Besonders hervorzuheben ist, dass neben der vorbildlichen Struktur der einzelnen Kapitel, Herr Dr. Englert die energetische Richtung und die Temperatur der Rezepturen immer in Relation zu dem vorherrschenden Krankheitsmuster darstellt.

All dies macht das Buch zu einem ausgereiften und gelungenen Nachschlagewerk der Phytotherapie und stellt somit eine große Hilfe sowohl im Praxisalltag als auch beim Studieren dar.

Barbara Kirschbaum

Danksagung

Ich danke zuerst meinen Lehrern, die mich an ihren Einsichten und Erfahrungen haben teilhaben lassen und mich mit unschätzbaren Inspirationen versorgt haben. Ich danke meinen Patienten, die mir mit ihrem Vertrauen und ihrer Geduld auf dem Weg ihrer Genesung ermöglicht haben, die so unendlich wichtigen Erfahrungen mit den Kräutern zu machen. Ich danke allen Teilnehmern an meinen Seminaren, durch deren beharrliches Fragen mir viele Zusammenhänge klarer geworden sind und durch die ich bestrebt war, diese Zusammenhänge noch verständlicher auszudrük-ken. Ich danke ganz besonders Herrn Müller-Gißler, der mit seinem Engagement und seiner Begeisterung wesentlich zur Entstehung dieses Buches beigetragen hat. Über alles danke ich meiner geliebten Frau, für ihre Geduld und Unterstützung während der verschiedenen Schaffensphasen an diesem Buch. Und ich danke meinen Kindern für ihr Verständnis, dass ich nicht zu jederzeit habe mit ihnen spielen können.

Stefan Englert

Inhalt

A. Allgemeines

1. Behandlungsmethoden der TCM

Die Behandlungsmethoden der traditionellen chinesischen Medizin sind:

- Chinesische Phytotherapie
- Akupunktur
- Tuina
- Chinesische konstitutionelle Ernährung / Diätetik
- Qigong / Tai-Chi

2. Bedeutung der chinesischen Arzneimittel-therapie in der TCM

In China macht die Behandlung mit chinesischen Phytotherapeutika circa 70–80% der Behandlungen im Rahmen der TCM aus. – In Europa und in den USA ist es genau umgekehrt. Den Hauptanteil an Behandlungen mit den Therapiemethoden der TCM stellt die Akupunktur dar. Noch relativ wenige Therapeuten haben sich mit der chinesischen Phytotherapie befasst.

3. Indikationen der chinesischen Phytotherapie

Es gibt natürlich zahlreiche Indikationen für eine Phytotherapie. Wenn ein Aku-punkteur überlegt, eine Ausbildung in der chinesischen Phytotherapie zu beginnen, gibt es mindestens vier gute Gründe dafür. Dies sind vier Indikationen, bei denen sich eine alleinige Akupunktur unter Umständen als schwierig erweisen kann.

- Ausgeprägter Qi-Mangel
- Blut- und Yin-Mangel
- Blut-Stase
- Schleim-Akkumulation

Ausgeprägter Qi-Mangel
Bei einem ausgeprägten Qi-Mangel ist der Patient der Akupunktur gegenüber möglicherweise sehr sensibel und empfindet sie eventuell als unangenehm. Es kann auch leichter zum Nadelkollaps kommen. Eine Behandlung mittels Akupunktur sollte in diesem Fall nur tonisierend angewendet werden. Dazu sollte sie möglichst schmerzfrei durchgeführt werden, da stärkere Reize dispergierend wirken. Als Alternative bietet sich daher für den Therapie-Einstieg eine 2-wöchige alleinige Phytotherapie an, um zuerst einmal ein gewisses Maß an Qi wieder zu etablieren.

Danach kann die Kräutertherapie zusammen mit der Akupunktur sehr sinnvoll und effektiv angewandt werden.

Blut- und Yin-Mangel

Beim Blut- und Yin-Mangel fehlen dem System auch „materielle" Ressourcen. Dies ist natürlich mit einer isolierten Akupunkturbehandlung nur schwierig zu beheben. Daher ist gerade für die Mangelzustände im Blut- und Yin-Bereich traditionell die chinesische Phytotherapie das Therapiemodul der ersten Wahl.

Blut-Stase

Die Blut-Stase ist eine gewissermaßen schon beginnend „materialisierte" Qi-Stagnation. Bei der Blut-Stase ist der Schmerz ortsfixiert und in seiner Intensität viel ausgeprägter als bei der Qi-Stagnation. Hier eignen sich die chinesischen Phytotherapeutika hervorragend in Kombination mit der Akupunktur, um diese tief sitzenden Blockaden wieder zu lösen und den Qi- und Blut-Fluss wieder zu mobilisieren.

Schleim-Akkumulation

Schleim ist von Natur aus sehr zäh. Zudem lässt sich Schleim auch nicht wie die „normalen" äußeren Pathogene (Wind, Kälte, Nässe, ...) direkt ausleiten oder eliminieren. Schleim bedarf zunächst der Transformation, der Umwandlung, bevor die mitverursachenden pathogenen Faktoren – wie Nässe oder auch Hitze – eliminiert werden können. Außerdem führt Schleim zu einer Stagnation des energetischen Flusses. Daher bedarf es auch der Qi-Regulation. Bei diesen Aufgaben ist die Kombination von Akupunktur und chinesischer Phytotherapie von großem Nutzen und deutlich wirksamer als eine alleinige Akupunktur-Behandlung.

B. Grundbegriffe und Terminologie

Im Westen gibt es im Bereich Akupunktur und TCM verschiedene Schulen und Ausbildungssysteme. Daher ist es sinnvoll, die grundlegenden Begriffe in ihrer hier verwendeten Bedeutung zu definieren.

1. Grundsubstanzen des Lebens

	Qi	Yang	Blut	Yin
Art der Energie	Nicht materielle Energie		Substanzielle, stoffliche Energie	
Bedeutung	Bewegung	Wärme	Nährung	Substanz

2. Die drei Schätze

	Shen	Qi	Jing
Art der Energie	„Feinste" Energie	Nicht substanzielle Energie	Stoffliche Energie
Bedeutung	Geist im Sinne von Bewusstsein und Sitz der Wahrnehmung und Sinne – nicht unsterblich wie im abendländisch-christlichen Konzept	Dynamische Lebensenergie aus Nahrung und Luft extrahiert	Essenz auch als Ahnen-Energie bezeichnet, da sie von den Eltern/Vorfahren abstammt
Funktionskreis	Herz	„Mitte"	Niere
Sitz	Oberer Erwärmer	Mittlerer Erwärmer	Unterer Erwärmer

3. Die verschiedenen Formen der Säfte

Die Säfte *Jin-Ye* sind die Körperflüssigkeiten mit Ausnahme des – Blutes, *Xue*.

Körpereigene Säfte Gesamtheit der „Yin-Valenzen"	Jin	Ye	Xue
Eigenschaften	Dünne, klare Flüssigkeiten	Dicke, visköse Flüssigkeiten	Blut das nährende Prinzip im Organismus, wird durch das Qi bewegt
Vorkommen	Muskulatur, „Fleisch", Haut und Sinnesöffnungen	In den Zang-Fu, Knochen, Gelenken, im Knochenmark und Gehirn	In den Leitbahnen, Speicher ist der Funktionskreis Leber
Funktion	Unterstützen die Zirkulation von Qi und Blut und macht diese geschmeidiger	Ein befeuchtendes „Schmiermittel«, ergänzt *Jing*-Essenz in den tiefen Yin-Bereichen des Körpers: Stärkt Mark und Hirn	Nährt die Gewebe und Funktionskreise, die Muttermilch in der Stillzeit stellt auch reines *Xue* dar

Körpereigene Säfte Gesamtheit der „Yin-Valenzen"	Jin	Ye	Xue
Bewegung	Schneller und leichter Fluss, fließen mit dem Qi und Blut in den Leitbahnen	Langsame Bewegung, fließen nicht mit dem Qi und Blut	Xue wird durch die Kraft des Qi in den Leitbahnen bewegt

4. Die verschiedenen Formen der pathologischen Flüssigkeiten

Nicht körpereigene Flüssigkeiten sind immer pathologisch	Shi	Tan
	Nässe	Schleim
Entstehung	Produkt unvollständiger Nahrungsumwandlung oder äußeres Pathogen	Eingedickte oder über längere Zeit liegen gebliebene Nässe, kein äußeres Pathogen
Typische Symptome	Schweregefühl und große Mattigkeit, Ödeme, Gedunsenheit, fehlender Durst, Taubheitsgefühle	Druck- oder Völlegefühl im Epigastrium oder Thorax, Übelkeit, Aufstoßen, Auswurf, Schleim in Bronchien, Rachen, Nase oder Nebenhöhlen, Schwindel
Betroffene Funktionskreise	Fast immer Milz Niere (besonders beim Nieren-Yang-Mangel)	Milz/Magen: „Quelle des Schleims" Lunge: „Gefäß des Schleims" Herz: Schleim blockiert die Sinne Leitbahnen: Schleim blockiert den Fluss in den Meridianen
Diagnose	Zungenkörper: gedunsen Zungenbelag: vermehrt feucht Puls: schlüpfrig	Zungenkörper: gedunsen Zungenbelag: vermehrt, dick, klebrige Konsistenz Puls: schlüpfrig

B. Grundbegriffe und Terminologie

C. Von der Diagnose zur richtigen Arzneimittelrezeptur

Die richtige Diagnose bei unserem Patienten zu stellen, gleicht dem Auffinden eines Freundes, der in eine neue Stadt gezogen ist und den wir besuchen wollen. Dabei wollen wir seine korrekte Adresse sicher und zuverlässig finden, und dies möglichst noch auf direktem Weg, ohne allzu viele Umwege zu machen. Dazu ist ein systematisches Vorgehen von großem Vorteil.

Erstens brauchen wir die exakte Anschrift.
Zweitens müssen wir die Informationen und Daten in ein Ordnungsschema einfügen – eine Landkarte, einen Stadtplan oder eine elektronische Hilfe.
Drittens brauchen wir zuletzt unsere eigenen Sinne. Das heißt: Wenn wir vor dem Wohnhaus angekommen sind, müssen wir herausfinden, in welcher Etage unser Freund ganz konkret wohnt.

Von der Diagnose zur richtigen Arzneimittelrezeptur – Übersicht

1. Schritt: Die Informationsgewinnung – die Datenbank des Patienten
   Die vier Untersuchungsmethoden – *Si Shen*

2. Schritt: Die Orientierung und Ordnung der gesammelten Information – das GPS
   Die acht Leitkriterien – *Ba Gang*

3. Schritt: Das exakte Lokalisieren der Störung im System
   Die exakte Bestimmung des Ortes der Pathologie
   Die Fünf Wandlungsphasen – *Wu Xing*

---

1. Schritt: Die Informationsgewinnung – die Datenbank des Patienten

Die vier Untersuchungsmethoden – *Si Shen*

1.	Sehen:	Besonders Gesichtsdiagnose, Zunge
2.	Hören/Riechen:	Besonders Klang der Stimme, evtl. Geruch der Ausscheidungen
3.	Tasten:	Besonders Puls, Mu- und Shu-Punkte, evtl. Haradiagnose (japanische Bauchdeckendiagnose)
4.	Befragen/Anamnese:	Besonders wichtig sind die Schlüsselfragen: seit wann?, wodurch besser?, wodurch schlechter?

Wir gewinnen Daten aus der Befragung des Patienten – somit aus der Beobachtung und Introspektion des Patienten selbst – und aus den Beobachtungen des Therapeuten. Dies schließt die klassischen Untersuchungsmethoden wie Puls und Zungendiagnostik, aber auch das Betrachten des Teint, des Gesichtsausdruckes und der Körperhaltung ein.

Alles zusammen ergibt eine Datensammlung, die die Grundlage für die weiteren Schritte der Diagnosefindung ist.

2. Schritt: Die Orientierung und Ordnung der gesammelten Information – das GPS

Die acht Leitkriterien – *Ba Gang*

Einordnen aller erhobenen Befunde nach den acht diagnostischen Kriterien:

- Yang
- Außen
- Fülle
- Hitze

- Yin
- Innen
- Leere
- Kälte

Die gesammelten Daten unter Schritt 1 stellen die CD dar, ohne die kein Navigationssystem funktionieren kann. Das GPS ist das Rechenzentrum, das diese gesammelten Informationen ordnet. Sich strikt an die Interpretation der erhobenen Daten mithilfe der *Ba Gang* zu halten, entspricht der Sicherheit eines GPS-Systems, um sich im Dschungel der Informationsfülle des Patientensystems – wie im Straßengewirr einer Großstadt – zurechtzufinden und sicher ans Ziel zu gelangen.

Ba Gang – unser Diagnostik-Werkzeug – das GPS der chinesischen Medizin
Die korrekte Diagnosestellung ist die Grundvoraussetzung für die Auswahl der richtigen und damit optimal wirksamen Rezeptur. Das gilt ebenfalls für eine Behandlung mittels konstitutioneller Akupunktur und/oder chinesischer Diätetik.

Patienten-Diagnose-Zyklus

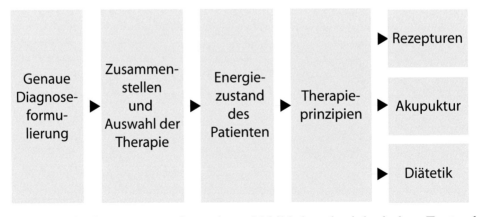

Somit stellt die Rezeptur ein exaktes Abbild des physiologischen Zustandes des Patienten dar.

Das wichtigste Diagnostik-Werkzeug in der TCM sind die acht diagnostischen Leitkriterien – die *Ba Gang:*

Yang (übergeordnete Ebene)	**Beantwortet welche Frage**	**Yin** (übergeordnete Ebene)
Außen *(Biao)* *Haut, Sehnen, Muskeln,* *Leitbahnen*	**Wo?** *Lokalisation* *der Störung*	**Innen** *(Li)* *Innere Organe* *bzw. Funktionskreise*
Hitze *(Re)* *Übersteigerung der Dynamik*	**Wie?** *Qualität* *der Störung*	**Kälte** *(Han)* *Verminderung der Dynamik*
Fülle *(Shi)* *Äußere oder innere* *pathogene Faktoren*	**Wie viel?** *Quantität* *der Störung*	**Leere** *(Xu)* *Mangel der systemeigenen* *Energie* *(Qi, Blut, Yin, Yang)*

Die Leitkriterien als 3 dimensionales Koordinatensystem

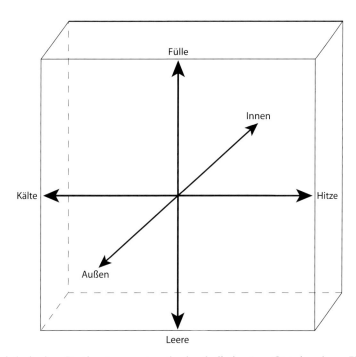

Somit läßt sich jeder Patientenzustand als definierter Ort in dem Koordinatensystem darstellen.

Reihenfolge, in der die acht Leitkriterien angewendet werden können:

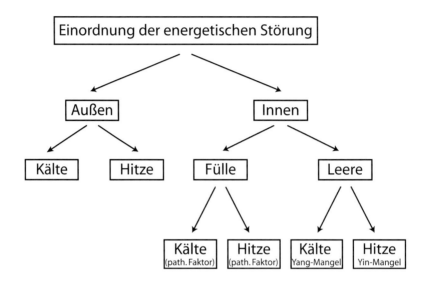

3. Schritt: Das exakte Lokalisieren der Störung im System

Die fünf Wandlungsphasen – *Wu Xing*

Nach dem Ankommen mittels GPS steigen wir aus und lokalisieren unseren Freund in dem gefundenen Haus direkt vor Ort. Dort sehen wir mit unseren eigenen Sinnen, ob er im Souterrain, Parterre oder Penthouse wohnt.

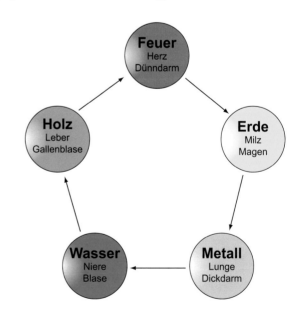

a.   Die wichtigsten Pathologien

Indem wir die wichtigsten Pathologien jedes Funktionskreises kennen, können wir zunächst auf das Häufige abzielen. Denn – wie heißt es so schön –, das Häufige ist häufig.

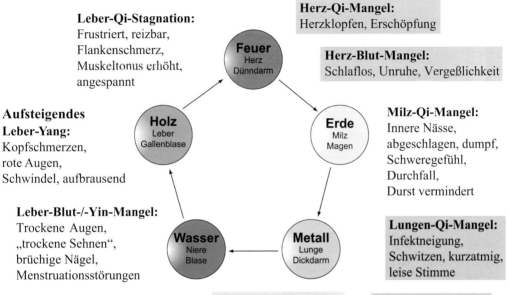

Leber-Qi-Stagnation:
Frustriert, reizbar,
Flankenschmerz,
Muskeltonus erhöht,
angespannt

Herz-Qi-Mangel:
Herzklopfen, Erschöpfung

Herz-Blut-Mangel:
Schlaflos, Unruhe, Vergeßlichkeit

**Aufsteigendes
Leber-Yang:**
Kopfschmerzen,
rote Augen,
Schwindel, aufbrausend

Milz-Qi-Mangel:
Innere Nässe,
abgeschlagen, dumpf,
Schweregefühl,
Durchfall,
Durst vermindert

Leber-Blut-/-Yin-Mangel:
Trockene Augen,
„trockene Sehnen",
brüchige Nägel,
Menstruationsstörungen

Lungen-Qi-Mangel:
Infektneigung,
Schwitzen, kurzatmig,
leise Stimme

Nieren-Yin-Mangel:
Ohrensausen, heiße
Extremitäten,
Schwindel, aufsteigende
Hitze,
Nachtschweiß

Lungen-Yin-Mangel:
Trockener Husten,
trockene Haut,
heisere Stimme

Nieren-Yang-Mangel:
Allg. Kälte, kalte Füße,
LWS-/Knieprobleme,
Pollakisurie,
Libidoverlust

D. Ätiologie in der TCM

Es gibt – etwas verallgemeinernd gesprochen – drei Arten, wie es zu einer Erkrankung kommen kann:

1. Einflüsse oder Eindringen von pathogenen Faktoren
2. Stagnation von Energie (oft als Folge von 1.)
3. Erschöpfung von körpereigener Lebensenergie (Qi, Yang, Blut, Yin)

a. Einfluss oder Eindringen von pathogenen Faktoren

Es gibt drei Arten von pathogenen Faktoren

1. Äußere Pathogene: Wind, Nässe, Kälte, Hitze, Trockenheit und Sommerhitze
2. Innere Pathogene: Freude, Trauer, Ärger, Angst, Sorgen (Kummer, Schreck)
3. Lebensweise: Ernährung, Schlaf, Genussmittel, Arbeit, Sexualität, Sport, medizinische Behandlung.

> → **Die Anwesenheit eines pathogenen Faktors führt in den meisten Fällen zunächst zu einer Fülle**

b. Stagnation von Energie

Es gibt auch hier drei Arten von Stagnation:
1. Qi-Stagnation
2. Nahrungs-Stagnation
3. Blut-Stase

> → **Auch die Stagnation führt zunächst zu einer Fülle**

c. Erschöpfung von körpereigener Lebensenergie (Qi, Yang, Blut, Yin)

Es gibt vier Arten von Erschöpfung:
1. Qi-Mangel
2. Blut-Mangel
3. Yang-Mangel
4. Yin-Mangel

> → **Der Mangel stellt immer eine Leere-Situation dar**

1. Die äußeren pathogenen Faktoren

Jeder äußere pathogene Faktor stellt zunächst einmal eine Fülle-Situation im Außen dar.

Zusammenfassung: äußere pathogene Faktoren – *Liu Xie*
▣ Wind
▣ Kälte
▣ Hitze
▣ Nässe
▣ Trockenheit
▣ Sommerhitze (feuchte Hitze)

Wind

Wind ist ein pathogener Faktor, der dem äußeren Wind in der freien Natur gleicht. Er stellt eine sich rasch ändernde Kraft dar. Der Wind irritiert den freien Fluss des Qi. Daher fühlen sich Menschen unter diesem Einfluss nervlich angespannter und nervöser als sonst. Bei einer Erkältung vom Wind-Kältetyp sind wir tendenziell eher gereizt oder „genervt", als wenn es uns gut geht und die Energie im Körper ungehindert fließen kann.
Wind hat die Tendenz, sich mit anderen Pathogenen zu verbinden.
Besonders häufig kommen vor:

Kombination von Wind mit anderen Pathogenen	Beispiel
▣ Wind-Kälte	Grippaler Infekt
▣ Wind-Hitze	Röteln, Windpocken
▣ Wind-Nässe	Rheumatische Erkrankung

Kälte

Von allen Pathogenen blockiert Kälte den Qi- und Blut-Fluss am stärksten. Daher ist Schmerz eines der Hauptsymptome von Patienten mit eingedrungener pathogener Kälte. Bei der Wind-Kälte Invasion in der Oberfläche – wie sie bei einem grippalen Infekt vorliegen kann – sind die Kopf- und Gliederschmerzen, die dabei oft auftreten auf die Kälte zurückzuführen.
Ein weiteres Beispiel sind LWS-Schmerzen, die auftreten, nachdem jemand beim Umgraben des Gartens oder beim Fahrradfahren kalt geworden ist.

Hitze / Feuer

Hitze steht für Dynamik. Daher beschleunigt Hitze den Energie-Fluss in unserem System. Hitze verursacht lokal oder im gesamten Organismus ein Wärmegefühl. Durch Hitze verursachte Beschwerden werden typischerweise als „brennend" beschrieben, wie wir das von einem Sodbrennen durch eine Magen-Hitze kennen.

Hitze verbraucht Säfte. Daher kommt es früher oder später immer zu einer Konsumption von Blut/Yin. Umgekehrt führt auch ein Yin-Mangel des Systems zu der so genannten Leere-Hitze. Diese auch als „falsche" Hitze bezeichnete Wärme ist eigentlich das körpereigene Yang, das allerdings jetzt ohne die notwendige Zügelung und Kühlung durch eine ausreichende Menge von Yin nicht mehr genügend kontrolliert wird. Daher rechnen wir die Leere-Hitze auch nicht zu den pathogenen Faktoren. Sie kann aber nach dem Eindringen und langfristigen Verweilen eines Hitze-Pathogens entstanden sein.

Hitze kann grundsätzlich auf verschiedenen Ebenen auftreten. Oft dringt sie als äußeres Pathogen in die Oberfläche ein – in die Ebene des Wei-Qi.

Wird sie hier nicht vom Körper selbst oder durch eine entsprechende Therapie beseitigt („Oberflächenbefreiung" – Gruppe 1.b) – dann kann das Pathogen eine Ebene tiefer vordringen: auf die Qi-Ebene. Dies ist die Ebene der Funktionskreise. Damit wird die Hitze „lokalisiert". Während sie in der Oberfläche noch relativ „generalisiert" war (Allgemeinsymptome), bekommen die Beschwerden jetzt das Gepräge des befallenen Funktionskreises:

Hitze im Lungen-Funktionskreis: z.B. eitrige Bronchitis/Pneumonie

Hitze im Magen-Funktionskreis: Sodbrennen, schlechter durch scharfe oder heiße Speisen, Zahnfleischbluten, Bluterbrechen, übler Mundgeruch.

Hitze im Leber-Funktionskreis: Rote Augen, hitziges Temperament, cholerisch, erhöhter Blutdruck

Herz-Hitze: Unruhe, Tachykardie, Schlaflosigkeit, Herzrasen, Zungenbrennen.

Nässe

Nässe verzögert den Energie-Fluss, blockiert ihn aber nicht so vollständig wie Kälte. Daher ist die von dem Patienten empfundene Symptomatik eher ein fokales Druck- oder Völlegefühl als ein Schmerz. Lokal können eine Schwellung, Gelenkerguss oder Ödeme auftreten. Tritt Feuchtigkeit-Nässe zusammen mit Kälte und dem veränderlichen Wind auf, kann es zu einer Obstruktion (so genanntes Bi-Syndrom) kommen. Dies entspricht in westlichen Begriffen einer rheumatischen Erkrankung mit Steifigkeit und Schwellungen im Gelenkbereich (Nässe), mit Schmerz (Kälte) und mit wechselnder Lokalisation und Intensität (Wind) der Beschwerden.

Nässe belastet sehr leicht auch die Milz, da diese sowieso mit der Umwandlung von Nahrung zu tun hat und daher naturgemäß schon zu einer relativen Feuchtigkeitsansammlung neigt.

Trockenheit

Trockenheit belastet zunächst vor allem den Lungenfunktionskreis, da dieser die Aufgabe der Befeuchtung des Systems hat. Gerade die Schleimhäute des Lungen-Funktionskreises reagieren besonders empfindlich auf Austrocknung. Infekte nehmen zu, da die Abwehrkraft nur noch eingeschränkt arbeiten kann. Die Haut wird trockener und empfindlicher gegenüber Hitze-Pathogenen (darum cremen wir uns bei starker Hitze im Sommer ein). Und letztendlich führt auch eine Trockenheit im

Darm zu einer eingeschränkten Funktion des Dickdarmes im Sinne einer verzöger-ten Ausscheidung. Auf längere Sicht schädigt externe Trockenheit die inneren Säfte, also Blut und Yin. Daher sind die Symptome von externer Trockenheit und einem Blut- und Yin-Mangel entsprechend auch sehr ähnlich und stellen einen fließenden Übergang dar.
Besonders empfindliche Funktionskreise gegenüber Trockenheit und Yin-Mangel sind die Lunge und die Niere. Aber auch Magen, Leber und Herz können durch verschiedene Einflüsse – besonders auch durch Hitze – austrocknen und einen Blut- und/oder Yin-Mangel entwickeln.

Sommerhitze

Sommerhitze ist für uns Europäer zunächst vielleicht der am wenigsten nachvoll-ziehbare pathogene Faktor. Es stellt die klimatische Situation im Sommer in sub-tropischen Gebieten wie in China im Sommer dar. Diese Art von Sommerhitze ist nicht nur heiß, wie meistens in unseren Gefilden, sondern dabei auch oft sehr feucht. Diese besondere Art von feuchter Hitze belastet besonders die Milz. Som-merhitze führt daher häufig zu so genannten Sommerdiarrhöen, wie sie z.B. eine Salmonellen-Gastroenteritis darstellen kann.

Zusammenfassung: Äußere pathogene Faktoren				
Pathogener Faktor	Wirkung	Typische Symptome	Besonderheiten	Angriffsort
Wind	Irritiert Qi-Fluss	→ Steifigkeit, Juckreiz, veränderliche/ wandernde Symptome, plötzlicher Beginn	Verbindet sich oft mit anderen Pathogenen, „Vehikel" für andere Patho-gene	Oberer Erwär-mer, Lunge, Haut, Leber
Kälte	Blockiert Qi- und Blut-Fluss	→ Schmerz, Frösteln, Kontrakturen	Zusammen-ziehend, schädigt das Yang	Muskeln, Seh-nen, Gelenke, Leit-bahnen (bes. Blasen-Leitbahn) Magen, Darm, Niere, Uterus

Zusammenfassung: Äußere pathogene Faktoren				
Pathogener Faktor	Wirkung	Typische Symptome	Besonderheiten	Angriffsort
Hitze (Feuer)	Beschleunigt Energie-Fluss	→ Unruhe, Hitzegefühl, Rötungen, gelbliche Sekrete, übel riechende Ausscheidungen	„Verbraucht" Blut und Yin, Hitze kann aus jedem anderen Pathogen hervorgehen, wenn diese lange anhält	Aufwärts steigende Tendenz, beeinträchtigt *Shen*, Pericard (hohes Fieber)
Nässe	Verlangsamt Energie-Fluss	→ Schweregefühl, Mattigkeit, Ödeme, weiche Stühle, fehlender Durst und Appetit	Schwächt das Yang, Nässe ist „unrein"	Absinkende Tendenz, eher unterer/mittlerer Erwärmer, aber auch Kopf (benebelt, dumpf) oder Thorax (Druck-Engegefühl)
Trockenheit	Schädigt die Säfte	→ Trockene Haut/ Schleimhaut, Oligurie	„Schädigt" Blut und Yin, westliche Äquivalente: Klimaanlage, Zentralheizung, inhalatives Rauchen	Trocknet besonders den Funktionskreis Lunge und die Säfte aus.
Sommerhitze	Belastet besonders die Milz	→ Fieber, Völle in Thorax und Epigastrium, „Sommerdiarrhöen"	Tritt typischerweise im Sommer auf, dicker, gelblicher Zungenbelag	Kann die Säfte schädigen

2. Die Natur der pathogenen Faktoren

Bei genauerer Betrachtung stellen die äußeren Pathogene genau die wesentlichen Einflussgrößen dar, die jede Wetterstation misst: Dort werden Temperatur, Luftfeuchtigkeit und der Luftdruck mittels Thermometer, Hygrometer und Barometer bestimmt.

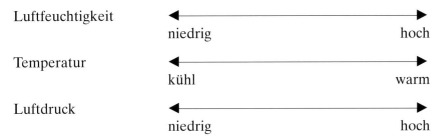

Dies entspricht exakt den in der TCM eine mögliche Krankheit verursachenden Faktoren, wenn diese im Übermaß auf das System einwirken.

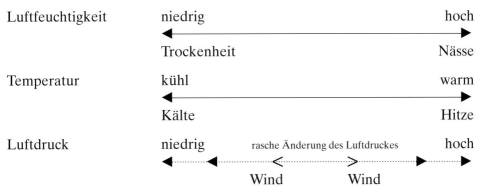

Wind meteorologisch gesehen entsteht durch eine Änderung des Luftdruckes. Es kommt zu einer Luftbewegung von Orten mit hohem Luftdruck zu Orten mit niedrigem Luftdruck.

Demnach ist es in Wahrheit nicht nur die direkt spürbare Zugluft, die der Begriff „Wind" meint, sondern auch die Veränderung des Luftdruckes. Dies spüren Menschen mit so genannten Wind-Erkrankungen. Zum Beispiel beim Bi-Syndrom – westlich Rheuma –, bei dem Wind eine Hauptrolle spielt, spüren die Patienten beim Wetterwechsel eine Zunahme ihrer Beschwerden, unabhängig davon ob sie sich draußen oder in geschlossenen Räumen aufhalten. Rheumatiker nehmen die Veränderung oft bereits als Schmerzzunahme wahr, bevor das Wetter überhaupt sichtbar verändert ist. Das Barometer hingegen zeigt die Änderung in dem geänderten Atmosphärendruck bereits an. Ebenso ergeht es häufig Migräne- und Kopfschmerzpatienten, deren gestörter Leber-Funktionskreis sehr empfindlich auf das Pathogen Wind reagiert.

In dem Diagramm (s. unten) hat Wind keinen festen Platz. Wind kann ständig und plötzlich durch den Wechsel und das Veränderliche auftreten und sich mit jedem anderen Pathogen verbinden.

Diagramm der verschiedenen Pathogene

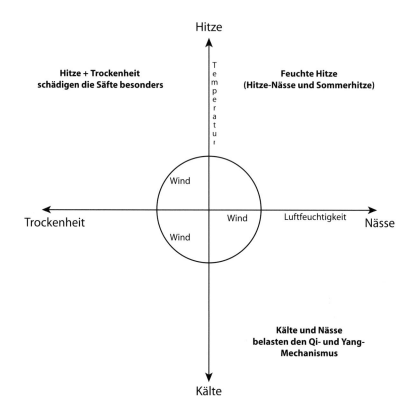

3. Die Beeinflussung des energetischen Systems durch die pathogenen Faktoren

Die pathogenen Faktoren führen zu einer bestimmten Beeinflussung des energetischen Systems in Bezug zu der inneren Dynamik. Die innere Dynamik des Patientensystems wird in der TCM mit den Begriffen „Hitze" oder „Kälte" bezeichnet. Kälte stellt eine heruntergefahrene Dynamik dar, während Hitze eine beschleunigte Dynamik des Systems beschreibt. Somit sind diese Begriffe sehr modern und ähneln denen der Naturwissenschaft. In Worten der modernen Physik ist Hitze nur ein anderes Wort für eine erhöhte Entropie, das heißt ein höheres Maß an Unordnung. Beim Wasser wäre dies der Dampf, der die höchste Beweglichkeit der Wassermoleküle mit sich bringt. Umgekehrt ist Kälte ein Zustand geringerer Entropie und reduzierter Bewegung. Im gefrorenen Eis herrscht ein Maximum an Ordnung – die Kristallstruktur.

Anmerkungen zur Verwendung des Begriffs „Kälte":
Wenn wir von Kälte sprechen, kann damit Verschiedenes gemeint sein:

1. Kälte ist einer der sechs **äußeren pathogenen Faktoren** – *Liu Xie* und befällt, wie bei einem grippalen Infekt die Oberfläche: Kälte oder Wind-Kälte im Aussen.

2. Äußere Kälte kann auch nach innen vordringen – z.B. in die „Mitte" – und stellt dort eine Fülle-Kälte in einem Organ/Funktionskreis dar: Kälte befällt Milz / Magen.

3. Durch Schwächung des körpereigenen Yangs kommt es zu einer inneren Kälte, allerdings gehört diese Erkrankung zu den Leere-Mustern. Beispiele sind der Nieren- oder auch der Milz-Yang-Mangel.

4. Kälte ist auch eine **Zustandsbeschreibung** des Systems des Patienten im Sinne einer verminderten Dynamik. Diese Beschreibung entstammt dem Kontext der acht Leitkriterien *Ba Gang*.

Es ist also wichtig zu unterscheiden, ob wir im Einzelfall mit dem Begriff „Kälte" einen äußeren pathogenen Faktor benennen, ein Organ-Muster mit einem inneren Kälte-Pathogen, oder einen Yang-Mangel meinen oder ob wir mit einem der acht Leitkriterien eine Zustandsbeschreibung des Patientensystems liefern wollen.

Anmerkung zur Verwendung des Begriffs „Hitze" oder „Feuer":
Auch der Begriff „Hitze" oder „Feuer" hat verschiedene Bedeutungsebenen und wird darüber hinaus nicht immer einheitlich verwendet.
Es heißt daher vielleicht nicht umsonst, Hitze, Feuer und Sommerhitze unterscheiden sich in der Bezeichnung, sind aber von der gleichen Natur". Die Begriffe Hitze und Feuer werden im klinischen Kontext nicht immer so genau differenziert.
Hitze oder Feuer wird nicht nur als äußerer pathogener Faktor angesehen, sondern auch für jede Art von Störung gebraucht, bei der Hitze-Zeichen auftreten. Dies sind: rotes Gesicht, innere Hitzeempfindung, trockener Mund, trockener Stuhl und dunkler, spärlicher Urin. Die Zunge ist rot mit gelblichem Belag, der Puls ist beschleunigt.
„Hitze" und „Feuer" können in der Regel durch eine Vielzahl von Faktoren verursacht sein. Für die Praxis ist dabei wohl die wichtigste Unterscheidung die zwischen einer **Fülle- und einer Leere-Hitze**.
Feuer kann auch als eine extreme Form der Hitze angesehen werden, die durch Transformation aus den anderen pathogenen Faktoren hervorgehen kann. Eine weitere Unterscheidung betrifft die äußere und die endogene/innere Hitze:

Äußere Hitze:
Kontraktion von thermischer, klimatischer Hitze oder aus der Umwandlung von Wind, Nässe oder Kälte in Hitze im Verlauf der Zeit. Zum Beispiel wird das anfänglich weißliche Nasensekret gelblich, eitrig. Dies stellt immer eine Fülle-Hitze dar.

Innere Hitze:

Durch emotionale Störungen, Qi-Stagnation, Schleim-Akkumulation, hyperaktives Yang und Stasen des Blutes kann endogene Hitze entstehen. Diese kann sich entweder als Fülle-Hitze oder auch als Leere-Hitze bei verbrauchtem Yin präsentieren.

Begriff	Mögliche Bedeutung	Konzept
Kälte	Äußerer pathogener Faktor	Sechs äußere pathogene Faktoren – *Liu Yin*
	Kälte befällt die „Mitte"	Ein Pathogen befindet sich im Innen in einem Funktionskreis – Syndrom-Lehre
	Yang-Mangel, z.B. Nieren-Yang Mangel	Syndrom-Lehre – die Dysharmonie-Muster
	Zustandsbeschreibung des Energiesystems des Patienten	Acht Leitkriterien – *Ba Gang*
Hitze (Feuer)	Äußerer pathogener Faktor	Sechs äußere pathogene Faktoren – *Liu Yin*
	Lungen-Hitze	Ein Pathogen befindet sich im Innen in einem Funktionskreis – Syndrom-Lehre: Fülle-Hitze
	Leere-Hitze z.B. bei Nieren-Yin Mangel	Syndrom-Lehre – Leere-Hitze
	Zustandsbeschreibung des Energiesystems des Patienten	Acht Leitkriterien – *Ba Gang*
Sommer-hitze	Äußerer pathogener Faktor	Sechs äußere pathogene Faktoren – *Liu Yin*

Die sechs äußeren pathogenen Faktoren Kälte, Nässe, Wind, Trockenheit, Sommerhitze und Hitze dringen bei einer Erkrankung in den Körper ein. Dort führt ihre Anwesenheit zu einer Auseinandersetzung mit dem körpereigenen Qi. Da die Pathogene in der Regel zuerst auf die Körperoberfläche treffen – diese gehört zum Funktionskreis Lunge –, werden diese eine Auseinandersetzung mit dem äußeren Lungen-Qi – dem so genannten Abwehr-Qi *Wei-Qi* – bedeuten.

Jedes Eindringen eines Pathogens führt zunächst einmal zu einem Fülle-Zustand. Darüber hinaus hängt es von der Art des Pathogens ab, ob es in dem betreffenden System zu einer gesteigerten (= Hitze nach *Ba Gang*) oder verringerten Dynamik (= Kälte nach *Ba Gang*) des Stoffwechsels kommt.

Das Pathogen Kälte blockiert und verlangsamt den Energiefluss, und verschiebt das System in Richtung Kälte – Fülle.

Nässe ist seiner Natur nach zwar auch ein so genanntes Yin-Pathogen und eher kühlend, jedoch nicht so ausgeprägt kalt wie die Kälte selbst.

Wind wirkt sich widersprüchlich auf die Temperatur bzw. Dynamik des Systems aus. Einerseits ist Wind ein agiles, bewegliches Agens und besitzt somit „Yang-Natur". Andererseits führt Wind oft zu Stagnationen und Blockaden des Energieflusses. Zudem hat Wind die Tendenz, sich mit anderen Pathogenen zu verbinden, von deren Temperaturwirkung dann der Gesamtzustand des Patienten bestimmt wird.

Trockenheit schädigt und schmälert die Säfte, was mittelfristig das kühlende und befeuchtende Element des Körpers schwächt und so eher zur Entwicklung von Hitze beiträgt.

Hitze als äußerer pathogener Faktor führt natürlich noch wesentlich stärker zu einer Aufheizung des Systems als die Trockenheit. Und auch Hitze schädigt und verbraucht Säfte.

Übersicht über die Temperaturwirkung der sechs äußeren pathogenen Faktoren

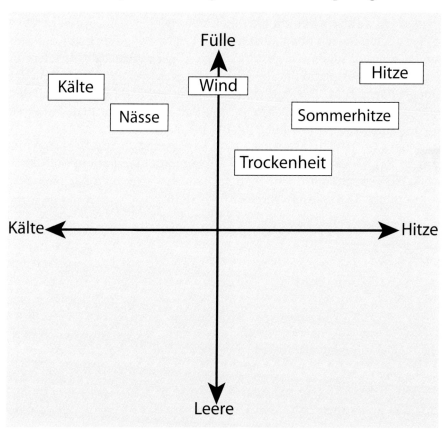

D. Ätiologie in der TCM

Langfristige Folgen der äußeren Pathogene auf die körpereigene Energie

Kälte
Kälte schädigt besonders das Yang des Organismus.

Hitze
Hitze erhöht die Yang-Valenzen im Körper und schädigt dadurch langfristig insbesondere das Nieren-Yin. Das bedeutet, dass Hitze und Kälte unter anderem besonders die „alten" Energien – Yin und Yang der Niere angreifen und schädigen können.

Nässe
Nässe hat einen leicht kühlenden Effekt auf den Körper, aber wirkt nicht so kalt wie Kälte. Auch wirkt Nässe mehr auf die Ebene des mittleren Erwärmers.

Wind
Wind ist ein „aktives" Pathogen und ist beweglich, da es die Veränderung, den Wechsel repräsentiert. Daher hat der Wind Verwandschaft mit dem Qi. Wind wirkt als Pathogen am stärksten auf den oberen Erwärmer. Erkältung heißt auf japanisch *Kaze hito*, was so viel bedeutet wie *Wind eingezogen*. Auch die durch Wind bedingten Irritationen auf den Funktionskreis Leber spielen sich im oberen Erwärmer statt: Das zu schnell nach oben aufsteigende Leber-Yang führt zu Kopfschmerzen, Migräne, geröteten Augen oder Bluthochdruck. Diese Beschwerden manifestieren sich alle am deutlichsten im oberen Erwärmer.

Wind neigt dazu, Blut und Yin zu beeinträchtigen, wie Kälte das Yang-Feuer abkühlen oder Trockenheit das Yin vermindern kann. Außerdem dringt Wind bei einem vorbestehenden Blut-Mangel gerne bis in die tiefen Schichten des Körpers ein. Statt einer Oberflächenstörung – eine Erkältung würde z.B. eine Wind-Kälte-Invasion in der Oberfläche darstellen – bekommt der Patient stattdessen eine „innere Wind-Erkrankung": Ein rheumatische Erkrankung oder eine chronische Hauterkrankung (Dermatitis) sind Beispiele dafür.

Langfristig mögliche Folgen der Pathogene in Bezug auf die körpereigene Energie

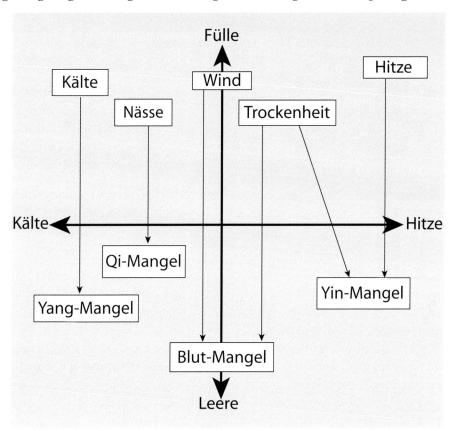

4. Regeln zum Eliminieren oder Ausleiten von pathogenen Faktoren

Das Ausleiten eines Pathogens kann schwieriger und komplexer sein als das Auffüllen einer Leere. Das sieht man unter anderem auch daran, dass es viele verschiedene Methoden und Handlungsanweisungen gibt, um die unterschiedlichen Pathogene auszuleiten, während es nur eine Therapiemethode zum Auffüllen gibt – die tonisierende Methode *Bu Fa*. Zudem wird beim Ausleiten unterschieden, ob ein pathogener Faktor bereits ins Innen des Organismus eingedrungen ist, oder noch an der Oberfläche, dem Außen, verweilt.

Hier eine Übersicht über die so genannten acht Therapiemethoden – *Ba Fa*:

Methode	Chinesisch	Ort	Wirkung und Indikation
1. Das Außen befreiende Methode	*Han Fa*	Außen	Diaphorese: Schweiß induzierend, um Pathogene aus der Oberfläche auszuleiten
			Wind-Kälte – scharfe, warme Drogen Wind-Hitze – scharfe, kühle Drogen
			Fülle
2. Hitze klärende Methode	*Qing Re Fa*	Innen	Klärt und drainiert Hitze mit kühlen und kalten Drogen
			Hitze, Feuer, Leere-Hitze Blut-Hitze Hitze-Toxine
			Fülle oder Leere
3. Erbrechen induzierende Methode	*Tu Fa*	Innen	Schleim-/Nahrungsblockaden
			Akute Fülle-Zustände im oberen oder mittleren Erwärmer
4. Nach unten führende Methode	*Xie Fa*	Innen	Stimuliert die Stuhlausscheidung, um Fülle, Pathogene, Stagnationen und Akkumulationen auszuleiten
			Hitze: – Leitet gastrointestinale Hitze ab – Eliminiert Hitze-Toxine über den Stuhl – Behandelt Feuer/Hitze im oberen Erwärmer, Hochschlagendes Leber-Yang, Lungen- oder Magen-Hitze
			Kälte-Akkumulationen Hitze-Nässe-Ansammlungen
			Obstipation: – Abführend – Darm befeuchtend
			Fast immer Fülle/gelegentlich Leere (z.B. Darm-Trockenheit)

D. Ätiologie in der TCM

Methode	Chinesisch	Ort	Wirkung und Indikation
5. Harmonisierende Methode	He Fa		Disharmonie von Qi und Blut Disharmonie zweier Funktionskreise (Leber greift Milz an)
		Halb außen / halb innen	Pathogener Faktor „steckt" halb außen / halb innen: Shao-Yang-Stadium
			Fülle und Leere-Zeichen
6. Wärmende Methode	Wen Fa		Vertreibt Kälte aus dem Innen Tonisiert das Yang-Qi
		Innen	Fülle-Kälte im Innen Yang-Leere, drohender Yang-Kollaps Kälte in den Leitbahnen
7. Tonisierende Methode	Bu Fa		Ergänzt und füllt eine Leere auf
		Innen	Qi-Mangel Blut-Mangel Yang-Mangel Yin-Mangel
8. Lösende-regulierende Methode	Xiao Fa		Wirkt ausleitend, regulierend und transformierend: Stagnationen, Blut-Stasen, Zusammenballungen, Nahrungsmittel-Stagnation, Schleim-Akkumulationen
		Innen	Verdauungsblockaden

An der Tabelle der acht Therapiemethoden *Ba Fa* ist zu sehen, dass vier der acht Methoden sich mit dem Eliminieren von Pathogenen befassen, nämlich diese folgenden vier Verfahren:

1. Das Außen befreiende Methode: (Diaphorese=Schweiß treibend)	Han Fa	Bei **Wind-Kälte** oder **Wind-Hitze** in der Oberfläche <div align="center">im Außen</div>
2. Hitze klärende Methode:	Qing Re Fa	Kühlend bei verschiedenen Formen von **Hitze** <div align="center">Hitze im Innen</div>

| 4. Nach unten führende Methode: | Xia Fa | Nach unten abführend bei **Hitze**, Hitze-Nässe oder Obstipation im Innen |
| 6. Wärmende Methode: | Wen Fa | **Kälte** aus dem im Innen vertreibend oder bei Yang-Leere (d.h. dabei auch bei Leere zum Stärken des Yangs verwendet) Kälte im Innen |

Dabei ist die erste Methode – die *Han Fa* – geeignet, um Pathogene aus der Oberfläche zu eliminieren. Denn hierbei wird mit scharfen Drogen gearbeitet, die eine diaphoretisch, das heißt Schweiß induzierende Wirkung entfalten. Dadurch wird die Oberfläche geöffnet und auch die pathogenen Faktoren werden wieder auf ihrem Eintrittsweg hinausbefördert.

Die anderen drei Methoden wirken auf das Innere. Sie sind also für Situationen gedacht, bei denen pathogene Faktoren sich bereits im Innen des Körpers aufhalten und von dort ausgeleitet werden müssen.

Wir sehen hieran auch, dass die Pathogene Kälte oder Hitze unterschiedlich angegangen werden, je nachdem ob sie sich im Körperinneren oder noch an der Oberfläche befinden. Es ist also wichtig zu erkennen, ob das Pathogen noch im Außen ist oder bereits nach innen vorgedrungen ist.

▶ **Praxistipp**

Schlüsselsymptome für eine Aussen-Störung:

■ Abneigung gegen Wind und Kälte, Frösteln in der Haut, Kopf- und Gliederschmerzen (wenn das Kälte-Pathogen überwiegt)

■ Bei Wind-Kälte Schweißlosigkeit.

■ Der Zungenbelag zeigt einen vermehrten, weißlichen Belag.

■ Bei Wind-Hitze zeigt sich ein vermehrter weiß-gelblicher Belag.

■ Der Zungenkörper weist keine Veränderungen auf, als Zeichen, dass das Innen des Körpers noch nicht betroffen ist.

■ Der Puls ist schwebend (*Fu*) und kräftig als Ausdruck, dass hier eine Füllesituation vorliegt.

5.   Die inneren pathogenen Faktoren

Innere pathogene Faktoren stellen die inneren Bewegungen dar – die Emotionen. Diese können zu einer Fülle im Innen führen. Einige Emotionen, z.B. Angst oder auch Trauer, können aber auch rasch große Energien verbrauchen oder auflösen und so zu einer Leere-Situation führen. Auf Milz und Niere wirken jeweils zwei der sieben traditionell beschriebenen Emotionen: Grübeleien, zu vieles Nachdenken und Sorgen belasten die Milz. Ängste, aber auch plötzliche Bedrohungen wie Schockzustände wirken auf den Funktionskreis Niere ein.

Die sieben Emotionen – Qi Qing

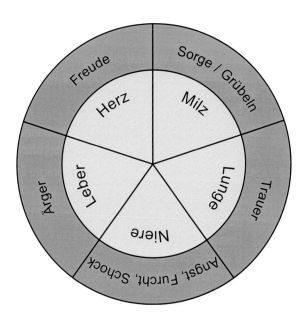

6. Die Wirkung der inneren pathogenen Faktoren

Eine Emotion führt selbstverständlich nicht automatisch zu einem pathologischen Zustand. Erst eine lang anhaltende seelische, emotionale Belastung kann bei einem bestimmten Individuum zu einem pathogenen Faktor werden. Auch sehr starke Gefühlsregungen wie ein großer Schock bei einem Autounfall oder eine sehr belastende, schockierende Neuigkeit (wie die Kündigung oder das Erfahren einer sehr bedrohlichen Krankheitsdiagnose) können im System des Patienten zu pathologischen Entgleisungen und Störungen der jeweiligen Funktionskreise führen.

Die Wirkung der inneren Pathogene auf die Funktionskreise		
Emotion	**Wirkung**	**Mögliche Symptome**
Trauer	Schwächt und blockiert das Lungen-Qi	Druck in der Brust, schwere Atmung
	→ schwächt die Vitalität der Körperseele *Po* → Energieleere im oberen Erwärmer –	Fehlende Vitalität „Kummerbuckel"
Angst, Furcht	Blockiert Qi- und Blut-Fluss	LWS-Probleme, Tinnitus, Blasenprobleme
Schock	→ bei Schock werden große Mengen an Essenz vernichtet; diese wird aus dem Energiereservoir der 8 außerordentlichen Meridiane wieder aufgefüllt	ausgeprägte Erschöpfung
	→ Nieren-Leere	Bandscheibenvorfall, Hörminderung, vorzeitiges Ergrauen der Haare
Ärger	Irritiert Energie-Fluss, bringt ins Stocken	Druck im Oberbauch
	→ Leber-Qi-Stagnation	Spannung im Nacken oder in der gesamten Muskulatur, Kopfschmerzen, Spannung am Rippenbogen

Emotion	Wirkung	Mögliche Symptome
Freude	Erleichtert Energie-Fluss, fließt rascher, energetisiert, belebt	Rotes Gesicht, strahlende Augen, vieles Reden, Lachen
	→ Hitze im Herzen	Herzrasen, Unruhe, Schlaflosigkeit
Denken, Grübeln, Sorge	Belastet und bindet Umwandlungskapazität der Milz	Diarrhö, Abgeschlagenheit
	→ Milz-Qi-Mangel	Entscheidungsschwäche Beachte: Denken ist in der TCM ebenfalls eine Emotion = innere Bewegung

Emotionen sind also per se immer Innen-Störungen. Aber auch die primär äußeren Pathogene können, wenn sie nicht rechtzeitig aus der Oberfläche eliminiert werden, ins Innere vordringen und dann eine Innen-Erkrankung mit Beteiligung der Funktionskreise darstellen. Zum Beispiel kann Kälte in die Milz oder Niere eindringen, Hitze in den Lungen- oder Leber-Funktionskreis.

 Praxistipp

Schlüsselsymptome für Innen-Störung:
- Bei Innen-Störungen zeigen sich Veränderungen des Zungenkörpers, die bei den Außen-Störungen typischerweise fehlen.
- Bei **Kälte** im Innen ist der Zungenkörper vermehrt blass, der Belag ist vermehrt weißlich.
- Bei **Hitze** im Innen ist der Zungenkörper dort rot, wo die Hitze in den korrespondierenden Funktionskreisen eingedrungen ist. Z.B. bei einem Herz-Feuer ist die Spitze der Zunge rot, bei Leber-Feuer sind die Ränder deutlich gerötet und bei einer Hitze im Lungen-Funktionskreis zeigen sich Rötungen oder rote Stippchen im vorderen Zungendrittel direkt hinter der Herz-Spitze.
- Der Zungenbelag verfärbt sich allmählich ins Gelbliche. Je länger eine Hitze-Pathologie besteht, desto eher zeigen sich auch Zeichen eines zunehmenden Verbrauchs von Säften. Dies zeigt sich durch allmähliche Austrocknungen des gelblichen Zungenbelages. Später entstehen allmählich Risse am Zungenkörper.
- Der Puls ist nicht oberflächlich, sondern normal bis tief, bei Hitze-Pathogenen beschleunigt, bei Kälte langsam und bei Nässe schlüpfrig. Da auch dies eine Fülle-Situation repräsentiert, ist der Puls kräftig.

E. Die Erschöpfung der Energie – die Leere-Muster

Grundsätzlich gibt es vier verschiedene Arten einer Leere. Qi-Leere, Yang-Leere, Blut-Leere und Yin-Leere.

1. Vier Arten von Erschöpfung

1. Qi-Mangel
2. Blut-Mangel
3. Yang-Mangel
4. Yin-Mangel

Jede der Grundenergien kann defizient werden. Die Materia Medica bietet für jede dieser vier Kompartimente eine eigene Drogengruppe von Arzneien an, die sich hervorragend zum Auffüllen dieser jeweiligen Leere-Situationen eignen. In der Materia Medica finden sich diese Arzneien in der Gruppe 12 – tonisierende Drogen.

Die Arzneigruppe 12 zur **Behandlung** der vier Arten von **Erschöpfung:**

Art der Erschöpfung	Arzneigruppe	
1. Qi-Mangel	→ 12.a	Qi tonisierende Drogen
2. Blut-Mangel	→ 12.b	Blut tonisierende Drogen
3. Yang-Mangel	→ 12.c	Yang tonisierende Drogen
4. Yin-Mangel	→ 12.d	Yin tonisierende Drogen

2. Die sekundären Tonika

Neben der eigentlichen tonisierenden Arzneigruppe 12 spielen häufig auch noch die Gruppen 13 und 11 eine Rolle zum Auffüllen und Stärken des Systems.

Die sekundären Tonika

Arzneigruppe	Funktion
13. Stabilisierende, haltende Drogen	Bei Verlusten wie z.B. Nachtschweiß, chronischer Husten oder chronische Diarrhoe, bei Yin-Mangel
11. Das Innen wärmende Drogen	Bei Yang-Mangel besonders des Nieren- oder des Milz-Funktionskreises

Diese beiden Drogengruppen besitzen allein nur eine relativ geringe tonisierende Wirkung, können aber in Kombination mit den Drogen der Gruppe 12 diese in ihrer Wirkung deutlich verstärken. Daher werden sie gelegentlich auch als „sekundäre" Tonika bezeichnet.

3. Die Übergänge zwischen den einzelnen Leere-Mustern

In der Praxis finden wir häufig Übergänge und Überschneidungen dieser vier Leere-Muster.

Ein Qi-Mangel kann zum Beispiel allmählich in einen Yang-Mangel übergehen.

→ Qi-Mangel führt zu Yang-Mangel

Man kann sogar sagen, daß hierzu eine Tendenz besteht, wenn nicht vorher eine geeignete Therapie eingeleitet wird. Der Yang-Mangel stellt die etwas schwerwiegendere Störung dar. Im Grunde ist bei einem Yang-Mangel immer auch ein Qi-Mangel zu sehen.

Besonders bei weiblichen Patienten ist die Tendenz zu beobachten, dass sich einem Qi-Mangel sehr häufig relativ bald ein Blut-Mangel hinzugesellt.

→ Qi-Mangel führt häufig zu Blut-Mangel

Daher sollte dieser Aspekt bei der Therapie von Frauen immer mitberücksichtigt werden.

 Praxistipp

Typische Zeichen eines Blut-Mangels sind:

- Fahle, glanzlose Blässe
- Müdigkeit, dennoch dabei Unruhe, fehlende innere Ruhe, sich hinzusetzen oder auszuruhen
- Trockene Haut, ausfallende, stumpf aussehende Haare, brüchige Nägel
- Kribbelparästhesien
- Neigung zu Muskelverspannungen und -verkrampfungen
- Abendliche Sehverschlechterung
- Schwache oder zu starke Menstruationsblutung
- Vermindertes Selbstbewusstsein
- Schlechtes Einschlafen

Nieren-Yin und Nieren-Yang haben die gleiche Wurzel. Daher erklärt sich, dass bei jeder Erkrankung des Funktionskreises Niere Yin und Yang betroffen sind. Besonders bei älteren Patienten besteht nicht selten eine allmählich einsetzende Nieren-Schwäche. Hierbei ist häufig sowohl der Yin- als auch der Yang-Anteil betroffen. In diesen Fällen sollten auch beide Seiten der Niere entsprechend tonisiert und aufgefüllt werden.

> → **Bei Nieren-Schwäche liegt meistens Yang- und Yin-Mangel der Niere vor.**

Blut und Yin sind in vielerlei Hinsicht verwandt und sind daher auch häufig beide zusammen erschöpft. Bei einem Yin-Mangel ist auch ein Blut-Mangel vorhanden. Umgekehrt muss dies nicht in gleichem Maße gelten.

> → **Yin-Mangel beinhaltet Blut-Mangel**

Zusammenfassung der Übergänge:
- Qi-Mangel → Yang-Mangel
- Qi-Mangel → Blut-Mangel
- Nieren Schwäche: oft gleichzeitiger Yang-Mangel und Yin-Mangel
- Yin-Mangel beinhaltet Blut-Mangel

4. Die Diagnose der einzelnen Leere-Muster

Diagnostisch lassen sich die vier unterschiedlichen Leere-Muster relativ einfach unterscheiden:

	Qi-Leere	Yang-Leere	Blut-Leere	Yin-Leere
Zungenkörper	Blass, gedunsen	Sehr blass, gedunsen	Blass, geschrumpft evtl. flach	Rot, geschrumpft rissig
Zungenbelag	Vermehrt	Feucht	Vermindert	Fehlt
Puls	Kraftlos	Kraftlos und langsam	Kraftlos und fein, fadenförmig	Fein, fadenförmig, beschleunigt, gel. oberflächlich
Teint	Blass	Sehr blass	Fahl, gelblich, glanzlose Blässe	Rot
Allgemein-befinden	Schlapp, lustlos	Erschöpft und sehr antriebslos, große innere Kälte	Erschöpft und nervöse Unruhe, vermindertes Selbstvertrauen	Große Unruhe und Fahrigkeit, kein innerer Frieden

E. Die Erschöpfung der
Energie – die Leere-Muster

5.   Bezug zu der inneren Temperaturempfindung

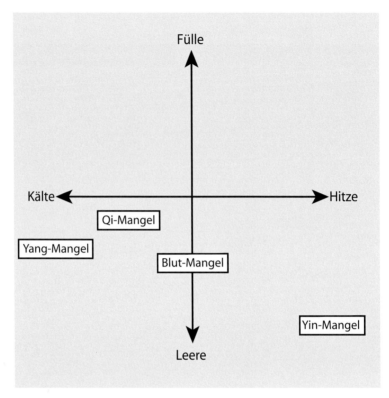

Abbildung: Leere-Zustände und ihr Temperaturbezug

Die obige Grafik verdeutlicht mehrere wichtige Grundlagen:
Bei einem Yang-Mangel friert der Patient am deutlichsten.
Bei einem Qi-Mangel empfindet er immer noch häufig ein inneres Frieren, jedoch weniger ausgeprägt als beim Yang-Mangel.
Ein Blut-Mangel führt ebenfalls zu einer vermehrten Kälteempfindlichkeit. Hier besteht insbesondere die Gefahr, dass Kälte in Verbindung mit Wind und Nässe bis in die Tiefen des Körpers vordringt. Denn dort besteht durch den Blut-Mangel ein gewisses Vakuum. Diese Leere „füllen" sehr gerne pathogene Faktoren auf – wie dies häufig beim so genannten Obstruktions- oder *Bi*-Syndrom der Fall ist. Solche Pathogene sitzen erschwerend zugleich in den blutreichen Verbindungs-Leitbahnen (*Luo*-Gefäße) und sind dann schwierig zu eliminieren. Therapeutisch bedarf es dazu des gleichzeitigen Auffüllens des Blutes und Wind eliminierender Drogen.
Ein sehr stark ausgeprägter Blut-Mangel kann allmählich zu einem inneren Hitzegefühl führen. Ein Beispiel aus der westlichen Medizin stellt das so genannte Anämiefieber bei ausgeprägten Blutverlusten dar. Insofern stellt der Blut-Mangel den Übergang von Kälte- zu Hitzeempfindung dar.

Der Yin-Mangel geht mit einer Hitzeunverträglichkeit einher. Je nach Ausprägung des Yin-Mangels kommt ein immer stärker empfundenes inneres Hitzegefühl zum Tragen. Dies ist erst aufsteigend und zum Kopf hin am stärksten, wird im Laufe der Zeit aber auch den gesamten Körper erfassen. In den Abend- und Nachtstunden – Nieren-Zeit und Yin-Phase – wird dieses naturgemäß zunehmen.

Mangel-Zustand	Temperaturempfindung	Beschreibung
Yang-Mangel	Sehr kalt, inneres Frieren	„Kalt bis auf die Knochen", „mangelnde Lebenswärme"
Qi-Mangel	Beginnt leicht zu frieren, kalte Extremitäten	„Kälteempfindlich"
Blut-Mangel (leichter bis mittlerer Blut-mangel)	Leichte bis mittlere Kälteempfindung	„Kälteempfindlich"
Übergang zu Yin-Mangel (schwerer Blut-Mangel)	Beginnende Hitze-empfindung	In westlicher Medizin, z.B. sog. „Anämie-Fieber"
Yin-Mangel	Innere Hitze, Hitzewellen, aufsteigende Hitze	„Feuer der 5 Herzen", nächtliche Hitze in Fußsohlen, Handtellern und präkordial

E. Die Erschöpfung der Energie – die Leere-Muster

6. Bezug zum Schweregrad der Erkrankung

In der folgenden Tabelle sind die Schweregrade einer Erkrankung zusammengefasst. Ein Qi-Mangel stellt beispielsweise eine leichtere Form des Mangels dar als
eine Yin-Leere.

Mangel-zustand	Ausprägung der Leere	Subjektives Empfinden	Beispiele: Folgen von zu viel Arbeit	Beispiele: Empfinden beim Fasten
Qi-Mangel	Leicht	Erschöpft, lustlos	Nach einem anstrengenden Tag	Mittagsmahlzeit ausgelassen
Yang-Mangel	Mittel	Sehr erschöpft, Kälte-empfindung, antriebslos	Nach mehreren sehr anstrengen-den Tagen	2.–4. Fastentag: schlapp und beginnendes Kältegefühl
Blut-Mangel	Mittel	Erschöpft, unruhig, fehlendes Selbstvertrauen, trophische Störungen	Nach vielen anstrengenden Wochen	Am 10. Fasten-tag: kraftlos und beginnendes Unruhegefühl
Yin-Mangel	Schwer	Erschöpft, sehr unruhig, getrieben, innere Hitze-empfindung	Nach vielen anstrengenden Monaten / Jahren	Chronische Mangel-ernährung und/oder Schlaf-mangel über lange Zeit

F. Therapie-Regeln

1. Regeln zur Behandlung von Fülle-Situationen

a. Intensität

In der Akupunktur wird die Intensität der Behandlung durch die Stärke und Art der Nadelstimulation bestimmt. Schwache, zarte Reize erzeugen Energie und wirken tonisierend. Hingegen wirken starke Reize zerstreuend, ableitend und dispergierend. Dies wird auch als sedierende Nadelung bezeichnet.

In der Phytotherapie wird die Intensität überwiegend über die Dosis reguliert. Das heißt, bei Anwesenheit eines pathogenen Faktors dosieren wir eher hoch, um das Pathogen zu eliminieren. Weiterhin werden dazu „starke" Arzneien verwendet. Dies können sehr kalte Arzneidrogen (wie z.B. Gypsum fibrosum), sehr drainierende Arzneien (wie Rhizoma Rhei) oder sehr stark öffnende Drogen (z.B. Herba Ephedrae) sein. Diese Drogen sind in ihrer jeweiligen Drogenkategorie diejenigen mit einer sehr starken Wirkkraft und entfalten eine deutliche ab- oder ausleitende Wirkung.

b. Dauer

Bei einer Fülle-Situation wenden wir die ausleitenden Kräuter nur kurzfristig an. Diese Arzneien eliminieren das Pathogen durch ihre jeweiligen ganz spezifischen Wirkkräfte. Bei einem Oberflächen-Pathogen, z.B. Wind-Kälte, wird ein scharfes, warmes Kraut verabreicht, das die Oberfäche öffnet und zum Schwitzen führt (Diaphorese). Damit wird über die Oberfläche das Wind-Kälte-Pathogen eliminiert. Ist dies geschehen, braucht der Organismus diese Behandlung nicht mehr. Im Gegenteil: Eine weitere Applikation würde sogar echtes Qi – *Zheng Qi* – verbrauchen. In diesem Beispiel würde durch ein anhaltendes Schwitzen wertvolle Körperenergie im Sinne der Säfte/Yin-Valenzen verloren gehen und das System geschwächt werden.

Zusammenfassung: Therapie bei Fülle	
Allgemein:	ausgeprägte Reizstärke bei Fülle-Situationen, starker Stimulus
Akupunktur:	
Nadeltechnik	sedierend
Nadelstimulation	kräftig, wiederholt, Öffnung nicht verschließen, evtl. sogar bluten lassen, Verweildauer der Nadeln: kurz (1 – 5 Minuten)
Phytotherapie:	
Dosierung	Hohe Dosis
Anwendungsdauer	Kurz (Tage)

Das Ausleiten ist insgesamt sehr viel schwieriger als das Auffüllen oder das Tonisieren. Wenn wir wissen, welche Energie geschwächt ist und wir behutsam und geduldig die richtige Energie zuführen (Qi-Mangel braucht Qi tonisierende Kräuter, Blut-Mangel benötigt Blut nährende Drogen), ist dies nicht schwierig, besonders wenn wir die Milz dabei berücksichtigen und diese nicht überfordern.

Pathogene zu eliminieren bedarf zuerst einer genauen Feststellung, was für ein pathogener Faktor sich im System eingenistet hat. Dann müssen wir natürlich auch genau wissen, wo er sich aufhält. Eine Kälte in der Oberfläche (Wei-Qi-Ebene) braucht andere Kräuter (1.a Oberflächen befreiende Drogen) als eine Kälte im Innen (Gruppe 11. Kälte aus dem Innen vertreibende Dogen). Ein Hitze-Pathogen in der Oberfläche (Tonsillitis, Windpocken) werden wir mit entsprechenden kühlenden Oberflächenbefreiern der Gruppe 1.b behandeln. Hingegen wird für ein Hitze-Pathogen im Innen, das heißt also in einem bestimmten Funktionskreis eine Droge aus der Gruppe 2 (Hitze klärende Drogen) benötigt. Weiterhin ist in diesem Fall noch die erforderliche Arznei auszuwählen, die die Hitze in dem befallenen Funktionskreis eliminieren kann. Nicht alle Drogen der Gruppe 2 klären Hitze, z.B. im Lungen-Funktionskreis. Bei einer eitrigen Bronchitis oder Pneumonie (Lungen-Hitze im Innen des Lungen-Funktionskreises) wäre z.B. Rhizoma Phragmitis und/oder Gypsum fibrosum angezeigt.

Zusammenfassung: Ausleitung von pathogenen Faktoren	
Akupunktur:	Sedierungs- oder Luo-Netzpunkt des betreffenden Meridians Bei Hitze Pathogenen: – Technik des Blut-Lassens – Jing-Punkt (evtl. diese bluten lassen) – Shu-Punkt sedieren

Phytotherapie:	Die richtige Arznei auswählen:
	– Je nach Art des Pathogens (z.B. Hitze, Kälte oder Nässe)
	– Je nach betroffenem Funktionskreis durch das Pathogen
	  (z.B. Hitze in der Lunge)
	– Je nach Ebene des Pathogens (z.B. bei Hitze: Qi-Ebene
	  oder Blut-Ebene gemäß der 4-Ebenen-Theorie des
	  Wen Bing Lun)

2. Regeln bei der Behandlung einer energetischen Leere

a. Intensität

Für die Akupunktur gilt es bei einer Leere durch schwache und zarte Reize Energie zu sammeln und stärkend zu wirken. Übertragen auf die Phytotherapie bedeutet dies im Falle einer Leere eher niedrigere Dosen über einen längeren Zeitraum zu verordnen, damit das System die zugeführte Energie und Substanz auch assimilieren kann. Dies gilt auch besonders bei einer geschwächten Milz-Funktion. Vorsicht ist ebenfalls bei geschwächten Personen geboten. Hier sollte man ebenfalls zu starke und intensive Reize vermeiden.

b. Dauer

Bei einer Leere ist es wichtig, dass wir langsam auffüllen, damit das geschwächte energetische System auch die Energie aufnehmen kann.

Zusammenfassung: Therapie bei Leere	
Allgemein:	Geringe Reizstärke bei Leere-Situationen, sanfter Stimulus
Akupunktur:	
Nadeltechnik	tonisierend
Nadelstimulation	keine oder nur sehr leichte zusätzlich Stimulation, Öffnung verschließen, damit keine körpereigene Energie entweicht, Verweildauer der Nadeln: mittellang (20 Minuten)
Phytotherapie:	
Dosierung	Niedrige Dosis
Anwendungsdauer	Langfristig (einige Wochen bis ggf. sogar mehrere Monate)
Auswahl der Arznei	Tonisieren der jeweils defizienten Energieform: – Qi-Mangel mit Drogen der Arzneigruppe 12.a (Seite 181 ff) – Yang-Mangel mit Drogen der Arzneigruppe 12.c – Blut-Mangel mit Drogen der Arzneigruppe 12.b – Yin-Mangel mit Drogen der Arzneigruppe 12.d

c.   Schweregrad der Leere und Behandlungsdauer

Der Schweregrad einer Erkrankung sollte bei der Behandlung berücksichtigt werden. Auch ist es von Vorteil, dem Patienten zu Behandlungsbeginn nach der Diagnosestellung einen einigermaßen zuverlässigen Zeitplan der geplanten Therapie zu erläutern. So kann er am besten beurteilen, ob er sich für diese Art der Behandlung entscheidet, und es entstehen keine unerfüllbaren Erwartungen.

Eine Qi- oder Yang-Leere ist rascher wieder aufzufüllen als eine Blut- oder gar eine Yin-Leere.

Die Qi-Leere ist eine leichtere Form einer Störung als eine Blut-Leere, da hier auch „substanzielle" Energie defizient ist.

Eine Yang-Leere stellt ebenfalls eine leichter zu behandelnde Störung dar als ein Yin-Mangel, der ebenfalls eine substanzielle Störung darstellt, was ebenfalls schwieriger und langwieriger zu therapieren ist.

Zusammenfassung: Schweregrad einer Erkrankung:

Qi-Leere	Yang-Leere	Blut-Leere	Yin-Leere
Nicht materielle Energie		Substanzielle, stoffliche Energie	
Leichte Störung	→	→	Ernstere Störung

Diese Regel gibt jedoch nur einen allgemeinen Anhalt. Nicht jeder Yin-Mangel muss eine bedrohliche Erkrankung darstellen. Z.B. entwickeln Kinder, die ja noch wenig Substanz – Yin – darstellen, relativ rasch einen Yin-Mangel bei fieberhaften Infekten. Natürlich lässt sich dies in der Regel rasch wieder beheben.

Einen allgemeinen Anhalt für die zu erwartende Therapiedauer ergibt nachfolgende Tabelle:

Zeitdauer der Behandlung nach Abhängigkeit von der Art der Leere:

	Qi-Leere	Yang-Leere	Blut-Leere	Yin-Leere
Erste Besserungszeichen	1 Woche	1–2 Wochen	4 Wochen	6 Wochen
Deutliche Besserung	2–4 Wochen	4–6 Wochen	6–12 Wochen	2–6 Monate

G. Die Praxis der Rezeptierung

Im Gegensatz zur abendländischen Phytotherapie wird in der chinesischen Phyto-therapie eigentlich immer eine Rezeptur verabreicht. Die Erstellung einer Rezep-tur erfolgt wie so vieles im durchstrukturierten Leben und Arbeiten in China nach festen Regeln. Der Aufbau einer Arzneimittelrezeptur enthält vier Positionen, die jedoch nicht zwingend alle immer besetzt sein müssen. Umgekehrt werden auch oft mehrere Arzneien in einer Funktion eingesetzt. So gibt es zahlreiche Rezepte mit sechs oder auch acht Drogen. Dabei sind dann z.B. zwei Herrscher oder zwei Minister oder auch zwei Assistenten vorhanden.

1. Struktur und Aufbau einer Rezeptur

Bezeichnung	Funktion	Aufgabe
Herrscher	Hauptarznei	Hauptwirkrichtung auf Hauptbefund
Minister	Ministerarznei	1. verstärkt Hauptarznei 2. richtet sich auf Nebenbefunde
Assistent	Hilfsarznei	1. richtet sich auf Nebenbefunde 2. gleicht unerwünschte Wirkungen aus
Adjutant/Bote	Ausgleichsarznei	1. harmonisiert, puffert (Puffer) 2. konzentriert die Wirkrichtung (Melder)

2. Die Kunst der Modifikation

Nach Auswahl einer klassischen Rezeptur gibt es mehrere Möglichkeiten eine klassische Rezeptur auf die individuellen Gegebenheiten des jeweiligen Patienten exakt auszurichten.

a. Hinzufügen einer oder mehrerer Arzneien

Möchte der Therapeut eine für seinen Patienten passende Rezeptur noch auf ein spezielles Symptom des Patienten ausrichten, das in der Grundrezeptur nicht berücksichtigt ist, kann er ein oder zwei Arzneidrogen dem klassischen Rezept hinzufügen. Zum Beispiel hat ein Patient mit einem Nieren-Yin-Mangel vielleicht besonders ausgeprägte Probleme mit den Knochen. So wird dieses zwar mit der klassischen Rezeptur Rehmannia 6 *Liu Wei Di Huang Wan* (Seite 283) auch all-mählich besser werden, da dieses Rezept die Nieren-Energie tonisiert, die ja auch für die Knochen verantwortlich ist. Der Behandler kann aber auch ein besonders die Knochen wirksames Nieren-Tonikum wie Radix Dipsacki *Xu Duan* (Seite 200) hinzufügen und so die Wirksamkeit noch mehr auf die Bedürfnisse des einzelnen Patienten anpassen.

b.   Weglassen einer oder mehrerer Arzneien

Natürlich kann der Verordner sich auch dafür entscheiden, eine oder mehrere Arzneien aus einer traditionellen Rezeptur wegzulassen. Dafür kann es mehrere Gründe geben. Zum einen kann eine Arznei einfach aus liefertechnischen Gründen derzeit nicht verfügbar sein. Handelt es sich um eine nicht so wichtige Droge in der betreffenden Rezeptur, dann ist es denkbar, diese Droge einfach wegzulassen oder gegen eine ähnliche zu ersetzen. Es kann auch sein, dass eine Droge auf den Zustand des entsprechenden Patienten nicht optimal passt und sie deshalb weggelassen werden sollte.

c.   Ersetzen einer oder mehrerer Arzneien durch andere Drogen

Falls es keine optimale klassische Rezeptur für eine bestimmte Situation eines Patienten gibt, ist es das Beste, eine Rezeptur zu wählen, die dem Zustand so ähnlich wie möglich entspricht und diese dann auf die individuellen Erfordernisse umzuschneidern, bis sie passt. Dabei ist es natürlich möglich, die drei genannten Verfahren des Hinzufügens, des Weglassens und des Ersetzens zu kombinieren.

d.   Dosisänderung einer oder mehrerer Arzneien

Nicht unterschätzt werden sollte die Wirkung einer Dosisänderung in einem klassischen vorgegebenen Rezept. Auch damit kann der Gesamtvektor der Rezeptur in verschiedene Richtungen gelenkt werden. So kann durch eine Dosisreduzierung aus einer Herrscher-Droge eine weniger zentrale Arznei in einer Rezeptur werden. Durch Dosiserhöhung einer sehr kalten Arznei wird der Temperaturvektor des gesamten Rezeptes kühler werden.

3. Die Rezeptierung einer Formula

Auch wenn viele der chinesischen Arzneidrogen nicht zwingend rezeptpflichtig sind, ist es dennoch sinnvoll, dies auf einem privaten Rezeptvordruck nach folgendem Muster zu rezeptieren:

Praxis Dr. med. M. Mustermann
Irgendwo Str. 7
28201 Musterstadt

---

für
Frau Hermine Sonderfall
Merger Str. 4
21200 Musterdorf

Rezept

Radix Codonopsitis	8 g
Rhizoma Atractylodis mac.	7 g
Poria	6 g
Radix Glycyrrhizae	3 g

Da tal dos. x 7

                                                    Unterschrift

---

Da tal dos x7   „Gib solche Dosis siebenmal" – bedeutet für den Apotheker die Mengenangabe, wie häufig er/sie diese Mischung herstellt: Nämlich die angegebenen Grammzahlen wie 8 g, 7 g, 6 g usw. siebenmal. Somit bekommt der Patient sieben Päckchen mit jeweils siebenmal der identischen Zusammenstellung der obigen Rezeptur. Bei der noch zu besprechenden Kochanleitung (siehe unten) ist dies dann eine Verordnung für 14 Tage. Dies stellt bei einer chronischen Situation eine optimale Verordnungslänge dar.

Das heißt auch, dass der Verordner auf das Rezept die Bestandteile der verordneten Rezeptur aufschreibt, nicht jedoch den Namen der klassischen Formula. Dies ist besonders wichtig, da es auch bei einigen traditionellen Rezepturen geringfügige Abweichungen je nach Literatur geben kann. Außerdem ist von einem Apotheker nicht zu erwarten, dass er sich von einem Rezepturnamen die Inhaltsstoffe aus Büchern selbst zusammensuchen muss.

4. Zubereitung eines Dekoktes

Für die Zubereitung eines Dekoktes gibt es grundsätzlich mehrere Möglichkeiten. Im Folgenden wird die Kochanleitung beschrieben, wie sie der Autor seinen Patienten empfiehlt:

Gebrauchsanweisung

Sehr geehrte Patientin, sehr geehrter Patient,

Sie haben eine klassische Rezeptur aus dem Schatzhaus der traditionellen chinesischen Medizin – kurz TCM genannt – erhalten. Diese wurde von Ihrem Therapeuten für Sie persönlich zusammengestellt. Die einzelnen Beutel enthalten die Kräutermischung für jeweils zwei Tage. Bereiten Sie daraus jeden zweiten Tag frisch einen Tee zu nach folgender Anweisung:

■ Geben Sie die Menge eines Beutels in einen Kochtopf mit ca. $3/4$ – 1 Liter kaltem Wasser und kochen Sie dieses Gemisch zugedeckt auf kleiner Flamme ca. 30 Minuten. Gießen Sie dann den Tee durch ein Sieb ab!

■ Geben Sie nun die Kräuter zurück in den Topf und kochen Sie ein zweites Mal wie oben beschrieben ab. Gießen Sie den zweiten Tee durch ein Sieb dem ersten hinzu!

■ Trinken Sie den Tee über zwei Tage verteilt in 2–3 Portionen pro Tag 15–30 Minuten vor den Mahlzeiten noch warm oder wieder erwärmt (bitte dabei nicht noch einmal aufkochen lassen).

Falls während der Einnahme irgendwelche Fragen, Unverträglichkeiten oder (akute) Krankheitssymptome auftauchen sollten, wenden Sie sich an Ihren Therapeuten.

Wenn die Heilkräuter aufgebraucht sind, sollten Sie ebenfalls mit Ihrem Therapeuten Kontakt aufnehmen, um das weitere Vorgehen zu besprechen.

5. Die verschiedenen Darreichungsformen

Es stehen verschiedene Darreichungsformen zur Verfügung.

Darreichungsform	chinesische Bezeichnung
▪ Dekokt	*Tang*
▪ Pille	*Wan*
▪ Pulver	*San*
▪ Arzneitrunk, Tropfen	*Yin*
▪ Umschläge, Auflagen	*Fu Fa, Tie Fa*

Neben den traditionellen Formen stehen heutzutage durch moderne Prozessierungsverfahren weitere Darreichungsformen zur Verfügung.

Moderne Darreichungsformen:
▪ Granulat
▪ Tabletten
▪ Hydrophile Konzentrate
▪ Alkoholische Tinkturen
▪ Salben, Cremes, Lotionen

Die Indikationen und jeweiligen Vorteile der Darreichungsformen sind in der nachfolgenden Tabelle zusammengefasst:

Darreichungsform	Vorteil	Nachteil
Dekokt	Am individuellsten rezeptierbar Rechtlich 100% gemäß Arzneimittelgesetz Patient nimmt aktiv am Heilungsprozess teil. Therapeut macht sich beim Rezeptieren die gründlichsten Gedanken über die exakte Zusammenstellung der Rezeptur	Zeitaufwendig, geschmacks- und geruchsintensiv
Pille	Bequeme Einnahme, vorteilhaft auf Reisen	Mengenmäßig oft große Zahl an Pillen, langsamere Anflutung als Dekokt
Pulver	Bequeme Einnahme, vorteilhaft auf Reisen	Oft nicht optimal zerkleinerte Drogen mit Restfasern, die im Rachen kratzen können, langsamere Anflutung als Dekokt
Granulat	Bequeme Einnahme, vorteilhaft auf Reisen	Langsamere Anflutung als Dekokt, nicht bei allen Produkten individuell rezeptierbar
Tabletten	Bequeme Einnahme, vorteilhaft auf Reisen	Langsamere Anflutung als Dekokt, meistens nicht individuell rezeptierbar
Hydrophile Konzentrate	Da ohne Alkohol ideal für Kinder, individuell rezeptierbar	Langsamere Anflutung als Dekokt
Alkoholische Tinkturen	Individuell rezeptierbar, bequeme Einnahme, vorteilhaft auf Reisen	Langsamere Anflutung als Dekokt
Externa:	Externa sind die ideale Ergänzung bei allen dermatologischen Erkrankungen:	
Salben	bei eher trockenen Ekzemen, da gleichzeitig befeuchtend	
Cremes	bei eher trockenen Ekzemen, da gleichzeitig befeuchtend	
Lotionen	bei eher feuchten Ekzemen oder fettiger Haut, da nicht so stark fettend	

6. Dosierung

Die Dosierung hängt vor allem auch vom Lebensalter und vom Körpergewicht ab. Die nachfolgende Tabelle gibt eine Orientierung:

Dosierung der Rezeptur in Abhängigkeit vom Lebensalter:

	Erwachsene	12–6 Jahre	6–4 Jahre	2 Jahre
Dosierung	Normale Dosis = 100%	1/2 der Dosis	1/4 der Dosis	1 Gramm je Droge

Neben dem Lebensalter spielt auch eine Rolle, ob es sich um einen Fülle- oder Leere-Typus beim jeweiligen Patienten handelt. Ein kräftiger junger Mann braucht eine etwas stärkere Dosierung als eine geschwächte, zierliche und zarte Frau. Zusätzlich wird beim Vorliegen von pathogenen Faktoren – im Westen würde man von „Virulenz" eines Erregers sprechen – die Stärke des Pathogens berücksichtigt. Liegt eine massive Wind-Kälte-Invasion in der Oberfläche vor oder nur ein kleiner, banaler Infekt? Insgesamt gilt, dass eine Fülle-Pathologie eher kurz, aber mit höheren Dosierungen „angegriffen" wird, während es eine Leere eher sanft und langfristig aufzufüllen gilt. Bei einer Leere kann die Fähigkeit, die stärkenden Drogen aufzunehmen, eingeschränkt sein und eine milde und vorsichtige Tonisierung trägt einer gegebenenfalls geschwächten Milz ebenfalls Rechnung.

II. Materia Medica

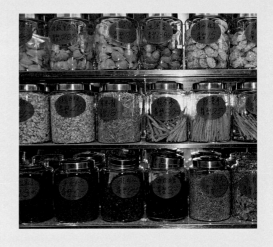

Gruppeneinteilung
der Materia Medica

1. **Die Oberfläche befreiende Drogen**
   a.   Warme, scharfe, die Oberfläche befreiende Drogen
   b.   Kühle, scharfe, die Oberfläche befreiende Drogen

2. **Hitze klärende Drogen**
   a.   Feuer ableitende Drogen
   b.   Blut kühlende Drogen
   c.   Hitze klärende, Nässe trocknende Drogen
   d.   Hitze klärende, Toxine mildernde Drogen

3. **Nach unten drainierende Drogen**
   a.   Purgierende Drogen
   b.   Laxierende Drogen

4. **Nässe ausleitende Drogen**

5. **Wind-Nässe vertreibende Drogen**

6. **Schleim transformierende und Husten stillende Drogen**
   a.   Warme Schleim-Kälte umwandelnde Drogen
   b.   Kühle Schleim-Hitze umwandelnde Drogen
   c.   Husten stillende, Keuchen lindernde Drogen

7. **Aromatische Nässe transformierende Drogen**

8. **Nahrungsstagnation lindernde Drogen**

9. **Qi regulierende Drogen**

10. **Blut regulierende Drogen**
    a.   Blut belebende Drogen
    b.   Blutungen stoppende Drogen

11. **Das Innen wärmende, Kälte austreibende Drogen**

12. **Tonisierende Drogen**
    a.   Qi tonisierende Drogen
    b.   Blut tonisierende Drogen
    c.   Yang tonisierende Drogen
    d.   Yin tonisierende Drogen

13. **Stabilisierende und haltende Drogen**

14. **Den Geist beruhigende Drogen**
    a.   Absenkende, den Geist beruhigende Drogen
    b.   Das Herz nährende, den Geist beruhigende Drogen

15. **Aromatische, die Sinne öffnende Drogen**

16. **Wind beseitigende und krampflösende Drogen**

Charakterisierung der Heilkräuter – ein Steckbrief

Die drei wichtigsten Hauptinformationen zu jeder Arzneidroge sind:
- 1. Temperatur
- 2. Geschmack
- 3. Wirkort

1. Das Temperaturverhalten

Die Temperatur einer Droge beschreibt die thermische Wirkung einer Arznei unabhängig von ihrer physikalischen Temperatur. Die Beschreibung benutzt dabei fünf verschiedene Begriffe als Skalierungssystem von heiß bis kalt. Mit warm, neutral und kühl werden Zwischenabstufungen bezeichnet.

Spektrum:

heiß – warm – neutral – kühl – kalt
- sehr heiße Drogen: z. B. Radix Aconiti, Cortex Cinnamomi, Rhiz. Zingiberis exsiccatus
- sehr kalte Arzneien: z. B. Gypsum fibrosum

Anmerkung: Die sehr heißen Drogen sollten nur bei sicherem Befund von massiver innerer Kälte und echtem Yang-Mangel gegeben werden. Der sicherste Parameter, der dies garantiert, ist ein **sehr blasser und gedunsener** Zungenkörper. (Blass und eher geschrumpft würde auf Blut-Mangel hindeuten – also auch keine Indikation für Aconit).
Die sehr kalten Arzneien – wie Gypsum – sollten ebenfalls nur bei eindeutigem und echten Hitze-Zeichen angewendet werden: Ein **roter Zungenkörper** ist auch hier analog das zuverlässigste Zeichen.

2. Der Geschmack

Das lateinische Wort für Geschmack lautet *sapor*. Das Verb *sapere* heißt schmecken und auch wissen. Ein kleines Kind lernt zu Beginn die Welt kennen, indem es alles „begreift" und in den Mund steckt. Im Geschmack offenbaren die Heilkräuter einen Teil ihrer Wirkung.

Die Hauptgeschmacksrichtungen der Arzneien sind:
- scharf
- süß
- neutral
- sauer
- bitter
- salzig

Gruppeneinteilung

Der **scharfe** Geschmack
- **Wirkung:** Außen öffnend, ausleitend
- **Funktionskreis:** Lunge
- **Indikation:**
  Wind-Kälte → Herba Ephedrae, Rhizoma, Zingiberis recens
  Wind-Hitze → Radix Bupleuri, Herba Menthae

Der **süße** Geschmack
- **Wirkung:** Befeuchtend, stärkend, beruhigend
- **Funktionskreis:** Milz
- **Indikation:**
  Milz-Qi-Mangel → Radix Ginseng, Radix Astragali, Fructus Jujubae,
  Radix Glycyrrhizae

Der **saure** Geschmack
- **Wirkung:** adstringierend
- **Funktionskreis:** Leber, Lunge, Niere
- **Indikation:**
  Verlust-Syndrome, z.B. Jing-Verluste → Fructus Corni, Fructus
  Schisandrae

Der **salzige** Geschmack
- **Wirkung:** sammelnd, verankernd, erweichend, laxierend
- **Funktionskreis:** Niere
- **Indikation:**
  Niere-Schwäche → Cornu Cervi,
  Herz-Yin-Mangel → Concha Ostrae,
  Obstipation → Mirabilitum ($NaSO_4$)

Der **bittere** Geschmack
- **Wirkung:** eliminierend, drainierend, hinabführend, trocknend
- **Funktionskreis:** Herz, Dünndarm
- **Indikation:**
  Herz-Hitze → Fructus Gardeniae,
  Hitze-Nässe → Rhizoma Coptidis, Radix Scutellariae,
  Obstipation → Rhizoma Rhei

Gruppeneinteilung

3. Der Wirkort

Der Wirkort beschreibt, wo die Eigenschaften der Arznei wirken. Die heiße Arznei Cortex Cinnamoni hat z.B. als Wirkort den Funktionskreis Niere. Daher stärkt und wärmt Cinnamoni besonders das Yang der Nieren – also im unteren Erwärmer.

Zusätzlich zu dem angesprochenen Funktionskreis können Drogen aber auch eine Affinität zu einer bestimmten Körperregion oder zu einem spezifischen Gewebe aufweisen.

- Leitbahn-Bezug: → z.B. „Leitbahnen befreiend"
- Köperregion: → z.B. untere Körperhälfte → z.B. Nacken, Schulter
- Gewebe: → z.B. Haut, Auge, Knochen

Die Gliederung der Drogen in der Materia Medica

Auf den ersten Blick betrachtet, ist die Fülle der üblichen chinesischen Materia Medica oft überwältigend. So viele Drogen und zahlreiche Rubriken. Zur besseren Übersicht betrachten wir daher zunächst einmal nur den Aufbau der Materia Medica. Dabei wird leicht ersichtlich, dass es – sehr vereinfachend gesprochen – um eigentlich nur drei große Themenbereiche geht. 1. Ist ein fremdes Pathogen in den Körper eingedrungen, das wir eliminieren müssen? 2. Ist der Energiefluss irgendwo blockiert und bedarf es hier einer Regulation? (Eine solche Stagnation kann dabei auch die Folge eines pathogenen Faktors sein.) 3. Oder besteht ein Leere-Zustand, den es aufzufüllen gilt.

Vorgehen	Pathologie	Rubrik
Eliminierung	Pathogene	1– 7
Regulation	Stagnation	8–10
Tonisierung	Leere	11–13

In einer etwas genaueren Betrachtung erkennen wir, dass es mehrere Rubriken gibt, die sich mit verschiedenen Variationen des Themas „Feuchtigkeit / Nässe" befassen. Die Gruppen 4–7 behandeln Nässe und deren mögliche Folgen wie Schleim oder das kombinierte Auftreten von Wind-Nässe.
Es gibt Drogengruppen, die sich besonders auf den Funktionskreis Herz richten. Ein Nähren und Auffüllen des Herz-Yin beruhigt und verwurzelt den Geist. Daher können diese Drogen auch als Sedativa bezeichnet werden. Drogen, die auf den Geist *Shen*, und oder die Sinne wirken, sind in den Rubriken 14, 15 und 16 enthalten.

Einteilung in die 5 Hauptthematiken

1. Thema: Pathogene Faktoren – FÜLLE → AUSLEITUNG

Ausleitung von pathogenen Faktoren
(insbesondere Wind, Kälte und Hitze) in Variationen

1. Oberfläche befreiende Drogen
2. Hitze klärende Drogen
3. Nach unten drainierende Drogen

2. Thema: NÄSSE → Eliminierung / Diurese

Eliminierung von Nässe in Variationen

4. Nässe ausleitende Drogen
5. Wind-Nässe vertreibende Drogen
6. Schleim transformierende und Husten stillende Drogen
7. Aromatische Nässe transformierende Drogen

3. Thema: STAGNATION → REGULATION

Regulation in Variationen

8. Nahrungs-Stagnation lindernde Drogen
9. Qi regulierende Drogen
10. Blut regulierende Drogen

4. Thema: LEERE → TONISIERUNG

Tonisierung in Variationen

11. Das Innen wärmende, Kälte austreibende Drogen
12. Tonisierende Drogen
13. Stabilisierende und haltende Drogen

5. Thema: Unruhe von Shen/Hun → BERUHIGUNG

Sedierung in Variationen

14. Den Geist beruhigende Drogen
15. Aromatische, die Sinne öffnende Drogen
16. Wind beseitigende und krampflösende Drogen

Gruppeneinteilung

Die Wirkrichtung der einzelnen Drogengruppen

Legende:

rot	orange	grau	hellblau	blau
heiß	warm	neutral	kühl	kalt

Gruppenkategorie	Wirkrichtung	Hauptthema	Pathogener Faktor (falls vorhanden)	Typische Arznei

ELIMINIEREN die PATHOGENE

Gruppenkategorie	Wirkrichtung	Hauptthema	Pathogener Faktor (falls vorhanden)	Typische Arznei
1. Die Oberfläche befreiende Drogen	nach Außen öffnend / zentrifugal		Pathogener Faktor im Außen	
a. Warme, scharfe, die Oberfläche befreiende Drogen		Pathogene eliminierend	Wind-Kälte im Aussen	Herba Ephedrae *Ma Huang*
b. Kühle, scharfe, die Oberfläche befreiende Drogen		Pathogene eliminierend	Wind-Hitze im Aussen	Herba Menthae *Bo He*
2. Hitze klärende Drogen	Hitze drainierend		Hitze im Innen	
a. Feuer ableitende Drogen		Pathogene eliminierend	Hitze in der Qi-Ebene	Gypsum Fibrosum *Shi Gao*

Wirkrichtung

Gruppenkategorie	Wirkrichtung	Hauptthema	Pathogener Faktor (falls vorhanden)	Typische Arznei
b. Blut kühlende Drogen		Pathogene eliminierend	Blut-Hitze	Radix Rehmanniae glutinosae *Sheng Di Huang*
		z.T. Blut haltend		
c. Hitze klärende, Nässe trocknende Drogen		Pathogene eliminierend	Hitze-Nässe	Radix Scutellariae *Huang Qin*
d. Hitze klärende, Toxine lösende Drogen		Pathogene eliminierend	Hitze-Toxine	Flos Lonicerae *Jin Yin Hua*
3. Nach unten drainierende Drogen	nach unten ableitend		Pathogene im Innen	
a. Purgierende Drogen		Pathogene und Stagnation ableitend	Hitze	Radix et Rhizoma Rhei *Da Huang*
b. Laxierende Drogen		Darm befeuchtend	Trockenheit	Semen Cannabis *Ma Zi Ren*
4. Nässe ausleitende Drogen		Pathogene eliminierend	Nässe	Poria *Fu Ling*

Wirkrichtung

Wirkrichtung

Gruppenkategorie	Wirkrichtung	Hauptthema	Pathogener Faktor (falls vorhanden)	Typische Arznei
5. Wind-Nässe vertreibende Drogen		Pathogene eliminierend z.T. Oberfläche befreiend und Nässe drainierend	Wind-Nässe (oft bei Bi-Syndrom)	Radix Angelicae pubescentis *Du Huo*
6. Schleim transformierende und Husten stillende Drogen	Schleim transformierend		Schleim ≙ sekundäres Pathogen	
a. Warme Schleim-Kälte umwandelnde Drogen		Schleim transformierend und Qi regulierend (zum Teil rebellierendes Qi hinabführend)	Schleim-Kälte, Schleim-Nässe	Rhizoma Pinelliae *Ban Xia*
b. Kühle Schleim-Hitze umwandelnde Drogen		Schleim transformierend und regulierend	Schleim-Hitze Schleim-Trockenheit	Bulbus Fritillariae *Bei Mu*
c. Husten stillende, Keuchen lindernde Drogen		Schleim lösend, Husten stillend, antiasthmatisch oft Qi absenkend	Eher symptomatisch	Semen Armeniacae *Xing Ren*
7. Aromatische Nässe transformierende Drogen		Regulieren eine durch Nässe bedingte Qi-Stagnation, oft leichte Milz stärkende Wirkung	Nässe	Cortex Magnoliae *Hou Po*

Gruppenkategorie	Wirkrichtung	Hauptthema	Pathogener Faktor (falls vorhanden)	Typische Arznei

REGULIEREN bei STAGNATION

8. Nahrungs-Stagnation lindernde Drogen		Stagnation lösend	Ernährungsweise	Fructus Crataegi *Shan Zha*
9. Qi regulierende Drogen		Stagnation lösend	Nässe, Schleim	Pericarpium Citri *Cheng Pi*
10. Blut regulierende Drogen		Blut-Stase aufhebend		
a. Blut belebende Drogen		Stagnation und Stase		Rhizoma Ligustici *Chuan Xiong*
b. Blutungen stoppende Drogen		Bei Blutungen haltend		Pollen Typhae *Pu Huang*

TONISIEREN bei LEERE

11 Das Innen wärmende, Kälte austreibende Drogen		Yang wärmend und Qi-Fluss in Gang bringend	Innere Kälte	Radix Aconiti *Fu Zi*

Wirkrichtung

Wirkrichtung

Gruppenkategorie	Wirkrichtung	Hauptthema	Pathogener Faktor (falls vorhanden)	Typische Arznei
12. Tonisierende Drogen	Leere auffüllend			
a. Qi tonisierende Drogen		Qi tonisierend		Radix Ginseng *Ren Shen*
b. Blut tonisierende Drogen		Blut nährend		Radix Rehmanniae praeparatae *Shu Di Huang*
c. Yang tonisierende Drogen		Yang stärkend		Cornu Cervi pavuum *Lu Rong*
d. Yin tonisierende Drogen		Yin auffüllend		Radix Adenophorae seu Glehniae *Sha Shen*
13. Stabilisierende und haltende Drogen		Schweiß zurückhaltend Die unteren Öffner stabilisierned		Fructus Corni *Shan Zhu Yu*

Gruppenkategorie	Wirkrichtung	Hauptthema	Pathogener Faktor (falls vorhanden)	Typische Arznei

BEHANDELN SHEN und HUN

Gruppenkategorie	Wirkrichtung	Hauptthema	Pathogener Faktor (falls vorhanden)	Typische Arznei
14. Den Geist beruhigende Drogen	Shen sedierend			
a. Absenkende, den Geist beruhigende Drogen		Absenkend und zusammenziehend		Concha Ostrae *Mu Li*
b. Das Herz nährende, den Geist beruhigende Drogen		Herz-Blut und -Yin nährend		Semen Zizyphi *Suan Zao Ren*
15. Aromatische, die Sinne öffnende Drogen		Sinne öffnend, regulierend	Z.T. Nässe, Schleim	Rhizoma Acori gramineae *Shi Chang Pu*
16. Wind beseitigende und krampflösende Drogen		Nach oben schlagendes Leber-Yang zügelnd	Leber-Wind	Rhizoma Gastrodiae *Tian Ma*

Wirkrichtung

1. Die Oberfläche befreiende Drogen

a. Warme, scharfe die Oberfläche befreiende Drogen

b. Kühle, scharfe die Oberfläche befreiende Drogen

Herba Ephedrae   麻黄   *Ma Huang*

Pharmazeutischer Name:	Herba Ephedrae
Deutscher Name:	Meerträubel
Familie:	Ephedraceae
Geschmack:	scharf, bitter
Temperatur:	warm
Wirkort:	Lunge, Blase
Wirkrichtung:	nach außen öffnend / zentrifugal

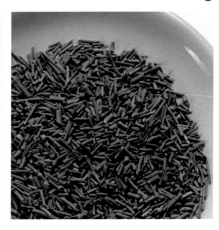

1. Die Oberfläche befreiende Drogen

Wirkung:
- Die „Oberfläche" öffnend, Schweiß treibend,
- Lungen-Qi-Stagnation lösend, bronchiale Spastik lösend
- Diuretisch

Indikation:
- Akute grippale Infekte mit Schweißlosigkeit, Frösteln
- Husten, Druckgefühl im Brustkorb, Dyspnoe, bronchiale Spastik
- Ödeme und lokale Flüssigkeitsretention

Dosierung:
- 2–9 g

Anmerkungen:
- Das wirkungsvollste Mittel zur Oberflächenöffnung und Schweißinduktion

Tipp zur Anwendung:
- Tritt das Schwitzen ein, Ephedra absetzen oder reduzieren
- Exposition gegenüber kaltem Wind während der Einnahme vermeiden

Nebenwirkungen bei zu hoher Dosierung:
- Blutdruckerhöhung, Unruhe, Tremor, Tachykardien und Rhythmusstörungen
- Wirkungsverstärkung durch gleichzeitige Einnahme von Beta-Mimetika, Theophyllin-Präparate oder Herz-Glykoside

Kontraindikation:
- Schwangerschaft. Vorsicht bei Kindern und alten Menschen und bei Yin-Mangel.

Ramulus Cinnamomi   桂枝   *Gui Zhi*

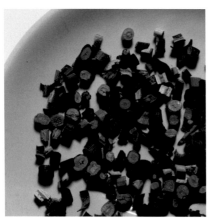

Pharmazeutischer Name:	Ramulus Cinnamomi cassiae
Deutscher Name:	Zimtbaumzweige
Familie:	Lauraceae
Geschmack:	scharf-süß
Temperatur:	warm
Wirkort:	Lunge, Herz, Blase
Wirkrichtung:	nach außen öffnend / zentrifugal

Wirkung:
- Die „Oberfläche" öffnend, Schweiß treibend
- Befreit Leitbahnen und Kollateralen
- Unterstützt den Qi-Fluss im Thorax und unteren Erwärmer, fördert die Blutzirkulation
- Wärmt, zerstreut Kälte und unterstützt die Flüssigkeitstransformation

Indikation:
- Äußere Wind-Kälte-Invasion mit Fülle-, aber auch bei relativen Leere-Mustern
- Bi-Syndrom durch Wind-Kälte-Nässe-Obstruktion – rheumatische Beschwerden
- Thoraxschmerz, Dyspnoe, Palpitationen, Dysmenorrhö
- Gedunsenheit, Ödeme, Schwindel durch mangelnde Umwandlung der Flüssigkeiten

Dosierung:
- 3–9 g

Anmerkungen:
- Ein Mittel, das je nach seinen Partnern in der Rezeptur zu sehr unterschiedlichen Aufgaben beitragen kann und dann sowohl in der Oberfläche, in den Leitbahnen oder im Innen wirkt.

Herba Schizonepetae

荆芥 *Jing Jie*

Pharmazeutischer Name:	Herba seu Flos Schizonepetae tenuifoliae
Deutscher Name:	Katzenminze
Familie:	Lippenblütler – Labiatae
Geschmack:	scharf
Temperatur:	warm
Wirkort:	Lunge, Leber
Wirkrichtung:	nach außen öffnend / zentrifugal

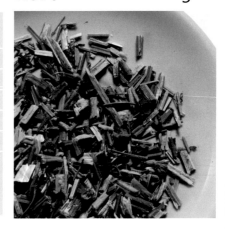

Wirkung:
- Befreit die Oberfläche, vertreibt Wind
- Bringt Hautausschläge heraus, lindert Juckreiz
- Stoppt Blutungen

Indikation:
- Grippale Infekte, Erkältungen, Fieber
- Anfangsstadien von ansteckenden Hautausschlägen wie Masern und anderen juckenden Effloreszensen
- Blutungen als unterstützende Arznei mit anderen Blutungen stoppenden Drogen: Blut im Stuhl und uterine Blutungen

Dosierung:
- 2–9 g

Anmerkungen:
- Bei entsprechender Kombination im Rezept auch bei Hitze im Lungen-Funktionskreis einsetzbar

Kontraindikation:
- Innerer Leber-Wind, vollständig ausgebrochene Masern oder Windpocken, starkes Schwitzen

Radix Ledebouriellae / Saposhnikoviae

防風   *Fang Feng*

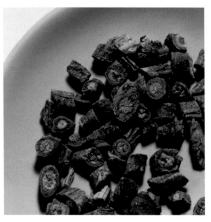

Pharmazeutischer Name:	Radix Saposhnikoviae (Ledebouriellae) divaricatae
Deutscher Name:	Windschutz
Familie:	Umbelliferae
Geschmack:	scharf-süß
Temperatur:	warm
Wirkort:	Blase, Leber, Lunge, Milz, Magen
Wirkrichtung:	nach außen öffnend / zentrifugal

1. Die Oberfläche befreiende Drogen

Wirkung:
- Oberflächen befreiend und Wind eliminierend
- Treibt Wind-Nässe aus und lindert Schmerz
- Krampflösend

Indikation:
- Erkältungserkrankungen, Kopfschmerzen, Gliederschmerzen
- Rheumatische Gelenkbeschwerden, Bi-Syndrom
- Darmkrämpfe und schmerzhaft Diarrhö, Tetanie, Tremor, Migräne

Kontraindikation:
- Kopfschmerz durch Yin-Mangel

Dosierung:
- 3–9 g

Anmerkungen:
- In Kombination mit entsprechenden anderen Kräutern wird Radix Ledebouriellae zur Schweißhemmung und Immunstärke bei Infektanfälligkeit eingesetzt. Diese Rezeptur stärkt das *Wei-Qi*. z.B. im Jade-Windschutz-Pulver *Yu Ping Feng San*, Zusammensetzung: Radix Astragali 6 –9 g, Rhizoma Atractylodis macrocephalae 6 –9 g, Radix Ledebouriellae 6g.

Rhizoma Notopterygii

羌活   *Qiang Huo*

Pharmazeutischer Name:	Rhizoma et Radix Notopterygii
Deutscher Name:	Notopterygium Wurzel
Familie:	Umbelliferae
Geschmack:	scharf, bitter
Temperatur:	warm
Wirkort:	Blase, Niere
Wirkrichtung:	nach außen öffnend / zentrifugal

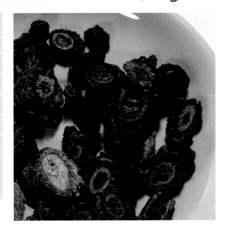

Wirkung:

- Oberfläche befreiend, und Kälte verteibend
- lindert Obstruktionen der Gelenke und Schmerz
- besonderer Bezug zu den *Tai-Yang*-Leitbahnen und dem *Du Mai*

Indikation:

- Grippale Infekte, Fieber, Kopfschmerzen,
- Bi-Syndrom durch Wind-Kälte-Nässe-Obstruktion, besonderer Bezug zu oberer Körperhälfte
- Meldearznei für *Du Mai,* Dünndarm- und Blasen-Leitbahn, besonders deren Verlauf im Oberkörper: Arm-, Schulter-, Nacken- und Kopfbereich

Dosierung:

- 3–9 g

Radix Angelicae dahuricae   白芷   *Bai Zhi*

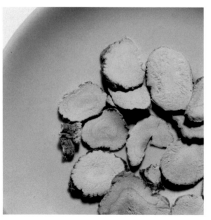

Pharmazeutischer Name:	Radix Angelicae dahuricae
Deutscher Name:	sibirische Engelswurz
Familie:	Umbelliferae
Geschmack:	scharf
Temperatur:	warm
Wirkort:	Lunge, Magen
Wirkrichtung:	nach außen öffnend / zentrifugal

Wirkung:
- Vertreibt Wind, eliminiert Nässe, öffnet die Nase und Nebenhöhlen, schmerzlindernd
- Lindert Schwellungen und leitet Eiter ab
- Vertreibt Nässe und lindert Ausfluss

Indikation:
- Wind-Kälte-bedingte Beschwerden besonders im Kopf-, Stirn- und Nasenbereich: verstopfte Nase, Stirnkopfschmerzen, Zahnschmerzen
- Oberflächliche Wunden, Geschwüre und Karbunkel
- Vaginaler Fluor durch Kälte-Nässe im unteren Erwärmer

Kontraindikation:
- Vorsicht bei Yin-Mangel

Dosierung:
- 3–9 g

Anmerkungen:
- Besonderer Bezug zu *Yang-Ming*-Leitbahnen

1. Die Oberfläche befreiende Drogen

Rhizoma Zingiberis recens　　生薑　　*Sheng Jiang*

Pharmazeutischer Name:	Rhizoma Zingiberis officinale recens
Deutscher Name:	Ingwer
Familie:	Zingiberaceae – Ingwergewächse
Geschmack:	scharf
Temperatur:	warm
Wirkort:	Lunge, Milz, Magen
Wirkrichtung:	nach außen öffnend / zentrifugal

Wirkung:

- Oberfläche befreiend, Kälte vertreibend
- Wärmt die Mitte, lindert Übelkeit und Erbrechen
- Wärmt die Lunge und stoppt Husten

Indikation:

- Bei äußeren Kälte-Mustern
- Kälte im Magen-Funktionskreis, Übelkeit, Aufstoßen und Erbrechen – speziell auch in der Schwangerschaft
- Husten durch Wind-Kälte-Invasion, aber auch bei chronischen Lungenerkrankungen mit Schleimansammlung

Kontraindikation:

- Bei Magen-Hitze wegen seines warmen Temperaturverhaltens und bei Lungen-Hitze.

Dosierung:

- 1–6 g oder 2–3 Scheiben

Anmerkungen:

- Bei leichten Infekten als Einzelmittel: 3–4 Scheiben frischer Ingwer 10 Minuten in 1 l Wasser gekocht und stündlich 1 Tasse getrunken lindert grippale Symptome und Schmerzen.

Mittelvergleich (eine Auswahl):

	Herba Ephedrae	Ramulus Cinnamomi	Herba Schizonepetae	Radix Ledebouriellae	Rhizoma Notopterygii	Rhizoma Zingiberis recens
Besonderheiten:	Befreit thorakalen Qi-Fluss – broncho-spasmolytisch	Befreit die Leitbahnen → oft auch zur Unterstützung der Regulation von Qi und Blut genutzt	Bei Lungen-Kälte und – Hitze einsetzbar – in entsprechender „Begleitung"	Besonders bei Haut- und Gelenkproblemen eliminiert Wind-Nässe	Häufig bei Gelenkproblemen, besonders Nacken und obere Extremitäten eliminiert Wind-Nässe	Leitet leichte Infekte aus, stärkt die Immunabwehr, harmonisert „Mitte" → bei Übelkeit
Temperatur:	Warm	Warm	Warm	Warm	Warm	Leicht warm
Wirkstärke:	Sehr stark	Stark	Mittelstark	Stark	Mittelstark	Mild
Wirkort:	Thorax	Leitbahnen	Lunge	Darm, Haut, Gelenke	Gelenke	„Mitte"

1. Die Oberfläche befreiende Drogen

Herba Menthae 薄荷 *Bo He*

Pharmazeutischer Name:	Herba Menthae haplocalycis
Deutscher Name:	chinesische Ackerminze
Familie:	Labiatae – Lippenblütler
Geschmack:	scharf
Temperatur:	kühl
Wirkort:	Lunge, Leber
Wirkrichtung:	nach außen öffnend / zentrifugal

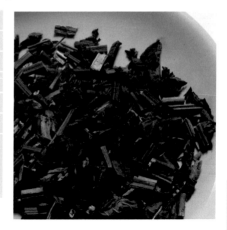

Wirkung:

- Vertreibt Wind-Hitze, klärt Kopf, Hals und Augen
- Bringt Ausschläge an die Oberfläche
- Unterstützt den freien Fluss der Leber-Energie

Indikation:

- Wind-Hitze Muster mit Fieber, Kopfschmerz, roten Augen, Halsschmerzen und Husten
- Frühe Stadien infektiöser Hauterkrankungen wie Röteln und Masern, beschleunigt das Herauskommen der Effloreszensen und damit die Ausheilung
- Leber-Qi-Stagnation mit emotionalen Schwankungen, Druck an den Rippenbögen oder gynäkologischen Problemen

Kontraindikation:

- Aufsteigendes Leber-Yang
- Bei Wei-Qi-Mangel mit spontanem Schwitzen
- Bei Yin-Mangel mit Hitze
- Vorsicht bei stillenden Müttern, da dies Mittel die Milchproduktion vermindern kann

Dosierung:

- 2–9 g

Zubereitung:

- Mentha nur am Ende dem Dekokt hinzufügen und abgedeckt fünf Minuten ziehen lassen.

Flos Chrysanthemi   菊花   *Ju Hua*

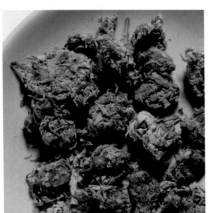

Pharmazeutischer Name:	Flos Chrysanthemi morifolii
Deutscher Name:	Chrysanthemenblüten
Familie:	Compositae
Geschmack:	scharf, süß, leicht bitter
Temperatur:	kühl
Wirkort:	Lunge, Leber
Wirkrichtung:	nach außen öffnend / zentrifugal

Wirkung:
- Vertreibt Wind und klärt Hitze
- Beruhigt den Leber-Funktionskreis und klärt die Augen
- Eliminiert inneren Leber-Wind
- Löst toxische Hitze

Indikation:
- Durch Wind-Hitze-Invasion bedingte Beschwerden: Fieber, Kopfschmerzen und Hautausschläge
- Augen rot, schmerzend und geschwollen, juckende Augen
- Schwindel, Kopfschmerz, Hörsturz durch Leber-Wind
- Eitrige Geschwüre und Schwellungen

Kontraindikation:
- Milz-Qi-Mangel mit Diarrhö

Dosierung:
- 2–9 g

Anmerkungen:
- Für Hautausschläge, auch äußerliche Anwendung gebräuchlich

1. Die Oberfläche befreiende Drogen

Folium Mori   桑葉   *Sang Ye*

Pharmazeutischer Name:	Folium Mori albae
Deutscher Name:	Maulbeerblätter
Familie:	Moraceae – Maulbeerbaumgewächse
Geschmack:	bitter, süß
Temperatur:	kalt
Wirkort:	Lunge, Leber
Wirkrichtung:	nach außen öffnend / zentrifugal

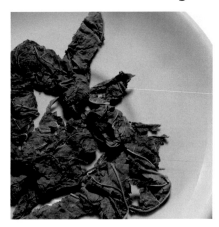

Wirkung:
- Vertreibt Wind-Hitze
- Besänftigt den Leber-Funktionskreis und klärt die Augen
- Befeuchtet und klärt den Lungen-Funktionskreis

Indikation:
- Wind-Hitze-Muster mit Fieber, Kopfschmerzen, Halsschmerzen, Husten
- Augenprobleme durch Wind-Hitze, aufsteigendes Leber-Yang oder Leber-Feuer: rote, schmerzhafte oder trockene Augen
- Husten, trockene Kehle oder trockener Reizhusten

Kontraindikation:
- Bei deutlichem Qi-Mangel und Kältesymptomatik

Dosierung:
- 3–10 g

Anmerkungen:
- Für Augenbeschwerden auch äußerliche Anwendung als Auflagen möglich

Periostracum Cicadae　　　　蟬蛻　　　*Chan Tui*

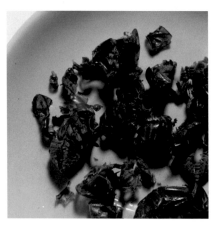

Pharmazeutischer Name:	Periostracum Cicadae
Deutscher Name:	Zikadenhülsen
Familie:	Cicadidae
Geschmack:	süß, salzig
Temperatur:	kühl-kalt
Wirkort:	Lunge, Leber
Wirkrichtung:	nach außen öffnend / zentrifugal

1. Die Oberfläche befreiende Drogen

Wirkung:
- Vertreibt Wind und klärt Hitze
- Bringt Hautausschläge an die Oberfläche
- Klärt die Augen
- Eliminiert inneren Wind und löst Krämpfe

Indikation:
- Halsschmerzen mit Stimmverlust und geschwollenem Rachen
- Im Anfangsstadium infektiöser Hauterkrankungen – beschleunigt den Ausbruch der Effloreszenzen und die Abheilung
- Augen gerötet, geschwollen oder schmerzhaft, verschwommenes Sehen
- Krampfanfälle, Spasmen und Tetanie, insbesondere auch kindliche Fieberkrämpfe

Kontraindikation:
- Während der Schwangerschaft und bei Schwäche des Wei-Qi

Dosierung:
- 2–9 g

Anmerkungen:
- Wichtiges Hautmittel bei Wind-Hitze und Juckreiz

Rhizoma Cimicifugae   升麻   *Sheng Ma*

Pharmazeutischer Name:	Rhizoma Cimicifugae
Deutscher Name:	Wanzenkraut
Familie:	Ranunculaceae
Geschmack:	scharf, süß, leicht bitter
Temperatur:	kühl
Wirkort:	Lunge, Milz, Magen, Dickdarm
Wirkrichtung:	nach außen öffnend / zentrifugal

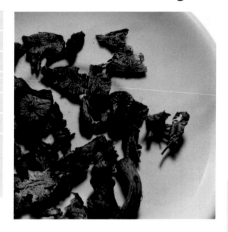

Wirkung:
- Befreit die Oberfläche bei Wind-Hitze
- Bringt Effloreszensen heraus
- Klärt Hitze und Toxizität
- Hebt das Yang empor

Indikation:
- Fieber und Kopfschmerzen bei Wind-Hitze-Mustern
- Frühstadium von ansteckenden Hautausschlägen wie Masern, Windpocken oder Röteln
- Bei toxischer Hitze mit Zahnschmerzen, Zahnfleischentzündung und -schwellung, eitriger Rachenentzündung
- Prolapsneigung im Rahmen allgemeiner Schwäche und Dyspnoe durch absinkendes Qi

Kontraindikation:
- Aufloderndes Feuer

Dosierung:
- 2–9 g

Anmerkungen:
- Meldearznei für andere Drogen in der anhebenden und aufwärts lenkenden Wirkung

Radix Bupleuri   柴胡   *Chai Hu*

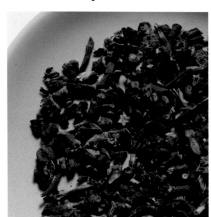

Pharmazeutischer Name:	Radix Bupleuri
Deutscher Name:	chinesisches Hasenohr
Familie:	Umbelliferae
Geschmack:	bitter, scharf
Temperatur:	kühl
Wirkort:	Leber, Gallenblase, 3 Erwärmer, Pericard
Wirkrichtung:	öffnend / und regulierend

Wirkung:
- Löst *Shao-Yang*-Störungen
- Fieber senkend
- Reguliert Leber-Qi
- Hebt das klare Yang-Qi nach oben

Indikation:
- *Shao-Yang*-Störung mit wechselndem Frösteln und Fieber, bitterem Mundgeschmack, Übelkeit, Reizbarkeit
- Schwindel, Spannung und Druckgefühl am Rippenbogen oder im Thorax, Bauchbeschwerden, Blähbauch und Völlegefühl, emotionale Schwankungen, gynäkologische Beschwerden
- Absinkendes Qi mit Prolapsneigung, Hämorrhoiden, vaginaler Ausfluss oder Blutungsneigung

Kontraindikation:
- Bei nach oben steigendem Leber-Yang
- Bei ausgeprägtem Yin-Mangel

Dosierung:
- 3–9 g

Anmerkungen:
- Radix Bupleuri wird im Grunde heutzutage häufiger in seiner Leber-Qi-regulierenden Wirkung gebraucht als bei akuten fieberhaften Zuständen.

Mittelvergleich (eine Auswahl):

	Herba Menthae	Flos Chrsyanthemi	Periostracum Cicadae	Rhizoma Cimicifugae	Radix Bupleuri
Besonder-heiten:	Starker Bezug zum Kopf und Wirkung auf Leber-Funktions-kreis	Bes. bei juckenden und geröteten Augen	Bes. bei Juckreiz	Bes. bei Hals-beschwerden, Hauterkrankun-gen und absinkendem Qi	Bei Leber-Qi Stagnation
Temperatur:	Kuhl	Kühl	Kühl – kalt	Kühl	Kühl
Wirkstärke:	Mittelstark	Mild	Sehr stark	Mild	Stark
Wirkort:	Kopf	Augen, Haut	Haut, Rachen	Haut, Rachen	Leber, *Shao-Yang*-Leitbahnen

1. Die Oberfläche befreiende Drogen

2. Hitze klärende Drogen

a. Hitze/Feuer klärende Drogen

b. Blut kühlende Drogen

c. Hitze klärende, Nässe trocknende Drogen

d. Hitze-Toxine lösende Drogen

Gypsum Fibrosum

石膏

Shi Gao

Pharmazeutischer Name:	Gypsum Fibrosum
Deutscher Name:	kristalliner Gips
Geschmack:	süß, scharf
Temperatur:	sehr kalt
Wirkort:	Magen, Lunge
Wirkrichtung:	leicht öffnend
	und Hitze drainierend

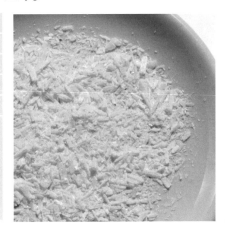

Wirkung:
- Klärt Hitze und leitet Feuer ab
- Klärt Fülle-Hitze aus dem Lungen-Funktionskreis
- Klärt Hitze aus dem Funktionskreis Magen

Indikation:
- Hohes Fieber, Unruhe, Durst, spontanes Schwitzen, rotes Gesicht
- Husten mit dickem gelblichem Auswurf
- Kopfschmerzen, Zahnschmerzen, Parodontitis

Kontraindikationen:
- Bei empfindlichem Magen, bei fehlender „echter" Hitze

Dosierung:
- 3–30 g

Anmerkungen:
- Gypsum gehört zu den kältesten Arzneien der Materia Medica
- Diese Art von Hitze entspricht nach der 4-Ebenen-Theorie (*Si Fen* des *Wen Bing Lun*) der Qi-Ebene und nach den 6 Stadien (*Liu Jing* des *Shang Han Lun*) dem *Yang-Ming*-Stadium.

Rhizoma Anemarrhenae   知母   *Zhi Mu*

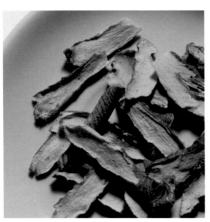

Pharmazeutischer Name:	Rhizoma Anemarrhenae asphodeloidis
Deutscher Name:	Anemarrhena-Wurzel
Familie:	Liliaceae
Geschmack:	bitter
Temperatur:	kalt
Wirkort:	Lunge, Magen, Niere
Wirkrichtung:	Hitze drainierend 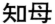

Wirkung:
- Klärt Hitze und leitet Feuer ab
- Klärt Fülle-Hitze aus den Funktionskreisen Lunge und Magen
- Nährt Yin, regt die Säfteproduktion an und befeuchtet

Indikation:
- Hohes Fieber, Unruhe, Durst
- Husten mit dickem gelblichem Sputum
- Bei Lungen- und Nieren-Yin-Mangel mit Leere-Hitze-Zeichen wie leichte Temperaturerhöhung am Nachmittag, Nachtschweiß, so genanntes Feuer der 5 Herzen (Hitzegefühl in Handtellern, Fußsohlen und prähordial), Zahnfleischbluten, Mundgeschwüre

Kontraindikation:
- Durchfall bei Milz-Schwäche

Dosierung:
- 2–12 g

Anmerkungen:
- Kühlt Hitze bei Fülle- und auch bei Mangel-Zuständen, so genannte Leere-Hitze bei Yin-Mangel
- Das so genannte Knochendampfen bezeichnet ein Hitze-Gefühl im Innen, das durch einen Yin-Mangel bedingt ist. Dadurch kommt es zu einem ungezügelten Yang.

Fructus Gardeniae   栀子   *San Zhi Zi oder Zhi Zi*

Pharmazeutischer Name:	Fructus Gardeniae jasminoides
Deutscher Name:	chinesische Gelbbeere
Familie:	Rubiaceae
Geschmack:	bitter
Temperatur:	kalt
Wirkort:	Herz, Lunge, Leber, Magen, Gallenblase, 3 Erwärmer
Wirkrichtung:	Hitze drainierend und hinabführend

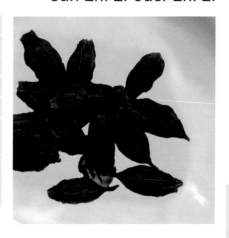

Wirkung:
- Leitet Hitze ab und eliminiert Unruhe
- Klärt Hitze und leitet Nässe ab
- Kühlt *Xue* und eliminiert Toxine

Indikationen:
- Fieber, Engegefühl im Thorax, Unruhe, Schlaflosigkeit, verworrene Sprache
- Bei Hitze-Nässe im unteren Erwärmer mit Dysurie, auch Hitze-Nässe in Leber und Gallenblase mit Ikterus und Hautmanifestationen im Gallenblasen- oder 3-Erwärmer-Leitbahnverlauf im Gesicht, im Auge oder auch in der Mundhöhle
- Nasenbluten, Hämaturie, Hämatemesis, Blut im Stuhl

Kontraindikationen:
- Diarrhö bei Milz-Schwäche

Dosierung:
- 2–6 g

Rhizoma Phragmitis

蘆根

Lu Gen

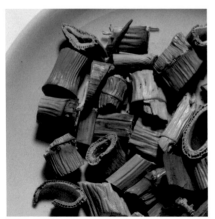

Pharmazeutischer Name:	Rhizoma Phragmitis communis
Deutscher Name:	Schilfrohr-Wurzelstock
Familie:	Gramineae – echte Gräser
Geschmack:	süß
Temperatur:	kalt
Wirkort:	Lunge, Magen
Wirkrichtung:	Hitze drainierend und hinabführend

Wirkung:
- Klärt Hitze besonders im Lungen- und Magen-Funktionskreis und erzeugt Säfte
- Klärt Hitze und fördert Diurese
- Bringt Hautausschläge nach außen

Indikation:
- Hohes Fieber, Durstgefühl, Husten mit gelbem Sputum, Unruhe
- Dunkler, trüber Urin, Blut im Urin
- Hautausschläge im Rahmen von fieberhaften Erkrankungen

Kontraindikation:
- Milz-Qi-Mangel

Dosierung:
- 5–30 g

Mittelvergleich:

	Gypsum fibrosum	Rhizoma Anemarrhenae	Fructus Gardeniae	Rhizoma Phragmitis
Besonderheiten:	Durch seine Schärfe besitzt Gypsum eine Hitze zerstreuende Wirkung, die sich bis in die Oberfläche erstreckt → Hitze aus der Oberfläche befreiende Wirkung	Durch seine Säfte spendende Wirkung bei Fülle-Hitze und bei Leere-Hitze durch Yin-Mangel einsetzbar → auch besonders bei Hitze durch Yin-Mangel	Wirkt auf Funktionskreis Herz und behandelt damit Symptome wie Unruhe, Schlaflosigkeit, verworrenes Reden → besonders bei Hitze im Herzen mit *Shen*-Symptomen	Beseitigt akut Fülle-Hitze aus dem Lungen-Funktionskreis und eliminiert pathogene Faktoren aus der Oberfläche → erzeugt Säfte
Temperatur:	Sehr kalt	Kalt	Kalt	Kalt
Wirkstärke in der kühlenden Wirkung:	Sehr stark	Stark	Stark	Mittelstark
Wirkstärke in der befeuchtenden Wirkung:	Sehr stark	Stark	Gering	Stark
Wirkort:	Lunge, Magen	Lunge, Magen, Niere	Herz, Lunge, Magen, Leber	Lunge, Magen

Radix Rehmanniae glutinosae 地黃 *Sheng Di Huang*

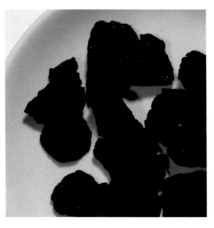

Pharmazeutischer Name:	Radix Rehmanniae glutinosae
Deutscher Name:	Braunwurz
Familie:	Scrophulariaceae – Rachenblütler
Geschmack:	süß, bitter
Temperatur:	kalt
Wirkort:	Herz, Leber, Niere
Wirkrichtung:	Blut-Hitze kühlend
	und Blut haltend

Wirkung:
- Klärt Hitze und kühlt Blut-Hitze
- Nährt Yin und erzeugt Säfte

Indikation:
- Bei Hitze, die in die Ebenen des Blutes eingedrungen sind: die Nähr-Qi-(*Ying*-)- und Blut-(*Xue*-)Ebene nach der 4-Ebenen-Theorie (*Si Fen*): Symptome können sein: Blutungen, Hämorrhagien, hohes Fieber, Durst, dunkelroter Zungenkörper
- Yin-Mangel mit so genannter Leere-Hitze, trockener Mund, so genanntes Nachmittagsfieber, Obstipation, trockene oder kratzende Kehle

Kontraindikation:
- Bei Diarrhö und Milz-Qi-Mangel mit Nässe

Dosierung:
- 6–30 g

Radix Scrophulariae   玄參   *Xuan Shen*

Pharmazeutischer Name:	Radix Scrophulariae ningpoensis
Deutscher Name:	Ningpo-Braunwurzel
Familie:	Scrophulariaceae
Geschmack:	süß, bitter, salzig
Temperatur:	kalt
Wirkort:	Lunge, Magen, Niere
Wirkrichtung:	Blut-Hitze kühlend

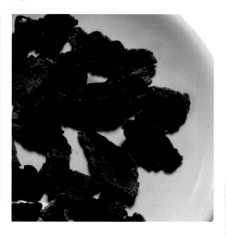

Wirkung:
- Klärt Hitze und kühlt Blut-Hitze
- Nährt das Yin
- Erweicht Verhärtungen und Knoten durch Schleim-Hitze

Indikation:
- Fieber, Blutungen, trockener Mund, scharlachroter oder purpurfarbener Zungenkörper
- Unruhe, Verstopfungsneigung, trockene Kehle
- Lymphknoten besonders im Nackenbereich, Halsschmerzen und -schwellungen

Kontraindikation:
- Diarrhö bei Qi-Mangel der Milz

Dosierung:
- 3–15 g

Cortex Moutan   牡丹皮   *Mu Dan Pi*

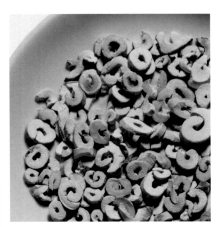

Pharmazeutischer Name:	Cortex Moutan radicis
Deutscher Name:	Pfingstrose
Familie:	Ranunculaceae
Geschmack:	bitter, scharf
Temperatur:	neutral-kühl
Wirkort:	Niere, Leber, Herz
Wirkrichtung:	Blut-Hitze kühlend und Blut bewegend

2. Hitze klärende Drogen

Wirkung:
- Klärt Hitze und kühlt Blut-Hitze
- Klärt Leere-Hitze durch Yin-Mangel
- Belebt *Xue* und vertreibt Blut-Stase
- Klärt aufsteigendes Leber-Feuer

Indikationen:
- Für verschiedene Arten von Blutungen durch Blut-Hitze bedingt: Blut im Sputum, Bluterbrechen, Nasenbluten, übermäßige oder zu lange Menstruationsblutungen, subkutane Blutungen, Hämorrhagien
- Nächtliche Hitzeempfindung oder nächtliches Fieber, auch ohne Nachtschweiß, typisch morgens eher Kälteempfindung
- Dysmenorrhö, Myome, abdominelle Akkumulationen, postoperative oder posttraumatische Zustände mit Hämatombildung
- Flush-Symptomatik mit aufsteigendem Hitzegefühl, Kopfschmerzen, gerötete, schmerzende Augen, Schmerzen am Rippenbogen

Kontraindikationen:
- In der Schwangerschaft, bei Diarrhö, bei innerer Kälte

Dosierung:
- 3–6 g

Radix Paeoniae rubrae   赤芍   *Chi Shao*

Pharmazeutischer Name:	Radix Paeoniae rubrae
Deutscher Name:	Rote Pfingstrosenwurzel
Familie:	Ranunculaceae
Geschmack:	bitter
Temperatur:	neutral-kühl
Wirkort:	Leber, Milz
Wirkrichtung:	Blut-Hitze kühlend ⬇ und Blut bewegend ↩

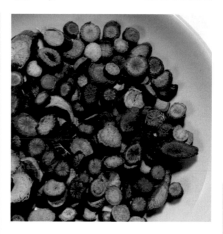

Wirkung:
- Klärt Hitze und kühlt Blut
- Belebt das *Xue* und zerteilt Blut-Stase

Indikation:
- Blutungen, auch gynäkologische Blutungen wie Meno- und Metrorrhagien, Fieber, scharlachroter oder purpurfarbener Zungenkörper, subkutane Blutungen
- Schmerzhafte Regelblutung, abdominelle Akkumulationen, ortsfixe Schmerzen, Schmerz und Schwellung postoperativ und nach Trauma, als Zusatz bei beginnenden Abzedierungen

Kontraindikation:
- Bei Gerinnungsstörungen oder der Einnahme von Antikoagulanzien möglicherweise verlängerte Blutungszeit

Dosierung:
- 3–9 g

Anmerkungen:
- Radix Paeoniae rubrae wird gelegentlich wegen der Blut dynamisierenden Eigenschaften unter den Blut bewegenden Drogen (Gruppe 10.a.) aufgeführt.

2. Hitze klärende Drogen

Mittelvergleich:

	Radix Rehmanniae glutinosae	Radix Scrophulariae	Cortex Moutan	Radix Paeoniae rubrae
Besonderheiten:	Eine der am „tiefsten" kühlenden Arzneien, die Hitze im Blut-Bereich behandelt, gleichzeitig auch Blut nährende Wirkung → oft in der Dermatologie bei chronischen entzündlichen Hauterkrankungen angewendet	Kühlend und befeuchtend, befreit Hals und lindert Lymphknotenschwellungen	Wirkt besonders auf Funktionskreis Leber, kühlt und dynamisiert das Blut und hat einen kühlenden und besänftigenden Effekt auf aufsteigendes Leber-Yang → eine der großen wichtigen gynäkologischen Arzneien	Kühlt Blut-Hitze und hat eine bewegende Wirkung auf das Blut, Bezug zur Haut → Einsatz in dermatologischen wie auch in schmerzlindernden Rezepturen
Temperatur:	Sehr kalt	Kalt	Kalt	Kalt
Wirkstärke in der kühlenden Wirkung:	Sehr stark	Stark	Mäßig stark	Stark
Wirkstärke in der befeuchtenden Wirkung:	Sehr stark	Stark	Mäßig stark	Mäßig stark
Wirkort:	Niere, Leber und Haut	Lunge, Niere und Hals, Lymphdrüsen	Leber, Niere, Herz	Leber, Haut

2. Hitze klärende Drogen

Radix Scutellariae   黄芩   *Huang Qin*

Pharmazeutischer Name:	Radix Scutellariae baicalensis
Deutscher Name:	Helmkraut
Familie:	Labiatae
Geschmack:	bitter
Temperatur:	kalt
Wirkort:	Gallenblase, Dickdarm, Lunge, Magen
Wirkrichtung:	Hitze-Nässe drainierend

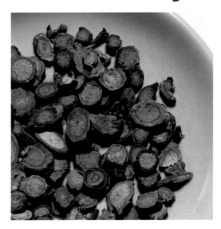

Wirkung:
- Klärt Hitze und trocknet Nässe im mittleren und unteren Erwärmer
- Klärt Hitze und löst Toxine auf, besonders im oberen Erwärmer
- Stoppt Blutungen
- Besänftigt aufsteigendes Leber-Yang
- Beruhigt den Fötus

Indikation:
- Durchfall, Dysenterie, Durst (Hitze), kann aber nur wenig trinken (Nässe), Fieber, Erstickungsgefühl im Brustkorb, Dysurie
- Husten, Auswurf von dickem gelblichem oder eitrigem Sputum, Durst, Unruhe, infizierte Wunden oder Geschwüre
- Blutungen aus Mund, Nase, Bluterbrechen, Blut im Stuhl
- Kopfschmerzen, Unruhe, Reizbarkeit, bitterer Mundgeschmack, gerötete Augen, roter Teint
- Bei so genannter fetaler Hitze mit sehr unruhigem Fötus

Kontraindikation:
- Bei fehlender Hitze-Nässe, Yang-Mangel mit Kälte von Milz und Magen

Dosierung:
- 2–9 g

Rhizoma Coptidis   黃連   *Huang Lian*

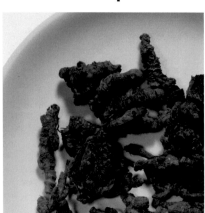

Pharmazeutischer Name:	Rhizoma Coptidis
Deutscher Name:	Goldfaden
Familie:	Ranunculaceae
Geschmack:	bitter
Temperatur:	kalt
Wirkort:	Herz, Leber, Magen, Dickdarm, Gallenblase
Wirkrichtung:	Hitze-Nässe drainierend

Wirkung:
- Klärt Hitze und trocknet Nässe im mittleren und unteren Erwärmer
- Leitet Feuer ab
- Löst Toxine
- Stoppt Blutungen durch Blut-Hitze-Hitze

Indikation:
- Diarrhö, Dysenterie durch Hitze-Nässe, Erbrechen, Aufstoßen und saurer Reflux durch Hitze im Magen-Funktionskreis
- Fieber, Unruhe, Verwirrtheit, delirante Sprache, roter Zungenkörper und beschleunigter Puls
- Abzesse, Karbunkel, infizierte Geschwüre und Wunden, Halsschmerzen, gerötete Augen
- Bluterbrechen, Nasenbluten, Blut im Stuhl oder Urin

Kontraindikation:
- Yin-Mangel, Yang-Mangel mit innerer Kälte von Magen und Milz. Bei langfristiger Anwendung kann durch die Kälte der Rhizoma Coptidis die Milz geschädigt werden.

Dosierung:
- 2–9 g

Cortex Phellodendri 黄柏 *Huang Bai*

Pharmazeutischer Name:	Cortex Phellodendri
Deutscher Name:	Korkbaumrinde
Familie:	Rutaceae
Geschmack:	bitter
Temperatur:	kalt
Wirkort:	Niere, Blase, Dickdarm
Wirkrichtung:	Hitze-Nässe drainierend (aus dem unteren Erwärmer)

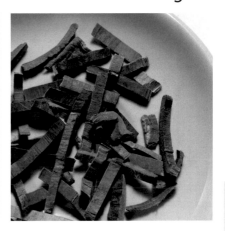

Wirkung:
- Klärt Hitze und trocknet Nässe besonders im unteren Erwärmer
- Leitet Leere-Hitze durch Nieren-Yin-Mangel ab
- Leitet Feuer ab und löst Toxine

Indikation:
- Dysenterie, übel riechende Stühle, Diarrhö, übel riechender vaginaler Soor, mit gelbem Ausfluss und juckender oder brennender Empfindung, Beschwerden an Beinen, Knien oder Füßen mit schmerzhafter Rötung und Schwellung
- Niedriges Fieber oder Nachmittagsfieber, Nachtschweiß, nächtliche Spermatorrhö
- Gerötete und nässende Hautläsionen, Effloreszenzen und Wunden

Kontraindikation:
- Bei Diarrhö durch Milz-Qi-Mangel, bei fehlender Hitze-Nässe

Dosierung:
- 2–9 g

Radix Gentianae   龍膽   *Long Dan Cao*

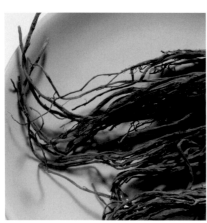

Pharmazeutischer Name:	Radix Gentianae longdancao
Deutscher Name:	Enzian
Familie:	Gentianaceae
Geschmack:	bitter
Temperatur:	kalt
Wirkort:	Magen, Leber, Gallenblase
Wirkrichtung:	Hitze-Nässe drainierend ⬇

Wirkung:

■ Leitet Hitze ab und trocknet Nässe aus Leber und Gallenblase
■ Leitet Leber-Feuer ab und besänftigt Leber-Wind

Indikation:

■ Rote geschwollene Augen, schmerzende Ohren, eventuell mit Rötung oder Schwellung, Hörsturz oder Ohrensausen, Halsschmerzen, Gelbsucht, Schwellung und Schmerz im Genitalbereich, übel riechender, gelblicher oder juckender vaginaler Ausfluss, dunkler, trüber Urin
■ Kopfschmerzen, rote Augen, cholerisches und aufbrausendes Temperament, Fieber, Krampfanfälle, Spasmen

Kontraindikation:

■ Milz-Qi-Mangel mit Diarrhö

Dosierung:

■ 3–9 g

Radix Sophorae 苦參 *Ku Shen*

Pharmazeutischer Name:	Radix Sophorae flavescentis
Deutscher Name:	Schnurbaumwurzel
Familie:	Leguminosae
Geschmack:	bitter
Temperatur:	kalt
Wirkort:	Herz, Leber, Blase, Dickdarm, Dünndarm, Magen
Wirkrichtung:	Hitze-Nässe drainierend

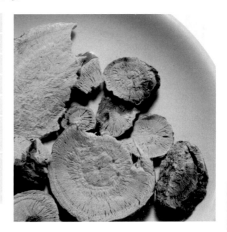

Wirkung:
- Klärt Hitze und trocknet Nässe
- Vertreibt Wind, lindert Juckreiz, wirkt gegen Parasiten
- Klärt Hitze und unterstützt Diurese

Indikation:
- Dysenterie, vaginaler Ausfluss, Ikterus, Geschwüre und Wunden
- Hauteffloreszenzen und Läsionen, die nässend und juckend sind, eventuell mit eitrigen, schmierigen Belägen oder Blutungen, genitale Ekzeme oder Juckreiz
- Dysurie, trüber, unangenehm riechender Urin

Kontraindikation:
- Bei Magen- und Milz-Kälte

Dosierung:
- 2–9 g, äußerlich auch bis zu 30 g

Anmerkungen:
- Bei Hauterkrankungen auch äußerlich anwendbar.

Mittelvergleich:

	Radix Scutellariae	Rhizoma Coptidis	Cortex Phellodendri	Radix Gentianae	Radix Sophorae
Besonderheiten:	Blutungen stoppend, beruhigt Fötus bei fetaler Hitze	Behandelt *Shen*-Störungen durch Fülle-Hitze im Herzen	Besonders geeignet bei Leere-Hitze durch Nieren-Yin Mangel	Besonders bei feuchter Hitze in Leber und Gallenblase, nässende Genitalekzeme	Bei Hitze-Nässe bedingten Hautläsionen und Hitze-Nässe im unteren Erwärmer
Temperatur:	Kalt	Sehr kalt	Kalt	Kalt	Kalt
Wirkstärke:	Stark	Stark	Stark	Stark	Stark
Wirkort:	Oberer, mittlerer und unterer Erwärmer	Besonders bei Herz-Feuer und Magen-Hitze	Besonderer Bezug zu unterem Erwärmer	Beschwerden im Verlauf der Leber- und Gallenblasen-Leitbahn: Augen, Ohren, Haut, Genitalbereich	Haut, Blase und Genitalbereich
Wirkung bei Ikterus:	Als unterstützende Arznei hilfreich	Gering	Mittel	Ausgeprägt	Ausgeprägt

Flos Lonicerae

金銀花

Jin Yin Hua

Pharmazeutischer Name:	Flos Lonicerae japonicae
Deutscher Name:	Geißblattblüte
Familie:	Caprifoliaceae
Geschmack:	süß
Temperatur:	kalt
Wirkort:	Lunge, Magen, Dickdarm, Herz
Wirkrichtung:	Hitze-Toxine drainierend

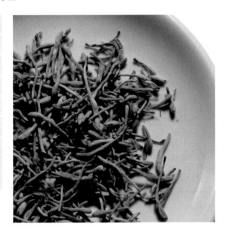

Wirkung:
- Klärt Hitze und löst Hitze-Toxine
- Vertreibt äußere Wind-Hitze
- Klärt Hitze-Nässe aus dem unteren Erwärmer

Indikation:
- Schmerzhafte, rote, Geschwüre, Wunden und Schwellungen, Abszessbildungen im Brustbereich, Bauchbereich oder im Rachen, auch gerötete, entzündete Augen
- Fieber, Abneigung gegen Wind, Halsschmerzen, Kopfschmerzen
- Dysurie und Dysenterie

Kontraindikation:
- Bei Kälte-Zeichen, Yang-Mangel von Milz und Magen, bei Geschwüren durch Qi-Mangel mit klarer Exsudation.

Dosierung:
- 3–12 g

Fructus Forsythiae   連翹   *Lian Qiao*

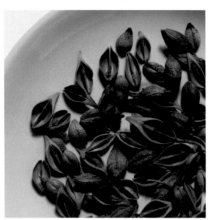

Pharmazeutischer Name:	Fructus Forsythiae suspensae
Deutscher Name:	Forsythienfrüchte
Familie:	Oleaceae
Geschmack:	bitter, leicht scharf
Temperatur:	kühl
Wirkort:	Herz, Lunge, Gallenblase
Wirkrichtung:	Hitze-Toxine drainierend 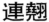

Wirkung:
- Klärt Hitze und löst Toxine
- Mindert Abszesse und zerteilt Zusammenballungen

Indikation:
- Fieber, leichtes Frösteln durch äußere Wind-Hitze-Invasion, Kopfschmerzen und Schluckbeschwerden
- Bei äußerlichen Wunden und Geschwüren und bei inneren Absedierungen, Lymphknotenschwellungen, auch bei Dysurie oder Harnverhalt durch zusammengeballte Hitze

Kontraindikation:
- Bei Kälte-Zeichen durch Milz- und Magen-Yang-Mangel

Dosierung:
- 3–12 g

2. Hitze klärende Drogen

Cortex Dictamni   白鲜皮   *Bai Xian Pi*

Pharmazeutischer Name:	Cortex Dictamni dasycarpi radicis
Deutscher Name:	Dictam-Wurzelrinde
Familie:	Rutaceae – Rautengewächse
Geschmack:	bitter
Temperatur:	kalt
Wirkort:	Milz, Magen, Blase, Dünndarm
Wirkrichtung:	Hitze-Toxine drainierend

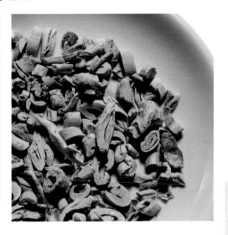

Wirkung:
- Klärt Hitze, löst toxische Hitze, vertreibt Wind und trocknet Nässe
- Eliminiert Hitze-Nässe und stoppt Juckreiz

Indikation:
- Ausschläge, Karbunkel und infizierte Wunden, die eitern oder nässen, Juckreiz, Ikterus
- Vaginaler Ausfluss mit massivem Juckreiz

Kontraindikation:
- Bei Kälte durch Mangel-Zustände

Dosierung:
- 3–9 g

Toxizität:
- Starke Hinweise für eine selten auftretende, aber schwer verlaufende Leberschädigung durch eine sich allmählich entwickelnde allergische Hypersensitivität. Daher kein Einsatz von Cortex Dictamni bei Patienten mit bekannter Lebererkrankung und bei immunologischen oder allergischen Erkrankungen.

Mittelvergleich:

	Flos Lonicerae	Fructus Forsythiae	Cortex Dictamni
Besonderheiten:	Eliminieren Wind-Hitze aus der Oberfläche und klären Hitze aus dem Innen	Kühlt Herz-Feuer, zerteilt tief sitzende Zusammenballungen	Besonders gebraucht im Zusammenhang mit Hauterkrankungen
Temperatur:	Kalt	Kühl	Kalt
Wirkstärke:	Stark	Stark	Stark
Wirkort:	Besonders oberer und mittlerer Erwärmer: Lunge und Magen	Oberer und unterer Erwärmer: Herz, Lunge	Haut und Genitalbereich

2. Hitze klärende Drogen

3. Nach unten drainierende Drogen

a.   Purgierende Drogen

b.   Laxierende Drogen

Radix et Rhizoma Rhei   大黃   *Da Huang*

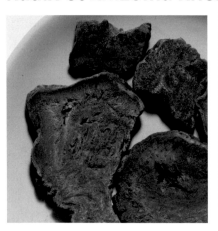

Pharmazeutischer Name:	Radix et Rhizoma Rhei
Deutscher Name:	Rhabarberwurzel
Familie:	Polygonaceae
Geschmack:	bitter
Temperatur:	kalt
Wirkort:	Leber, Milz, Magen-Dickdarm
Wirkrichtung:	nach unten führend

Wirkung:
- Leitet Hitze und Feuer nach unten ab und führt Akkumulationen nach unten ab
- Klärt Hitze, wandelt Nässe um und fördert Diurese
- Leitet Blut-Hitze ab
- Belebt das *Xue* und behebt Blut-Stase

Indikation:
- Fieber, Durst, Verstopfung, abdominelles Spannungsgefühl und Schmerz, Schluckbeschwerden, geschwollene rote Augen, profuser Schweiß, gelber Zungenbelag und voller Puls
- Schwellungen, Ödeme, Ikterus, Dysenterie, Dysurie mit trübem, übel riechendem Urin
- Blutungen durch Hitze, die sich im Magen-Darm-Trakt angesammelt hat: Blut im Stuhl, Bluterbrechen, blutende Hämorrhoiden, Nasenbluten mit begleitender Obstipation
- Ortsfixierte Schmerzen und abdominelle Zusammenballungen, Dysmenorrhö, Amenorrhö, auch Blut-Stasen durch Operationen oder Verletzungen, intestinale Abszesse

Kontraindikation:
- Während der Menstruation
- In Schwangerschaft und Stillzeit
- Außen-Erkrankungen
- Kälte durch Yang-Mangel von Milz und Magen

Dosierung:
- 3–9 g

Anmerkungen:
- Für eine starke abführende und purgierende Wirkung nur die letzten 5–10 Minuten dem Dekokt hinzufügen; ansonsten erhält man lediglich die kühlende und Blut dynamisierende Wirkung.

Mirabilitum

芒硝

Mang xiao

Pharmazeutischer Name:	Mirabilitum
Deutscher Name:	Glaubersalz
Chemische Zusammensetzung:	Natriumsulfat, geringe Mengen $CaSO_4$, $MgSO_4$, NaCl
Geschmack:	scharf, salzig, bitter
Temperatur:	sehr kalt
Wirkort:	Magen, Dickdarm
Wirkrichtung:	nach unten führend

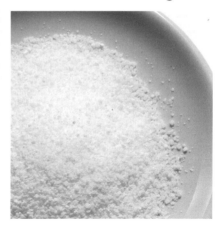

Wirkung:
- Führt Akkumulationen hinab und leitet Stagnation aus
- Klärt Hitze und leitet Feuer ab
- Klärt Hitze und lindert Schwellungen

Indikation:
- Obstipation bei Hitzeprozessen im Magen-Darm-Trakt
- Ulzerationen im Mund- oder Rachenbereich, rote und geschwollene Hautläsionen, rote geschwollene Augen
- Zusammenballungen und Schleimansammlungen besonders im Bereich des Darmes, Magens oder der Lungen

Kontraindikation:
- Schwangerschaft
- Während der Menstruation
- Ältere Personen
- Milz- und Magen-Mangel und Kälte

Dosierung:
- 3–15 g

Anmerkungen:
- Synonyme Bezeichnungen sind Natrium sulfuricum oder Glaubersalz
- Wird nicht mitgekocht, sondern am Ende des Kochvorganges in das fertige Dekokt hineingerührt

Semen Cannabis   火麻仁   *Ma Zi Ren*

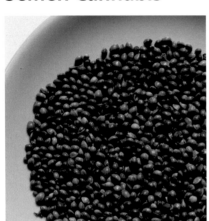

Pharmazeutischer Name:	Semen Cannabis sativae
Deutscher Name:	Hanfsamen
Familie:	Cannabaceae
Geschmack:	süß
Temperatur:	neutral
Wirkort:	Milz, Magen, Dickdarm
Wirkrichtung:	nach unten führend

Wirkung:
- Befeuchtet und nährt den Darm
- Nährt das Yin

Indikation:
- Verstopfung älterer Patienten mit Säfte-Mangel, nach fieberhaften Erkrankungen mit geschmälerten Säften, Obstipation nach Entbindung oder bei Blut-Mangel
- Sanft das Yin ergänzend, besonders bei Obstipation im Rahmen eines Yin-Mangels

Kontraindikation:
- Diarrhö

Dosierung:
- 3–15 g

Mittelvergleich:

	Rhizoma Rhei	Mirabilitum	Semen Cannabis
Besonderheiten:	Drainiert Hitze nach unten und führt diese über Stuhlgang ab, bewegt Blut und reduziert gleichzeitig die durch Blut-Stase entstandene Hitze	Abführend, besonders auch bei Verklumpungen, Schleimansammlungen und Verhärtungen, da das Salzige erweichend wirkt	Besonders angezeigt bei Säfte-Mangel und Trockenheit im Darm wie z. B. häufig bei älteren Patienten anzutreffen
Temperatur:	Kalt	Sehr kalt	Neutral
Wirkstärke:	Sehr stark	Stark	Mild
Indikation:	Fülle	Fülle	Besonders geeignet bei Leere
Mechanismus der abführenden Wirkung:	Anthrachinone; diese werden bei längerem Kochen deaktiviert	Das Salz zieht Flüssigkeit in das Darmlumen hinein → dies erweicht Verhärtungen und führt ab	Die Samen enthalten Öle, die den Darm befeuchten und so den Stuhl gleitfähiger machen
Wirkort:	Magen, Darm	Darm, Magen, Lunge	Darm

3. Nach unten drainierende Drogen

4. Nässe ausleitende Drogen

Poria   茯苓   *Fu Ling*

Pharmazeutischer Name:	Sclerotium Poriae Cocos
Deutscher Name:	Poria – ein Baumpilz
Familie:	Polyporacea
Geschmack:	süß oder geschmacklos,
Temperatur:	neutral
Wirkort:	Herz, Milz, Lunge, Blase
Wirkrichtung:	
	nach unten führend

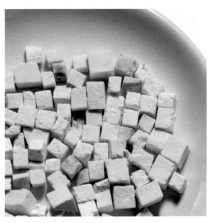

Wirkung:
- Fördert Diurese und leitet Nässe aus
- Stärkt die Milz und harmonisiert die „Mitte"
- Stärkt die Milz und wandelt Schleim um
- Beruhigt den Funktionskreis Herz und sediert den *Shen*

Indikation:
- Schwierigkeiten beim Wasserlassen, Ödeme, Stagnation der Säfte, Diarrhö, auch bei spärlicher Urinbildung durch Hitze-Nässe
- Diarrhö, Appetitverlust, Druck im Epigastrium
- Schwindel, Kopfschmerzen, Palpitationen, dicker, klebriger Zungenbelag als Zeichen für Schleim, der nach oben gestiegen ist
- Unruhe, Schlaflosigkeit, Palpitationen, Vergesslichkeit

Kontraindikation:
- Polyurie
- Spermatorrhö
- Prolaps der Urogenitalorgane

Dosierung:
- 6–15 g

Polyporus   豬苓   *Zhu Ling*

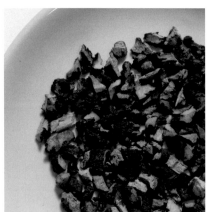

Pharmazeutischer Name:	Sclerotium Polypori umbellati
Deutscher Name:	Polyporus
Familie:	Polyporaceae
Geschmack:	süß oder geschmacklos
Temperatur:	neutral, leicht kühl
Wirkort:	Milz, Niere, Blase
Wirkrichtung:	nach unten führend

Wirkung:
- Fördert Diurese und leitet Nässe aus

Indikation:
- Trüber, spärlicher Urin mit Schmerzen beim Wasserlassen, Oligurie, Harnverhalt, Ödeme, vaginaler Ausfluss, Diarrhö, Ikterus

Kontraindikation:
- Bei fehlender Nässe-Ansammlung
- Lang andauernde Einnahme kann zu Yin-Mangel führen

Dosierung:
- 3–12 g

Anmerkung:
- Darf auch in der Schwangerschaft als Einzelmittel bei Dysurie gegeben werden.

4. Nässe ausleitende Drogen

Semen Coicis 薏苡仁 *Yi Yi Ren*

Pharmazeutischer Name:	Semen Coicis lachryma-jobi
Deutscher Name:	Hiobstränensamen
Familie:	Gramineae
Geschmack:	leicht süß oder geschmacklos
Temperatur:	neutral, leicht kühl
Wirkort:	Milz, Lunge, Niere, Magen, Dickdarm
Wirkrichtung:	nach unten führend

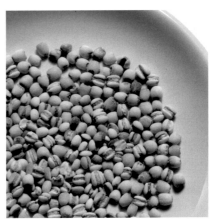

Wirkung:

- Erleichtert die Auflösung von Nässe und stärkt die Milz
- Erleichtert die Umwandlung von Nässe und eliminiert *Bi*-Obstruktions-Syndrom
- Klärt Hitze und leitet Eiter ab
- Klärt Hitze-Nässe

Indikation:

- Diarrhö, Ödeme, Dysurie
- Rheumatische Gelenkbeschwerden durch Wind-Nässe-Obstruktion, mindert Gelenksteifigkeit, lindert Krämpfe
- Eitrige Hautprobleme, Abszedierungen im Bauchraum oder in der Lunge, Karbunkel
- Verdauungsbeschwerden mit vermehrtem, dickem gelblichem Zungenbelag als Zeichen für Hitze-Nässe: Dysenterie, Diarrhö mit übel riechendem Stuhl, Tendenz zu Schleim oder etwas Blut im Stuhl

Kontraindikation:

- Nur mit Vorsicht in der Schwangerschaft

Dosierung:

- 3–15 g

Rhizoma Alismatis   澤瀉   *Ze Xie*

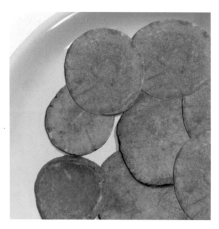

Pharmazeutischer Name:	Rhizoma Alismatis orientalitis
Deutscher Name:	Orient-Froschlöffel
Familie:	Alismataceae
Geschmack:	süß oder geschmacklos
Temperatur:	kalt
Wirkort:	Niere, Blase
Wirkrichtung:	nach unten führend

4. Nässe ausleitende Drogen

Wirkung:
■ Fördert Diurese und leitet Nässe aus
■ Beruhigt das Minister-Feuer der Niere durch Ausleiten von Hitze-Nässe aus dem unteren Erwärmer

Indikation:
■ Schmerzen oder Schwierigkeiten beim Wasserlassen, Ödeme, Diarrhö, Schwindel
■ Insbesondere auch bei Hitze-Nässe im unteren Erwärmer, Brennen und Schmerz beim Wasserlassen, dunkler, trüber Urin mit unangenehmem Geruch, Spermatorrhö

Kontraindikation:
■ Bei Nieren-Yang-Mangel und Kälte-Nässe

Dosierung:
■ 3–9 g

Semen Plantaginis 車前子 *Che Qian Zi*

Pharmazeutischer Name:	Semen Plantaginis
Deutscher Name:	Asiatischer Wegerich
Familie:	Plantaginaceae
Geschmack:	süß
Temperatur:	kalt
Wirkort:	Lunge, Leber, Niere, Blase, Dünndarm
Wirkrichtung:	nach unten führend

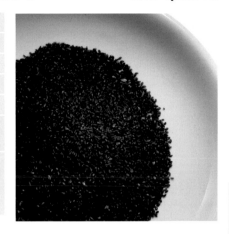

Wirkung:
- Fördert Diurese und klärt Hitze-Nässe
- Unterstützt Diurese und beendet Diarrhö
- Klärt die Augen
- Leitet Schleim ab und stoppt Husten

Indikation:
- Schwierigkeiten und Schmerzen beim Wasserlassen, dunkler, trüber oder unangehm riechender Urin, Ödeme
- Diarrhö bei Hitze-Nässe oder Sommerhitze-Befunden
- Rote, licht- und windempfindliche Augen durch Leber-Feuer oder trockene Augen mit verschwommenem Sehen durch Nieren- und Leber-Yin-Mangel
- Husten, dicker gelblicher Auswurf durch Lungen-Hitze

Kontraindikation:
- In der Schwangerschaft, fehlender Hitze-Nässe, bei Obstipation, Polyurie, mit Vorsicht bei Yang-Qui Magel

Dosierung:
- 3–12 g

Talcum   滑石   *Hua Shi*

Pharmazeutischer Name:	Talcum
Deutscher Name:	Talkum
Familie:	Mineral: ein wasserhaltiges Magnesiumsilikat
Geschmack:	süß oder geschmacklos (neutral)
Temperatur:	kalt
Wirkort:	Magen und Blase
Wirkrichtung:	nach unten führend

Wirkung:
■ Klärt Hitze und erleichtert die Umwandlung von Nässe
■ Klärt Sommerhitze und fördert die Auflösung von Nässe
■ Bei äußerlicher Anwendung: absorbiert Nässe

Indikation:
■ Dunkler, spärlicher Urin, Schmerzen und Brennen beim Wasserlassen, auch bei Hitze-Nässe-bedingter Diarrhö
■ Fieber, Dysurie, Durst, Unruhe, Diarrhö
■ Äußerlich: nässende Ekzeme und Hautläsionen

Kontraindikation:
■ Schwangerschaft, Diarrhö durch Milz-Qi-Mangel

Dosierung:
■ 6–12 g

Mittelvergleich (eine Auswahl):

	Poria	Polyporus	Semen Coicis	Rhizoma Alismatis	Semen Plantaginis
Besonderheiten:	Bei gleichzeitiger Milz-Qi-Schwäche, sediert	Bei Dysurie – auch als Einzelmittel in der Schwangerschaft erlaubt	Bes. bei feuchter Hitze im Darm	Bes. bei gleichzeitigem Yin-Mangel der Niere mit Leere-Hitze	Beendet Diarrhö, klärt die Augen
Temperatur:	Neutral	Leicht kühl	Kühl	Kalt	Kalt
Wirkstärke:	Stark	Sehr stark	Mäßig stark	Sehr stark	Stark
Wirkort:	Mitte, Herz	Blase	Darm, Haut, Gelenke	Niere, Minister-Feuer	Blase, Leber, Lunge

4. Nässe ausleitende Drogen

5. Wind-Nässe vertreibende Drogen

Fructus Xanthii 蒼耳子 *Cang Er Zi*

Pharmazeutischer Name:	Fructus Xanthii sibirici
Deutscher Name:	Sibirischer Spitzklett
Familie:	Compositae
Geschmack:	süß, leicht bitter
Temperatur:	warm, leicht giftig
Wirkort:	Lunge
Wirkrichtung:	öffnend/zentrifugal
	Nässe drainierend

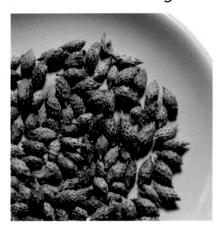

Wirkung:
- Vertreibt Wind-Nässe
- Vertreibt Wind-Nässe und öffnet die Nasenöffnung
- Treibt äußeren Wind aus

Indikation:
- Bei Wind-Nässe *Bi*-Syndrom, schmerzhafte Obstruktion der Gelenke, springende Gelenkschmerzen mit Schwellungen und Bewegungseinschränkung, Krämpfe und Taubheitsgefühl, Wirkbezug sowohl zu oberer und als auch zu unterer Körperhälfte, auch bei Kopfschmerzen, Nackenbeschwerden
- Blockierte Nasenatmung, dickes, schleimiges Nasensekret, Geruchsverlust, Nebenhöhlenaffektion, dadurch bedingte Stirnkopfschmerzen
- Hautaffektionen mit Juckreiz, Hautausschläge

Kontraindikation:
- Bei Blut- und Yin-Mangel

Dosierung:
- 3–9 g

Anmerkung:
- Die Toxizität bei oraler Einnahme der Rohdroge von 30–100 g zeigt sich in Übelkeit, Erbrechen, Bauchschmerzen und Diarrhö. Das Abkochen reduziert die Toxizität deutlich.

Radix Angelicae pubescentis   獨活   *Du Huo*

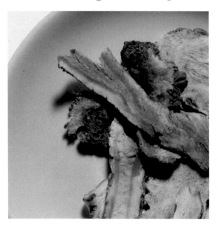

Pharmazeutischer Name:	Radix Angelicae pubescentis
Deutscher Name:	Herkulesstaudenwurzel
Familie:	Umbelliferae
Geschmack:	scharf, bitter
Temperatur:	warm
Wirkort:	Niere, Blase, Leber
Wirkrichtung:	öffnend/zentrifugal Nässe drainierend

5. Wind-Nässe vertreibende Drogen

Wirkung:
- Vertreibt Wind-Nässe und lindert Schmerz
- Treibt Wind-Kälte-Nässe aus und befreit die Oberfläche
- Lindert Kopfschmerz und Zahnschmerzen im Zusammenhang mit dem Funktionskreis Niere und der Blasen-Leitbahn

Indikation:
- Rheumatische Gelenkschmerzen, Schwellungen, wechselnde und springende Beschwerden der Gelenke, besonderer Bezug zu der unteren Körperhälfte wie LWS-Region, Hüft-, Knie- und Fußgelenke
- Akute Wind-Kälte-Invasion in die Oberfläche, die mit Nässe kombiniert ist und zu Gelenkbeschwerden und -schmerzen führt
- Kopfschmerzen im Blasen-Meridian wie vom Nacken aufsteigende Hinterkopfschmerzen, Schmerzen im Stirnbereich oder im ganzen Kopf, Zahnschmerzen

Kontraindikation:
- Bei Blut- und Yin-Mangel

Dosierung:
- 3–9 g

Anmerkung:
- Besonderer Bezug zur unteren Körperhälfte.
- Synonym für Radix Angelicae pubescentis ist Radix Heraclei.

Ramulus Mori   桑葉   *Sang Zhi*

Pharmazeutischer Name:	Ramulus Mori albae
Deutscher Name:	Maulbeerzweige
Familie:	Moraceae
Geschmack:	bitter, süß
Temperatur:	neutral
Wirkort:	Leber
Wirkrichtung:	öffnend/ zentrifugal Nässe drainierend

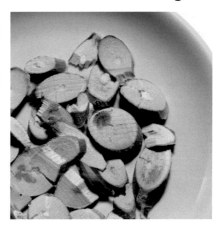

Wirkung:
- Vertreibt Wind, befreit die Leitbahnen und Kollateralen, lindert Gelenkbeschwerden
- Reduziert Ödeme

Indikation:
- Gelenkbeschwerden durch Wind-Nässe-Obstruktion der Leitbahnen und Kollateralen, besonderer Bezug zu *Bi*-Syndrom in der oberen Körperhälfte, Taubheitsgefühl, Juckreiz, Krämpfe, Ödemneigung, auch im Rahmen einer Halbseitensymptomatik nach einem apoplektischen Insult
- Ödeme und Gelenkerguss im Rahmen von rheumatischen Beschwerden

Kontraindikation:
- Yin-Mangel

Dosierung:
- 6–15 g

5. Wind-Nässe vertreibende Drogen

Radix Gentianae Qinjiao 龍膽 *Qin Jiao*

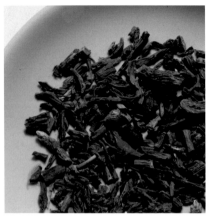

Pharmazeutischer Name:	Radix Gentianae macrophyllae
Deutscher Name:	Enzian
Familie:	Gentianaceae
Geschmack:	bitter, scharf
Temperatur:	leicht kühl
Wirkort:	Magen, Leber, Gallenblase
Wirkrichtung:	öffnend/ zentrifugal
	Nässe drainierend

5. Wind-Nässe vertreibende Drogen

Wirkung:
- Vertreibt Wind-Nässe
- Eliminiert Nässe und lindert Gelbsucht
- Klärt Leere-Hitze bei Yin-Mangel
- Befeuchtet den Darm und löst Stuhlblockaden

Indikation:
- *Bi*-Syndrom, Wind-Nässe-Obstruktion mit Gelenkschmerzen, besonderer Bezug zu den Extremitäten, Krämpfe, bei Wind-Nässe-Kälte, aber besonders auch bei Wind-Nässe-Hitze verwendbar mit geröteten und überwärmten Gelenken
- Ikterus durch Hitze-Nässe, besonders bei akuten Erkrankungen und bei Kindern
- Nachmittagsfieber oder nächtliche Hitzewellen, Nachtschweiß
- Bei Obstipation mit trockenem Stuhl, schafskotartigem Stuhl

Kontraindikation:
- Diarrhö, schwache Konstitution, Milz-Schwäche

Dosierung:
- 4–12 g

Mittelvergleich:

	Radix Angelicae pubescentis	Fructus Xanthii	Ramuli Mori	Radix Gentianae macrophyllae
Besonderheiten:	Eine der wichtigsten Drogen beim *Bi*-Syndrom, bei akuten und chronischen Beschwerden einsetzbar	Eine der wichtigsten Drogen für akute und chronische Nasen- und Nebenhöhlen-Affektionen, auch juckende Hautaffektionen	Bes. bei Ödemen und Gelenkerguss im Rahmen von rheumatischen Beschwerden	Sowohl bei kaltem Wind-Nässe-*Bi*, besonders aber auch bei heißem Wind-Nässe-*Bi* eingesetzt, auch bei Leere-Hitze durch Yin-Mangel
Temperatur:	Warm	Warm	Neutral	Leicht kühl
Wirkstärke:	Sehr stark	Stark	Stark	Mittelstark
Wirkort:	Untere Körperhälfte: LWS, Knie-, Fußgelenke	Obere und untere Körperhälfte, auch Nase, Haut und Kopfschmerzen	Obere Körperhälfte: Schulter-, Ellenbogen- und Handgelenke	Besonderer Bezug zu Extremitäten

	Radix Angelicae pubescentis	Rhizoma Notopterygii	Radix Clematidis	Radix Ligustici *Gao Ben*
Wirkstärke in Bezug auf Wind, Nässe und Kälte:	100%	100%	80%	80%

	Radix Aconiti praep.	Herba cum Radix Asari	Radix Clematidis
Wirkstärke in Bezug auf Kälte-Nässe und Schmerzlinderung:	100%	100%	70%

5. Wind-Nässe vertreibende Drogen

6. Schleim transformierende und Husten stillende Drogen

a. Warme Schleim-Kälte umwandelnde Drogen

b. Kühle Schleim-Hitze umwandelnde Drogen

c. Husten stillende, Keuchen lindernde Drogen

Rhizoma Pinelliae   半夏   *Ban Xia*

Pharmazeutischer Name:	Rhizoma et Tuber Pinelliae ternatae
Deutscher Name:	Mitsommerknollen
Familie:	Araceae
Geschmack:	scharf, brennend
Temperatur:	warm
Wirkort:	Milz, Magen, Lunge
Wirkrichtung:	Schleim transformierend
	– rebellisches Qi absenkend

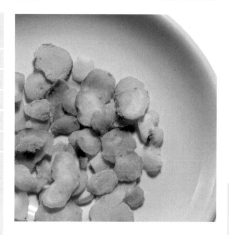

Wirkung:

■ Trocknet Nässe, transformiert Schleim, dirigiert rebellierendes Qi nach unten
■ Lenkt rebellierendes Qi hinunter und stoppt Erbrechen
■ Löst Knoten und Klumpenbildungen auf

Indikation:

■ Rebellierendes Lungen-Qi mit Husten mit reichlichem weißlichem Sputum, Schleim steigt auf und bedingt Dyspnoe, thorakale Enge, Palpitationen, Schwindel, Verwirrtheit, benebelter Kopf
■ Übelkeit, Völlegefühl im Epigastrium, Aufstoßen, Schluckauf, Erbrechen, Mangel an Durst, Appetitverlust, morgendliche Übelkeit
■ Knoten und Klumpenbildung in den Leitbahnen, Struma, Lymphknotenverdickungen, Lipome, Fettansammlungen, Adipositas, Arteriosklerose

Kontraindikation:

■ Schwangerschaft, da leicht toxisch
■ Yin-Mangel – wegen trocknender Wirkung nur in Kombination mit befeuchtenden Drogen
■ Nur mit Vorsicht bei Hitze-Schleim mit dickem gelbem Zungenbelag und dann nur in Verbindung mit kühlenden Drogen

Dosierung:

■ 2–12 g

Rhizoma Arisaematis   天南星   *Tian Nan Xing*

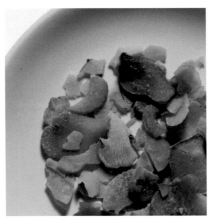

Pharmazeutischer Name:	Rhizoma Arisaematis
Deutscher Name:	Feuerkolbenwurzelknollen
Familie:	Araceae – Aronstabgewächse
Geschmack:	scharf, bitter
Temperatur:	warm
Wirkort:	Lunge, Leber, Milz
Wirkrichtung:	Schleim transformierend und Qi regulierend

Wirkung:
- Stark Nässe trocknend und Schleim herausbefördernd
- Vertreibt Wind-Schleim und stoppt Krämpfe
- Äußerliche Anwendung mindert Schwellungen und lindert Schmerzen

Indikation:
- Husten, Dyspnoe und thorakale Enge durch festsitzende Schleimprozesse
- Fazialisparese, Lähmungen, Parästhesien, Krampfanfälle, Schlaganfall, Schwindel, Kiefersperre, durch Schleim in den Leitbahnen und Kollateralen
- Karbunkel, Wunden und tief sitzende Geschwüre als topisches Mittel

Kontraindikation:
- Schwangerschaft
- Yin-Mangel

Dosierung:
- 3–9 g

Anmerkung:
- Dieses Mittel wird bevorzugt bei Schleim in den Leitbahnen eingesetzt.

6. Schleim transformierende Drogen

Radix Platycodi   桔梗   *Jie Geng*

Pharmazeutischer Name:	Radix Platycodi grandiflori
Deutscher Name:	Glockenblumengewächs
Familie:	Campanulaceae
Geschmack:	bitter, scharf
Temperatur:	neutral
Wirkort:	Lunge
Wirkrichtung:	Schleim umwandelnd, Lungen-Qi regulierend
	Qi hinaufführend

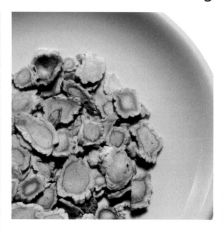

Wirkung:
- Befreit den Lungen-Qi-Fluss, vertreibt Schleim und lindert Halsbeschwerden
- Leitet Eiter ab
- Öffnet und hebt das Lungen-Qi an, lenkt andere Drogen in den oberen Erwärmer

Indikation:
- Husten, reichlicher Schleim, der weißlich oder auch gelblich sein kann, bronchiale Enge oder Spastik, Dyspnoe, Schluckbeschwerden, Halsschmerzen, Heiserkeit, Stimmverlust
- Eiteransammlungen, Abszedierungen in Lunge oder im Rachenbereich, Husten mit eitrigem und blutigem Sputum
- Meldearznei für den oberen Erwärmer, z. B. wenn eine Rezeptur auf den oberen Körperbereich ausgerichtet werden soll

Kontraindikation:
- Lungen-Yin-Mangel

Dosierung:
- 3–9 g

Mittelvergleich:

	Rhizoma Pinelliae	Rhizoma Arisaematis	Radix Platycodi
Besonderheiten:	Besonderer Bezug zu Nässe-Schleim der Milz: Übelkeit, kein Durst, Erbrechen	Milz und Leber-Bezug: → auch Wind-Schleim aus den Leitbahnen eliminierend	Einsetzbar bei Schleim-Kälte und bei Schleim-Hitze, auch wirksam bei Toxinen
Temperatur:	Warm	Warm	Neutral
Wirkstärke:	Stark	Stark	Mittelstark
Wirkort:	Mitte und oberer Erwärmer: thorakaler Schleim: Husten mit Auswurf, Palpitationen, Schwindel, Geist benebelt	Bezug zu Schleim in den Leitbahnen und Kollateralen: z. B. Fazialisparese, Lähmungen, Parästhesien, Krampfanfälle, Schlaganfall	Starker Bezug zum Lungen-Funktionskreis → als Meldearznei für den Thorax geeignet

6. Schleim transformierende Drogen

Bulbus Fritillariae   百合   *Chuan Bei Mu*

Pharmazeutischer Name:	Bulbus Fritillariae cirrhosae
Deutscher Name:	Kaiserkrone
Familie:	Liliaceae – Liliengewächse
Geschmack:	bitter, süß
Temperatur:	kühl
Wirkort:	Herz, Lunge
Wirkrichtung:	Schleim transformierend und Qi regulierend

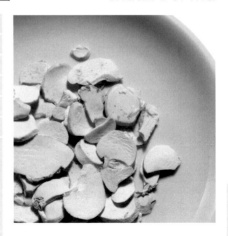

Wirkung:
- Klärt Hitze und transformiert Schleim
- Klärt Hitze und zerteilt Knoten

Indikation:
- Husten mit festsitzendem Schleim, der schwer expektorierbar ist, zähes, gelbliches Sputum, blutig tingierter Auswurf, Appetitverlust, Luftnot und Engegefühl im Thorax als Ausdruck eines blockierten Qi-Flusses
- Schleim-Hitze-Prozesse, die zu Knoten- und Klumpenbildung geführt haben, Abszesse im Lungen- oder Brustbereich, Schwellungen, Wunden

Kontraindikation:
- Husten und Auswurf durch Kälte-Nässe mit Schleim

Dosierung:
- 3–9 g

Fructus & Semen Trichosanthis 瓜蔞子 *Gua Lou / Gua Lou Ren*

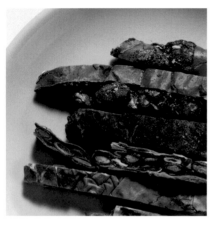

Pharmazeutischer Name:	Fructus und Semen Trichosanthis
Deutscher Name:	Schlangenkürbis (Früchte und Samen)
Familie:	Cucurbitaceae – Kürbisgewächse
Geschmack:	süß
Temperatur:	kalt
Wirkort:	Lunge, Dickdarm, Magen
Wirkrichtung:	Schleim transformierend und Qi regulierend

Wirkung:

Fructus Trichosanthis:

- Klärt Hitze und transformiert Schleim-Hitze
- Löst thorakale Qi-Stagnation
- Mindert Abszedierungen, zerteilt Knoten

Semen Trichosanthis:

- Klärt Hitze und transformiert Schleim-Hitze
- Löst thorakale Qi-Stagnation
- Unterstützt die Wundheilung
- Befeuchtet den Darm

Indikation:

- Husten mit schwer abhustbarem, zähem Sputum
- Druck und Schmerzen im Thorax, Enge- und Beklemmungsgefühl, Dyspnoe
- Schlecht heilende Wunden und Geschwüre, auch Brustabszess
- Trockene Obstipation, Stuhl ist schwierig zu defäkieren, trockener Mund und Durstgefühl

Kontraindikation:

- Diarrhö durch Milz-Mangel
- Kälte-Schleim und Nässe-Schleim

Dosierung:

- 6–12 g, die Früchte auch bis 20 g

Caulis Bambusae in taeniam   竹茹   *Zhu Ru*

Pharmazeutischer Name:	Caulis Bambusae in taeniam
Deutscher Name:	Streifen vom Bambusstamm
Familie:	Gramineae – echte Gräser
Geschmack:	süß
Temperatur:	leicht kühl
Wirkort:	Lunge, Magen, Gallenblase
Wirkrichtung:	Schleim transformierend und Qi regulierend

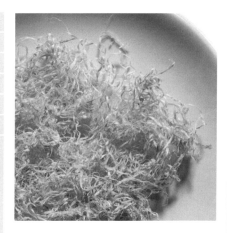

6. Schleim transformierende Drogen

Wirkung:
- Transformiert Schleim-Hitze
- Klärt Hitze und stoppt Erbrechen
- Löst Stagnation in der Gallenblase, sedativ

Indikation:
- Husten, Engegefühl im Brustkorb, Bluthusten, reichliches gelbliches Sputum, durch Schleim-Hitze in Lungenfunktionskreis
- Schlechter Mundgeruch, Abneigung gegen heiße und scharfe Speisen, Sodbrennen, Magenbeschwerden, Aufstoßen, Übelkeit, Erbrechen, gelber, klebriger Zungenbelag als Zeichen von Schleim-Hitze im Magen
- Stagnation und Hitze in Gallenblase mit Unruhe, Reizbarkeit

Kontraindikation:
- Bei Erbrechen durch Magen-Kälte und Kälte mit Nahrungsstagnation

Dosierung:
- 6–9 g

Radix Trichosanthis   天花粉   *Tian Hua Fen*

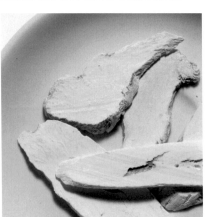

Pharmazeutischer Name:	Radix Trichosanthis kirilowii
Deutscher Name:	Schlangenkürbiswurzel
Familie:	Cucurbitaceae – Kürbisgewächse
Geschmack:	leicht süß, bitter, sauer
Temperatur:	kalt
Wirkort:	Lunge, Magen
Wirkrichtung:	Schleim transformierend

Wirkung:
- Klärt Hitze, transformiert Schleim
- Leitet Hitze ab und befeuchtet Trockenheit der Lunge
- Löst Toxine und leitet Eiter ab

Indikation:
- Husten mit gelbem oder blutig tingiertem Sputum
- Durst, Unruhe und Hitzegefühl bei Hitze, die die Säfte verbraucht hat, Husten mit spärlichem, zähem Auswurf, der schwer expektorierbar ist
- Infizierte Wunden, Geschwüre, Karbunkel und Abszedierungen, Brustabszess

Kontraindikation:
- Diarrhö durch Milz-Mangel
- Bei fehlenden Hitze-Zeichen
- Schwangerschaft

Dosierung:
- 6–15 g

Anmerkung:
- Gelegentlich auch in der Rubrik 2.a. – Hitze klärende Drogen – aufgeführt

Mittelvergleich:

	Bulbus Fritillariae	Fructus et Semen Trichosanthis	Caulis Bambusae in taeniam	Radix Trichosanthis
Besonderheiten:	Befeuchtet die Lunge, erleichtert so das Abhusten von Schleim	Löst thorakale Qi-Stagnation	Besonders für Schleim-Hitze im Lunge- und Magen-Funktionskreis	Besonders für Hitze im Lungen Funktionskreis, die bereits die Säfte geschmälert hat
	Besonders bei Kombination von Schleim-Hitze und thorakaler Qi-Stagnation	Kühlt Hitze im oberen Erwärmer und schützt so die Säfte	Löst auch Stagnation und Hitze in Gallenblase, beruhigt und entspannt	Toxine lösend → Abzesse
Temperatur:	Kühl	Kalt	Leicht kühl	Kalt
Wirkstärke:	Stark	Stark	Mittelstark	Mittelstark
Wirkort:	Lunge und Herz	Thorax → löst Schleim Darm → befeuchtet bei trockener Obstipation	Magen → Mundgeruch, Sodbrennen, Erbrechen, Gallenblase → besänftigt Unruhe und Reizbarkeit	Lunge

Semen Armeniacae

杏仁

Xing Ren

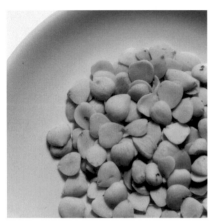

Pharmazeutischer Name:	Semen Pruni armeniacae
Deutscher Name:	Aprikosenkern
Familie:	Rosaceae – Rosengewächse
Geschmack:	bitter
Temperatur:	leicht warm
Wirkort:	Lunge, Dickdarm leicht toxisch
Wirkrichtung:	Schleim lösend ↰ und Lungen-Qi absenkend ↴

6. Schleim transformierende Drogen

Wirkung:
- ■ Stoppt Husten und lindert bronchiale Spastik
- ■ Befeuchtet den Darm und löst Stuhlblockaden

Indikation:
- ■ Husten mit weißlichem, serösem, aber auch mit gelblichem oder eitrigem Sputum, auch trockener Husten mit spärlichem Auswurf
- ■ Trockene Obstipation, Verstopfung bei trockener Darmschleimhaut

Kontraindikation:
- ■ Bei Diarrhö

Dosierung:
- ■ 3–9 g

7. Aromatische Nässe transformierende Drogen

Rhizoma Atractylodis   蒼術   *Cang Zhu*

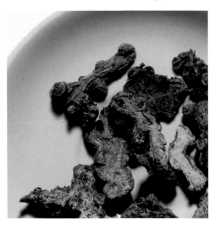

Pharmazeutischer Name:	Rhizoma Atractylodis lancea
Deutscher Name:	Speichelkrautwurzel
Familie:	Compositae
Geschmack:	scharf, bitter, aromatisch
Temperatur:	warm
Wirkort:	Milz, Magen
Wirkrichtung:	

Nässe drainierend

und

leicht öffnend

Wirkung:
- Trocknet Nässe und stärkt die Milz
- Regt Schwitzen an und treibt Wind-Nässe aus
- Eliminiert Nässe aus dem unteren Erwärmer

Indikation:
- Nässe blockiert die Mitte, und die Milz wird in ihrer umwandelnden Funktion gestört: Druck- und Völlegefühl im Oberbauch, Übelkeit, Aufstoßen, Diarrhö, Müdigkeit, besonders am Morgen, Appetitverlust, Durstlosigkeit, vermehrter, feuchter Zungenbelag
- Im Rahmen von äußeren Wind-Nässe- oder auch Wind-Kälte-Nässe-Erkrankungen mit Kopfschmerzen, Fieber, Frösteln, Gliederschmerzen, verstopfte Nase
- Hitze-Nässe im unteren Erwärmer in Kombination mit kühlen Drogen: Vermehrter vaginaler, gelblicher Soor, Gelenkbeschwerden der unteren Extremitäten mit Schwellung, überwärmten, schmerzenden Gelenken, Gelenkerguss, auch bei dem so genannten Atrophie-*Wei*-Syndrom mit Kraftlosigkeit und zunehmenden Lähmungen der unteren Extremitäten, Ödemneigung, Parästhesien

Kontraindikation:
- Exzessives Schwitzen durch Qi-Mangel
- Yin-Mangel mit innerer Hitze

Dosierung:
- 3–9 g

Cortex Magnoliae

辛夷

Hou Po

Pharmazeutischer Name:	Cortex Magnoliae officinalis
Deutscher Name:	Magnolienrinde
Familie:	Magnoliaceae
Geschmack:	scharf, bitter, aromatisch
Temperatur:	warm
Wirkort:	Milz, Magen, Lunge, Dickdarm
Wirkrichtung:	Nässe drainierend und rebellierendes Qi herunterführend

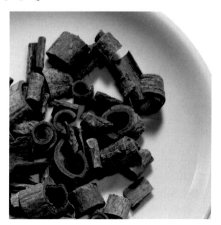

Wirkung:
- Fördert den Qi-Fluss im mittleren Erwärmer und fördert das Absenken des Magen-Qi, trocknet Nässe, transformiert Schleim
- Transformiert Schleim, fördert das Absenken des Lungen-Qi und lindert bronchiale Spastik

Indikation:
- Völlegefühl im Thorax und Oberbauch durch Nahrungsstagnation oder Magen-Qi-Stagnation durch Nässe, Übelkeit, Aufstoßen, verminderter Appetit, Diarrhö, weißlicher, feuchter und dicker Zungenbelag
- Schleim-Blockade im Lungenfunktionskreis: Husten, reichlicher schleimiger Auswurf, Druck- und Beklemmungsgefühl im Thorax, Dyspnoe, Giemen, bronchiale Spastik

Kontraindikation:
- In der Schwangerschaft wegen der absenkenden Wirkung

Dosierung:
- 3–9 g

Fructus Amomi   砂仁   *Sha Ren*

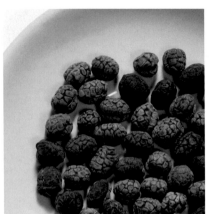

Pharmazeutischer Name:	Fructus Amomi xanthioides
Deutscher Name:	Kardamon
Familie:	Zingiberaceae – Ingwergewächse
Geschmack:	scharf
Temperatur:	warm
Wirkort:	Milz, Magen, Niere
Wirkrichtung:	Nässe drainierend und rebellierendes Qi herunterführend

Wirkung:
- Fördert den freien Qi-Fluss, transformiert Nässe und stärkt die Milz
- Wärmt den mittleren Erwärmer und beendet Diarrhö
- Beruhigt den Fötus

Indikation:
- Druck- und Völlegefühl im Oberbauch mit Übelkeit, fehlendem Appetit, Erbrechen, Diarrhö, auch bei Schwangerschaftserbrechen
- Milz-Qi oder Yang-Mangel mit Diarrhö
- Unruhiger Fötus

Kontraindikation:
- Mangel-Hitze bei Yin-Mangel

Dosierung:
- 1–5 g, Fructus Amomi dem Dekokt gegen Ende hinzufügen

Mittelvergleich:

	Rhizoma Atractylodis	Cortex Magnoliae	Fructus Amomi
Besonderheiten:	Stärkt die Milz In Kombination mit der kalten Cortex Phellodendri eliminiert Hitze-Nässe aus dem unteren Erwärmer bei Gelenk-, Muskel- und Nervenerkrankungen wie beim *Bi*-Syndrom und *Wei*-Syndrom	Senkt Magen- und Lungen-Qi ab: → bei Asthma durch Schleimblockade	Mildes Mittel bei Stagnation der Mitte durch Nässe Beruhigt den Fötus und lindert Schwangerschaftserbrechen
Temperatur:	Warm	Warm	Warm
Wirkstärke:	Stark	Stark	Mittelstark
Wirkort:	Mitte, unterer Erwärmer	Magen, Lunge	Milz, Magen

7. Aromatische Nässe transformierende Drogen

8. Nahrungsstagnation lindernde Drogen

Fructus Crataegi   山楂   *Shan Zha*

Pharmazeutischer Name:	Fructus Crataegi
Deutscher Name:	Federweißdornbeere
Familie:	Rosaceae
Geschmack:	sauer, süß
Temperatur:	leicht warm
Wirkort:	Milz, Magen, Leber
Wirkrichtung:	regulierend und haltend

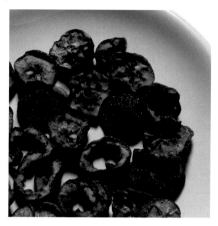

Wirkung:

- Lindert Nahrungsstagnation und transformiert Akkumulationen
- Löst Blut-Stasen und zerteilt Verklumpungen
- Beendet Diarrhö

Indikation:

- Bauchbeschwerden, Spannungsgefühl, Diarrhö und Abdominalschmerzen nach zu reichlichem Genuss von Fleisch und fetter Nahrung
- Bauchschmerzen durch Blut-Stasen nach der Entbindung
- Dysenterie, Diarrhö

Kontraindikation:

- Mit Vorsicht in Fällen von Milz-Magen-Mangel ohne Nahrungsstagnation und bei saurem Aufstoßen

Dosierung:

- 10–15 g, als Einzelmittel bis 30 g

Semen Raphani   萊菔子   *Lai Fu Zi*

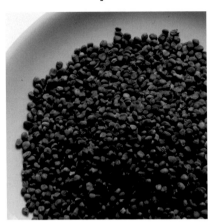

Pharmazeutischer Name:	Semen Raphani sativi
Deutscher Name:	Rettichsamen
Familie:	Cruciferae – Kreuzblütler
Geschmack:	scharf, süß
Temperatur:	neutral
Wirkort:	Lunge, Milz, Magen
Wirkrichtung:	regulierend und absenkend

8. Nahrungsstagnation lindernde Drogen

Wirkung:
- Lindert Nahrungsstagnation und Spannungsgefühl
- Transformiert Schleim und senkt das Magen-Qi ab

Indikation:
- Druck- und Völlegefühl im Oberbauch, saures Aufstoßen, Übelkeit, Aufstoßen, Bauchschmerzen mit Diarrhö
- Husten, bronchiale Enge, schleimiger Auswurf

Kontraindikation:
- Bei fehlendem Fülle-Zustand

Dosierung:
- 6–12 g

Massa Fermentata 神麴 *Shen Qu*

Pharmazeutischer Name:	Massa Medicata fermentata
Deutscher Name:	Medizinischer Teig
Geschmack:	süß, scharf
Temperatur:	warm
Wirkort:	Milz, Magen
Wirkrichtung:	regulierend 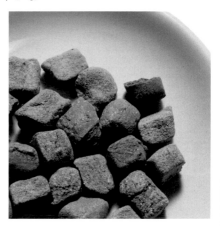 und absenkend

Wirkung:

■ Lindert Nahrungsstagnation, reguliert den Qi-Fluss und harmonisiert den Magen

Indikation:

■ Druck- und Völlegefühl im Epigastrium, Aufstoßen, Diarrhö, verminderter Appetit, besonders geeignet bei abdomineller Fülle und Spannung durch zu viele Kohlenhydrate, Getreide und Faserprodukte

Kontraindikation:

■ Magen-Hitze
■ Nur mit Vorsicht in der Schwangerschaft

Dosierung:

■ 3–15 g

Fructus Oryzae germinatus   稻芽   *Gu Ya*

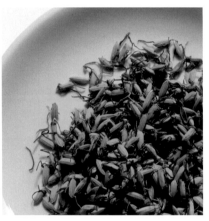

Pharmazeutischer Name:	Fructus Oryzae sativae germinatus
Deutscher Name:	gekeimte Reissprossen
Familie:	Gramineae – echte Gräser
Geschmack:	süß
Temperatur:	neutral
Wirkort:	Milz, Magen
Wirkrichtung:	sanft regulierend und mild die Mitte stärkend

Wirkung:

- Lindert Nahrungsstagnation und stärkt den Magen

Indikation:

- Verdauungsschwäche, verminderter Appetit mit Milz-Qi-Mangel, Nahrungsakkumulation von unverdauter Nahrung, insbesondere von faseriger Nahrung und

Kontraindikation:

- Stillzeit

Dosierung:

- 3–30 g

Mittelvergleich:

	Fructus Crataegi	Semen Raphani	Massa Fermentata	Fructus Oryzae germinatus
Besonderheiten:	Besonders nach zu viel Fett und Fleisch	Besonders nach zu reichlichem Genuss von Getreide, Fasern und Früchten	Besonders nach reichlichem Alkoholgenuss	Besonders nach zu reichlichem Genuss von Getreide, Fasern und Früchten
Temperatur:	Leicht warm	Neutral	Warm	Neutral
Stärke in der Nahrungs-Stagnation lösenden Wirkung:	Stark	Sehr stark	Mittelstark	Mild
Wirkort:	Magen, Milz	Magen, Milz	Magen, Milz	Magen, Milz

8. Nahrungsstagnation lindernde Drogen

9. Qi regulierende Drogen

Pericarpium Citri 陳皮 *Chen Pi*

Pharmazeutischer Name:	Pericarpium Citri reticulatae
Deutscher Name:	Pomeranzenschale
Familie:	Rutaceae
Geschmack:	bitter, scharf, aromatisch
Temperatur:	warm
Wirkort:	Lunge, Milz, Magen
Wirkrichtung:	Qi regulierend und absenkend

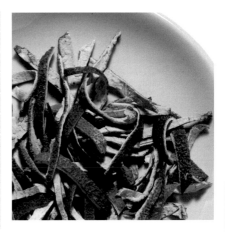

Wirkung:

- Reguliert das Qi der Mitte
- Trocknet Nässe und transformiert Schleim im Funktionskreis Lunge und der Mitte

Indikation:

- Spannungs- und Völlegefühl im Oberbauch oder im Abdominalbereich, Blähbauch, Aufstoßen, Übelkeit, Erbrechen
- Husten mit reichlichem Auswurf, thorakales Enge- und Beklemmungsgefühl, Völlegefühl im Bauchbereich, Appetitverlust, fehlender Durst, Diarrhö, Müdigkeit bei vermehrtem weißlichem Zungenbelag

Kontraindikation:

- Blut-Spucken
- Fehlender Nässe- oder Schleim-Befund
- Trockener Husten durch Yin-Mangel

Dosierung:

- 3–6 g

Pericarpium Citri viride   青皮   *Qing Pi*

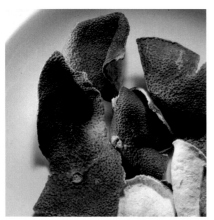

Pharmazeutischer Name:	Pericarpium Citri reticulatae viride
Deutscher Name:	grüne oder unreife Mandarinenschale
Familie:	Rutaceae
Geschmack:	bitter, scharf
Temperatur:	warm
Wirkort:	Leber, Gallenblase, Magen
Wirkrichtung:	bewegend – regulierend

Wirkung:
- Reguliert Leber-Qi-Stagnation
- Zerteilt Verklumpungen

Indikation:
- Spannung- und Druckgefühl an den Rippenbögen oder im Bereich der Brüste, Druck und Enge im Thorax, Bauchschmerzen und -krämpfe
- Spannungs- und Schmerz im Bauchbereich auch durch Nahrungsstagnation

Kontraindikation:
- Vorsicht bei Yin-Mangel mit Schweiß

Dosierung:
- 2–6 g

Fructus Citri Aurantii

枳殼   *Zhi Ke*

Pharmazeutischer Name:	Fructus Citri Aurantii
Deutscher Name:	reife Zitrusfrucht
Familie:	Rutaceae
Geschmack:	bitter, sauer
Temperatur:	kühl
Wirkort:	Milz, Magen
Wirkrichtung:	Qi regulierend und sanft absenkend

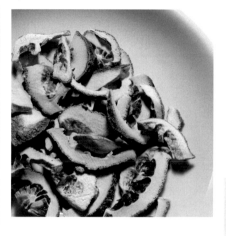

Wirkung:

■ Fördert den freien Fluss des Qi

Indikation:

■ Druck- und Spannungsgefühl, Schmerzen im Abdomen oder Thorax, Verstopfung durch Qi-Stagnation und mangelndes Absenken des Magen-Qi

Dosierung:

■ 3–9 g

9. Qi regulierende Drogen

Fructus Citri Aurantii immaturi   枳實   *Zhi Shi*

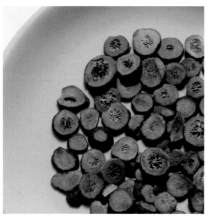

Pharmazeutischer Name:	Fructus Citri Aurantii immaturi
Deutscher Name:	unreife Bitterorange
Familie:	Rutaceae
Geschmack:	bitter, scharf
Temperatur:	leicht kühl
Wirkort:	Milz, Magen, Dickdarm
Wirkrichtung:	Qi regulierend und sanft absenkend

Wirkung:
■ Fördert den freien Fluss des Qi

Indikation:
■ Druck- und Spannungsgefühl im Epigastrium, Schmerzen im Abdomen, lokales Spannungsgefühl, Blähbauch, in Kombination mit entsprechenden anderen Drogen bei Nahrungsstagnation und Verstopfung

Kontraindikation:
■ Schwangerschaft

Dosierung:
■ 3–9 g

9. Qi regulierende Drogen

Rhizoma Cyperi   香附   *Xiang Fu*

Pharmazeutischer Name:	Rhizoma Cyperi rotundi
Deutscher Name:	Nussgraswurzelstock
Familie:	Cyperaceae
Geschmack:	scharf, süß, leicht bitter
Temperatur:	neutral
Wirkort:	Leber, 3 Erwärmer
Wirkrichtung:	bewegend – regulierend

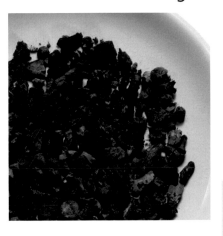

Wirkung:
- Reguliert Leber-Qi, löst tief sitzende Qi-Stagnationen
- Reguliert die Mens und lindert Schmerz

Indikation:
- Druck- und Spannungsgefühl an den Rippenbögen, hypochondriale Schmerzen, besonders auch durch emotionale Belastung, Frustrationsgefühl, Abdominal- beschwerden und -krämpfe, Druck und Enge im Thorax, Übelkeit, Aufstoßen und saures Erbrechen durch Leber-Milz-Dysharmonie
- Prämenstruelle Beschwerden, Ziehen im Unterleib, Dysmenorrhö, unregelmä- ßige oder ausbleibende Menses

Kontraindikation:
- Hitze-Zeichen durch Yin-Mangel

Dosierung:
- 3–9 g

Mittelvergleich:

	Pericarpium Citri reticulatae	Pericarpium Citri reticulatae viride	Fructus Citri Aurantii	Rhizoma Cyperi
Besonderheiten:	Reguliert Qi, besonders im oberen und mittleren Erwärmer und senkt rebellierendes Qi ab	Wirkt mehr auf die seitlichen Körperpartien entsprechend dem Verlauf von Leber- und Gallenblasen-Leitbahn: Spannung an Rippenbögen und Brustbereich	Wirkt deutlich milder als die anderen Citrus-Regulatorien, daher besonders bei beginnenden Leere-Zuständen gebraucht	Besondere Wirkung auf Leber-Funktionskreis und Unterbauch → häufig in der Gynäkologie gebraucht: Prämenstruelle Beschwerden. Durch die tief greifende Qi-Regulation Wirkung auf Fluss des *Xue*: → Dysmenorrhö
Temperatur:	Warm	Warm	Kühl	Neutral
Wirkstärke:	Stark	Stark	Mild	Stark
Wirkort:	Milz, Lunge	Leber, „Mitte"	„Mitte"	Leber, Leber-Milz-Dysharmonie

10. Blut regulierende Drogen

a. **Blut belebende Drogen**

b. **Blutungen stoppende Drogen**

Rhizoma Ligustici   川芎   *Chuan Xiong*

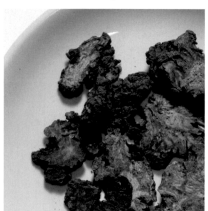

Pharmazeutischer Name:	Rhizoma Ligustici Chuanxiong
Deutscher Name:	Chinesische Liebstöckelwurzel
Familie:	Umbelliferae
Geschmack:	scharf
Temperatur:	warm
Wirkort:	Leber, Gallenblase, Perikard
Wirkrichtung:	bewegend – regulierend

10. Blut regulierende Drogen

Wirkung:
- Belebt Blut und fördert den freien Fluss des Qi
- Vertreibt Wind und lindert Schmerz

Indikation:
- Dysmenorrhö, Unterleibsschmerzen post partum, gynäkologische Beschwerden mit Schmerzen postoperativ oder posttraumatisch
- Schmerz durch Blut-Stase und Qi-Stagnation im Rückenbereich, in den Flanken, an den Rippenbögen, Thoraxschmerzen
- Rheumatische Beschwerden und Schmerzen in Gelenken, Wirbelsäule und besonders im Kopfbereich

Kontraindikation:
- Kopfschmerzen durch Yin-Mangel
- Aufsteigendes Leber-Yang
- Exzessive Menstruationsblutung
- Schwangerschaft

Dosierung:
- 3–9 g

Radix Salviae miltiorrhizae   丹参   *Dan Shen*

Pharmazeutischer Name:	Radix Salviae miltiorrhizae
Deutscher Name:	Salbei
Familie:	Labiatae – Lippenblütler
Geschmack:	bitter
Temperatur:	kühl
Wirkort:	Herz, Leber, Perikard
Wirkrichtung:	bewegend – regulierend

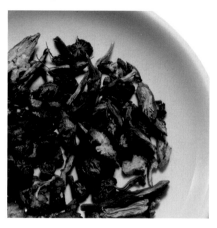

Wirkung:
- Belebt *Xue* und vertreibt Stase
- Nährt Herz-Blut, klärt Hitze und beruhigt den Geist
- Kühlt Blut und lindert Abszesse

Indikation:
- Schmerzzustände im Thorax-, Abdominal- und gynäkologischen Bereich
- Palpitationen, Unruhe, Reizbarkeit, Schlaflosigkeit durch Blut- oder Yin-Mangel des Herzens oder Hitze im Bereich des *Xue*
- Geschwüre, schlecht heilende Wunden, Brustabszess

Kontraindikation:
- Bei fehlender Blut-Stase

Dosierung:
- 3–15 g

Flos Carthami   紅花   *Hong Hua*

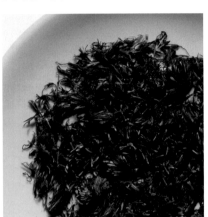

Pharmazeutischer Name:	Flos Carthami tinctorii
Deutscher Name:	Saflorblüte
Familie:	Compositae
Geschmack:	scharf
Temperatur:	warm
Wirkort:	Herz, Leber
Wirkrichtung:	bewegend – regulierend

Wirkung:
- Reguliert, erleichtert und harmonisiert die Menstruation
- Belebt Blut, löst Blut-Stase

Indikationen:
- Dysmenorrhö, ausbleibende oder verzögerte Menses
- Schmerzen, posttraumatische Beschwerden, Abdominalschmerzen, Zusammenballungen und Tumoren im Bauchbereich und Unterleib, Obstruktion im Thorax mit Beklemmung und Schmerzen, Hautekzeme mit livider Stauung und Schmerz, Karbunkel

Kontraindikationen:
- Schwangerschaft
- Menorrhagien

Dosierung:
- 3–9 g

10. Blut regulierende Drogen

Rhizoma Corydalidis

延胡索 *Yan Hu Suo*

Pharmazeutischer Name:	Rhizoma Corydalidis Yanhusuo
Deutscher Name:	Lerchenspornwurzel
Familie:	Papaveraceae – Mohngewächse
Geschmack:	scharf, bitter
Temperatur:	warm
Wirkort:	Leber, Lunge, Herz, Magen, Milz
Wirkrichtung:	bewegend – regulierend

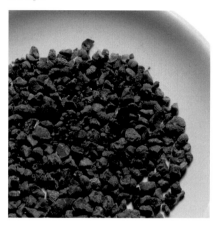

Wirkung:
- Belebt Blut und fördert den Qi-Fluss
- Lindert Schmerzen

Indikation:
- Schmerzen durch Qi- und Blut-Stagnationen und Stasen, besonders für Schmerzen im Thorax, im Abdomen und in den Gliedmaßen gebraucht
- Sehr wirkungsvoll bei Schmerzen durch Blut-Stase und Trauma, besonders geeignet bei Schmerz im Epigastrium und Dysmenorrhö.

Kontraindikation:
- In der Schwangerschaft

Dosierung:
- 3–9 g

Semen Persicae   桃仁   *Tao Ren*

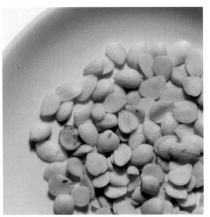

Pharmazeutischer Name:	Semen Persicae
Deutscher Name:	Pfirsichsamen
Familie:	Rosaceae
Geschmack:	bitter, süß
Temperatur:	neutral
Wirkort:	Herz, Leber, Lunge, Dickdarm
Wirkrichtung:	bewegend – regulierend 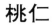

10. Blut regulierende Drogen

Wirkung:
- Belebt Blut und bricht Blut-Stasen auf
- Befeuchtet den Darm und fördert Stuhlgang

Indikation:
- Dysmenorrhö, Myome, ortsfixierte Akkumulationen und Verklumpungen, abdominelle Schmerzen, posttraumatische Schmerzzustände, Abszesse der Lunge
- Trockene Obstipation, trockene Darmschleimhaut mit schwieriger Stuhlentleerung

Kontraindikation:
- Während der Schwangerschaft

Dosierung:
- 3–9 g

Anmerkung:
- Die Droge soll erst bei der Abgabe an den Patienten vom Apotheker zerkleinert werden.

Radix Achyranthis   牛膝   *Niu Xi*

Pharmazeutischer Name:	Radix Achyranthis bidentatae
Deutscher Name:	Spreublumenwurzel
Familie:	Amarenthaceae
Geschmack:	bitter, sauer
Temperatur:	neutral
Wirkort:	Leber, Niere
Wirkrichtung:	bewegend – regulierend

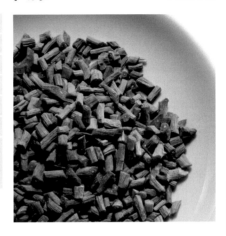

Wirkung:
- Belebt Blut und zerteilt Blut-Stase
- Stärkt Niere und Leber, stärkt Knochen, Sehnen und Gelenke
- Lenkt nach unten – besonders Blut und aufsteigende Hitze
- Klärt Hitze-Nässe im unteren Erwärmer

Indikation:
- Dysmenorrhö, A- oder Oligomenorrhö durch Blut-Stase, postoperative gynäkologische Schmerzen
- Schmerz, Schwäche und Beschwerden im LWS- und Knie-Bereich durch Stase und Schwäche des Nierenfunktionskreises
- Zahnschmerzen, Zahnfleischbluten, Kopfschmerzen
- Rheumatische Beschwerden im Rahmen eines Obstruktions-*Bi*-Syndroms mit Knieschmerzen, Überwärmung und Schwellung-LWS-Syndrom, Dysurie und vaginaler Ausfluss

Kontraindikation:
- Bei Milz-Qi-Mangel mit Diarrhö, überstarken Lochien, in der Schwangerschaft

Dosierung:
- 6–12 g

10. Blut regulierende Drogen

Herba Leonuri   益母草   *Yi Mu Cao*

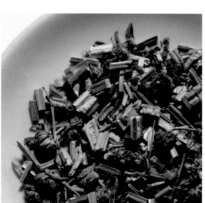

Pharmazeutischer Name:	Herba Leonuri heterophylli
Deutscher Name:	chinesisches Mutterkraut
Familie:	Labiatae – Lippenblütler
Geschmack:	scharf, bitter
Temperatur:	kühl
Wirkort:	Leber, Herz, Niere, Blase
Wirkrichtung:	bewegend – regulierend

Wirkung:
- Belebt Blut und vertreibt Blut-Stase
- Klärt Hitze und löst Toxine
- Fördert Diurese und lindert Schwellungen

Indikation:
- Dysmenorrhö, Amenorrhö, zögerliche, schmerzhafte Regelblutung mit Klumpen und lividem Menstrualblut, prämenstruelle Unterleibsschmerzen, Schmerzen post partum, Infertilität, posttraumatische und postoperative Schmerzzustände
- Abszedierungen, superinfizierte Geschwüre, Schwellungen, juckende, nässende Hautausschläge
- Ödeme, Harnverhalt, Harnretention im Rahmen von inflammatorischen Nierenerkrankungen

Kontraindikation:
- Schwangerschaft

Dosierung:
- 3–30 g bis zu 120 g bei Glomerulo-Nephritis

Myrrha   沒藥   *Mo Yao*

Pharmazeutischer Name:	Myrrha
Deutscher Name:	Gummiartiges Harz verschiedener Bäume
Familie:	Burseraceae
Geschmack:	bitter
Temperatur:	neutral
Wirkort:	Leber, Milz, Herz
Wirkrichtung:	bewegend – regulierend

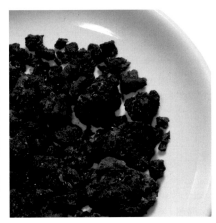

Wirkung:
- Belebt Blut, vertreibt Blut-Stase
- Mindert Schwellungen und lindert Schmerzen

Indikation:
- Dysmenorrhö, Amenorrhö, abdominelle Akkumulationen mit fixierten Schmerzen, abdominelle Schmerzen, Thoraxschmerzen durch Blut-Stase
- Abszesse, Karbunkel, schlecht heilende Geschwüre und Verletzungen

Kontraindikation:
- Schwangerschaft
- Starke uterine Blutungen

Dosierung:
- 3–9 g

Mittelvergleich (eine Auswahl):

	Rhizoma Ligustici	Radix Salviae miltiorrhizae	Flos Carthami	Semen Persicae	Radix Achyranthis	Herba Leonuri
Besonderheiten:	Besonders bei gynäkologischen Beschwerden eliminiert Wind: → Gelenkbeschwerden, Kopfschmerzen, Hautprobleme	Besonders bei gynäkologischen und thorakalen Beschwerden kühlende und beruhigende Wirkung → sediert *Shen*	Besonders bei gynäkologischen Beschwerden wirkt sowohl regulierend auf das Blut als auch leicht nährend lindert Leber-Qi Stagnation	Breite Wirkung auf Blut-Stasen verschiedener Genese deutliche Wirkung im Aufbrechen von Blut-Stasen, gleichzeitig leichte fördernde Wirkung auf die Blutbildung	Besonderer Bezug zu unterer Körperhälfte: LWS-Bereich, Knie, Füße tonisert Nieren-Energie	Besonders bei gynäkologischen Beschwerden tonisert Nieren-Energie
Temperatur:	Warm	Kühl	Warm	Neutral	Neutral	Kühl
Wirkstärke:	Stark	Stark	Stark	Mäßig stark	Mäßig stark	Stark
Wirkort:	Unterleib, Abdomen, Kopf, Wirbelsäule	Unterleib, Thorax, Abdomen	Unterleib, Leber, Leitbahnen	Leber, Herz, Lunge und Dickdarm	Funktionskreis Niere: → LWS, Knie	Funktionskreise: Herz, Leber, Blase

10. Blut regulierende Drogen

Pollen Typhae

蒲黃

Pu Huang

Pharmazeutischer Name:	Pollen Typhae
Deutscher Name:	Rundkolbenpollen
Familie:	Typhaceae – Rohrkolbengewächs
Geschmack:	süß, scharf
Temperatur:	neutral
Wirkort:	Herz, Leber, Milz
Wirkrichtung:	regulierend und haltend

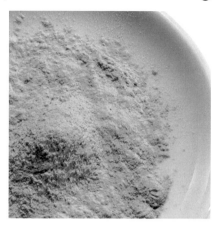

Wirkung:
- Stoppt Blutungen
- Belebt Blutungen und vertreibt Blut-Stase

Indikation:
- Nasenbluten, Bluterbrechen, Bluthusten, Hämaturie, Blutungen aus Uterus und Darm
- Schmerzen durch Blut-Stase wie Dysmenorrhö, postpartale Unterleibsschmerzen, Thoraxschmerzen durch Blut-Stase und Obstruktion im Brustkorb

Kontraindikation:
- Nur mit Vorsicht während der Schwangerschaft

Dosierung:
- 6–12 g

Anmerkung:
- Pollen Typhae wird gelegentlich im Dekokt in Stoff gewickelt abgekocht

Radix Sanguisorbae

地榆 *Di Yu*

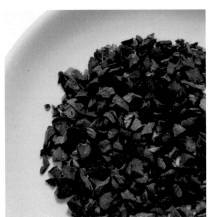

Pharmazeutischer Name:	Radix Sanguisorbae officinalis
Deutscher Name:	Wiesenknopfwurzel
Familie:	Rosaceae
Geschmack:	bitter, sauer
Temperatur:	kühl
Wirkort:	Leber, Magen, Dickdarm
Wirkrichtung:	Blut haltend

Wirkung:
- Stoppt Blutungen und kühlt das Blut
- Klärt Hitze und fördert Wundheilung

Indikation:
- Besonders bei Blutungen im unteren Erwärmer: Uterine und intestinale Blutungen, blutende Hämorrhoiden, Hämaturie, Blutungen im Rahmen von dysenterischen Beschwerden, auch Nasenbluten und Hämatemesis
- Äußerliche Anwendung bei Wunden, Geschwüren und Verbrennungen

Kontraindikation:
- Kälte durch Yang-Mangel

Dosierung:
- 3–9 g

Herba Agrimoniae   仙鶴草   *Xian He Cao*

Pharmazeutischer Name:	Herba Agrimoniae pilosae
Deutscher Name:	Odermennigkraut
Familie:	Rosaceae
Geschmack:	bitter, scharf
Temperatur:	neutral
Wirkort:	Lunge, Milz, Leber
Wirkrichtung:	Blut haltend

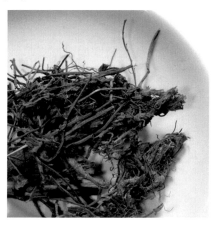

Wirkung:
- Stoppt Blutungen und verhindert weitere Blutverluste
- Lindert Dysenterie und Diarrhö

Indikation:
- Verschiedene Arten von Blutungen: Nasenbluten, Zahnfleischbluten, Bluthusten, Bluterbrechen, uterine Blutungen, Blut im Stuhl oder Urin
- Chronische Diarrhö

Kontraindikation:
- Übelkeit und Erbrechen

Dosierung:
- 10–15 g, bei alleiniger Anwendung kurzzeitig auch 20–50 g

Mittelvergleich (eine Auswahl):

	Pollen Typhae	Herba Agrimoniae	Radix Sanguisorbae	Radix Notoginseng	Radix Rehmanniae glut.
Besonderheiten:	Blutungen stoppend und *Xue* regulierend → erzeugt trotz der Blut haltenden Wirkung keine neuerliche Blut-Stase	Aufgrund der neutralen Temperatur gebraucht bei Kälte- und Hitze-Befunden und bei fülle- und leerebedingten Blutungen durch adstringierende Wirkung auch Diarrhö lindernd	Durch die kühlende Wirkung oft bei Blut-Hitze mit Blutungen im unteren Erwärmer gebraucht → Blut im Stuhl, uterine, exzessive Blutungen	Blutungen durch Trauma und aus dem Magen-Darm-Trakt, besonders geschätzt, da zusätzliche Blut dynamisierende und Blut-Stasen aufbrechende Wirkung	Gynäkologische und urologische Blutungen, auch Bluthusten Gruppenkategorie: Blut kühlende Drogen 2.b.
Temperatur:	Neutral	Neutral	Kühl	Warm	Kalt
Wirkstärke in Bezug auf die Blutungen stoppende Wirkung:	Stark	Mittelstark	Mittelstark	Sehr stark	Stark
Wirkstärke in Bezug auf die Blut bewegende Wirkung:	Sehr stark	Kaum	Kaum	Sehr stark	Kaum
Wirkort:	Thorax, Darm, Harnwege, Uterus	Alle Arten von Blutungen	Besonders unterer Erwärmer	Darm, Trauma	Uterus, Harnwege, Lunge

11. Das Innen wärmende, Kälte austreibende Drogen

Cortex Cinnamomi

肉桂

Rou Gui

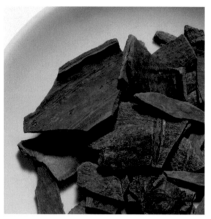

Pharmazeutischer Name:	Cortex Cinnamomi cassiae
Deutscher Name:	Zimtbaumrinde
Familie:	Lauraceae
Geschmack:	scharf, süß
Temperatur:	heiß
Wirkort:	Niere, Leber, Milz, Herz
Wirkrichtung:	Yang wärmend ⬆ und Qi-Fluss in Gang bringend ↰

11. Das Innen wärmende, Kälte austreibende Drogen

Wirkung:
- Stärkt Nieren- und Milz-Yang
- Wärmt und stärkt das Yang
- Vertreibt Kälte, wärmt und befreit Leitbahnen und Gefäße und lindert Schmerz
- Bringt das Minister-Feuer zu seiner Quelle zurück

Indikation:
- Nieren-Yang-Mangel mit allgemeinem Kältegefühl, Blässe, besonders Kälteempfindung in Gesäß, LWS-Bereich und in den Füßen, Impotenz mit Libidoverlust, häufiges Wasserlassen hellen, unkonzentrierten Urins, Schweratmigkeit und Luftnot durch mangelndes Empfangen des Qi durch die Niere
- Milz-Yang-Mangel mit allgemeiner innerer Kälte, kalte Hände, Bauchschmerzen, die durch Aufnahme kalter Speisen oder Getränke schlechter werden, Wärme bessert, verminderter Appetit, Diarrhö

Kontraindikation:
- Bei Hitze-Zeichen auf der Basis von Yin-Mangel, so genannte Leere-Hitze, sowie in der Schwangerschaft

Dosierung:
- 3–9 g

Radix Aconiti praeparatae

附子 *Fu Zi*

Pharmazeutischer Name:	Radix Aconiti Lateralis carmichaeli praeparatae
Deutscher Name:	vorbehandelter Eisenhut
Familie:	Ranunculaceae
Geschmack:	scharf, süß
Temperatur:	sehr heiß, toxisch
Wirkort:	Herz, Milz, Niere
Wirkrichtung:	Yang wärmend und Qi-Fluss in Gang bringend

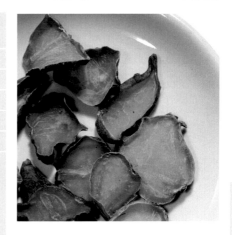

Wirkung:

- Stärkt und wärmt Milz- und Nieren-Yang und Qi, vertreibt Kälte im Innen, lindert damit Schmerzen
- Stellt „kollabierendes Yang" wieder her
- Leitet Nässe und Kälte aus, wärmt die Leitbahnen, schmerzlindernd

Indikation:

- Milz-Nieren-Yang-Qi-Mangel: Appetitverlust, rasche Erschöpfbarkeit, Abdominalbeschwerden, chronische Diarrhö, typisch: Durchfall direkt morgens vor oder nach dem Aufstehen. Schleim, Gedunsenheit, Schwellneigung, spontaner Schweiß
- Bei ausgeprägtem, allgemeinem Qi-Mangel mit zusätzlichem deutlichem Yang-Mangel: große Schwäche, flacher Atem, spontaner Schweiß, chronische Diarrhö, frostige Gliedmaßen, Kälteempfindlichkeit. Auch bei „kollabierendem Yang" mit obigen Symptomen nach heftigem Erbrechen, Diarrhöen, Schweißverlusten mit Kollapsneigung
- Kälte-Wind: Auch bei Bi-Syndrom (Kälte-Bi) mit Gelenk- und Gliederschmerzen

Kontraindikation:

- In der Schwangerschaft, bei Yin-Mangel, bei „falscher Kälte" und „echter Hitze"

Dosierung:

- 0,5–4 g, gelegentlich bis 9 g

Anmerkungen:

- ◼ Aconit ist sehr heiß und sollte daher nur bei echter Kälte im Innen und Yang-Mangel eingesetzt werden, das heißt **nur bei einem blassen Zungenkörper.**

- ◼ Die unbehandelte, frische Aconitwurzel ist sehr giftig, daher wird immer die Radix Aconiti praeparatae verordnet. Diese ist bereits durch Kochen mit Salz oder Ingwer detoxifiziert. Trotzdem sollte man vorsichtig und einschleichend dosieren und lange kochen.

- ◼ Symptome einer Überdosierung sind: Übelkeit, Erbrechen, Diarrhö, Schwindel, Sehstörungen, Taubheitsgefühl im Mund und in den Extremitäten.

  Bei schwereren Intoxifikationen: verkürzte PQ-Zeit, Vorhofflimmern, Dyspnoe, Tremor, Inkontinenz, abnehmende Vigilanz, Blutdruckabfall.

  Therapie: Atropin ist ein wirksames Mittel zur Behandlung der Symptome; Lidocain wird bei Rhythmusstörungen eingesetzt.

11. Das Innen wärmende, Kälte austreibende Drogen

Rhizoma Zingiberis

生薑

Gan Jiang

Pharmazeutischer Name:	Rhizoma Zingiberis officinalis exsiccatus
Deutscher Name:	getrocknete Ingwerwurzel
Familie:	Zingiberaceae
Geschmack:	scharf
Temperatur:	heiß
Wirkort:	Milz, Magen, Herz, Lunge
Wirkrichtung:	Yang wärmend ⬆ und Qi-Fluss in Gang bringend ↙

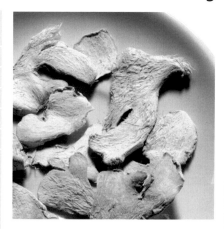

Wirkung:

- Wärmt Milz und Magen, vertreibt Kälte im Innen
- Wärmt die Lunge und löst Schleim, der durch Kälte bedingt ist
- Stärkt Yang und Qi bei kollabierendem Yang

Indikation:

- Bei Kälte-Exzess im Innen und bei Kälte durch Yang-Qi-Mangel: Kältegefühl und Schmerzen in der Magengegend und im Unterleib, Erbrechen, Diarrhö, kalte Gliedmaßen, Appetitlosigkeit, Müdigkeit, Lustlosigkeit
- Bronchialspastik und chronischer Husten mit dünnem weißlichem Auswurf
- Yang-Kollaps mit kaltem Schweiß, kalten Extremitäten, Spontanschweiß, feinem, sehr schwachem Puls

Kontraindikation:

- Bei Fieber auf der Basis von Yin-Mangel sowie in der Schwangerschaft

Dosierung:

- 3–6 g

Fructus Evodiae   吴茱萸   *Wu Zhu Yu*

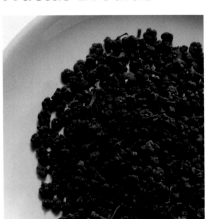

Pharmazeutischer Name:	Fructus Evodiae rutaecarpae
Deutscher Name:	Stinkeschenfrüchte
Familie:	Rutaceae – Rautengewächse
Geschmack:	scharf, bitter
Temperatur:	heiß
Wirkort:	Leber, Milz, Magen, Niere
Wirkrichtung:	Yang wärmend ↑ und Qi-Fluss in Gang bringend ↩

Wirkung:
- Die Mitte wärmend, Kälte vertreibend, Schmerzen lindernd, stagniertes Leber-Qi aufhebend
- Senkt rebellisches Qi ab, stoppt Erbrechen
- Wärmt die Milz, stoppt Diarrhö, vertreibt Kälte-Nässe

Indikation:
- Störungen in Leber-und Magen durch Kälte und Schleim: Oberbauchschmerzen mit Kältegefühl im Abdomen, Kopfschmerzen, Flankenschmerzen, epigastrischer Schmerz mit Übelkeit, blasser Zungen-Körper, drahtiger oder kraftloser Puls. Auch bei Hernien und anderen Schmerzen entlang dem Leber-Meridian, Unterleibsschmerzen vor und während der Menstruation
- Rebellierendes Qi: Erbrechen, saures Aufstoßen, Reurgitation
- Milz-Qi-Mangel durch Nässe-Kälte: morgendliche Diarrhön

Kontraindikation:
- Bei Hitze-Prozessen durch Yin-Mangel, in der Schwangerschaft

Dosierung:
- 3–9 g

Mittelvergleich:

	Cortex Cinna-momi	Radix Aconiti praeparatae	Rhizoma Zingi-beris exsiccatus	Fructus Evodiae
Besonderheiten:	Wärmt Nieren- und Milz-Yang, vertreibt sehr effektiv Kälte aus dem Inner und lindert so Schmerz	Wärmt und stärkt das Nieren-Yang und den Du-Mai, → daher auch bei LWS-Syndrom mit Schwäche, Kälte und Schmerz häufig verwendet	Wärmt die „Mitte" und vertreibt Kälte aus dem Innen	Durch die Wärme und den Bezug zur Leber auch für Schmerzen durch Kälte-Stagnation in der Leber-Leitbahn geeignet: z. B. Hernien, Leistenschmerzen
Temperatur:	Sehr heiß	Heiß	Heiß	Heiß
Wirkstärke:	Sehr stark	Mittelstark	Sehr stark	Sehr stark
Wirkort:	Niere, Milz, Herz	Niere, Milz, Herz	Milz, Magen	Leber, Milz, Magen

11. Das Innen wärmende, Kälte austreibende Drogen

12. Tonisierende Drogen

a. Qi tonisierende Drogen

b. Blut tonisierende Drogen

c. Yang tonisierende Drogen

d. Yin tonisierende Drogen

Radix Ginseng

人參

Ren Shen

Pharmazeutischer Name:	Radix Ginseng
Deutscher Name:	Ginseng
Familie:	Araliaceae
Geschmack:	süß, etwas bitter
Temperatur:	leicht warm
Wirkort:	Milz, Lunge
Wirkrichtung:	Qi auffüllend ⬆

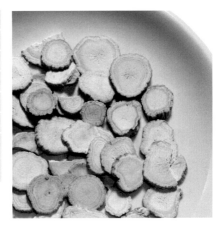

Wirkung:
- Ergänzt das Qi und regt die Säfteproduktion an
- Tonisiert Milz-Qi
- Tonisiert Lungen-Qi
- sediert

Indikation:
- Blässe, allgemeine Abgeschlagenheit, Müdigkeit, Antriebsmangel
- Appetitverlust, Bauchbeschwerden, Diarrhö
- Belastungsdyspnoe, Kurzatmigkeit, leise Stimme, kalte Hände, spontaner Schweiß
- Unruhe, Palpitationen, Insomnia, Vergesslichkeit, mentale Leistungsminderung

Kontraindikation:
- Hochschlagendes Leber-Yang
- Hitze-Nässe
- Anwesenheit äußerer pathogener Faktoren

Dosierung:
- 1–6–9 g im Dekokt, 1–2 g als Pulver, bei Schock, Blutverlust, Kollaps bis 30 g

Radix Codonopsitis

黨參

Dang Shen

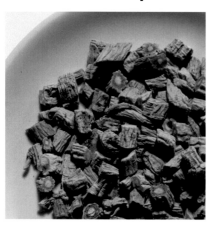

Pharmazeutischer Name:	Radix Codonopsitis pilosulae
Deutscher Name:	Glockenwindenwurzel
Familie:	Campanulaceae
Geschmack:	süß
Temperatur:	neutral
Wirkort:	Milz, Lunge
Wirkrichtung:	Qi auffüllend ⬆

Wirkung:
- Vermehrt Qi
- Ergänzt das Qi von Milz und Lunge

Indikation:
- Erschöpfbarkeit, Schwächegefühl, Antriebsmangel, Blässe
- Appetitverlust, Gedunsenheit, Diarrhö, Kurzatmigkeit, leise Stimme

Kontraindikation:
- Hochschlagendes Leber-Yang
- Hitze-Nässe

Dosierung:
- 2–9 g, in einigen Fällen bis 30 g

Radix Astragali

黃芪

Huang Qi

Pharmazeutischer Name:	Radix Astragali membranacei
Deutscher Name:	Tragant
Familie:	Leguminosae
Geschmack:	süß
Temperatur:	leicht warm
Wirkort:	Milz, Lunge
Wirkrichtung:	Qi auffüllend ⬆

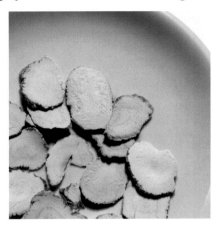

Wirkung:

- ■ Ergänzt das Qi, hebt das Qi und Yang nach oben
- ■ Stabilisiert die Oberfläche, hält Schweiß zurück
- ■ Diuretisch und leitet Eiter ab

Indikation:

- ■ Müdigkeit, Erschöpfung, Mattigkeit, Lustlosigkeit, Blässe, absinkende Organe, Uterus- oder Rektumvorfall
- ■ Infektanfälligkeit, spontaner Schweiß, Schwitzen bei geringster Anstrengung
- ■ Ödeme, Ascites, hartnäckige Wunden und Geschwüre

Kontraindikation:

- ■ Füllezustände
- ■ Hochschlagendes Leber-Yang bei Yin-Mangel

Dosierung:

- ■ 4–12 g, in besonderen Fällen 30 g–60 g

Rhizoma Atractylodis macrocephalae 白术 *Bai Zhu*

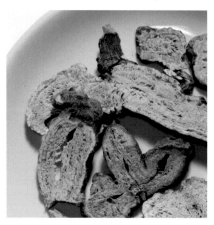

Pharmazeutischer Name:	Rhizoma Atractylodis macrocephalae
Deutscher Name:	großköpfige Actratylodis
Familie:	Compositae
Geschmack:	bitter, süß
Temperatur:	warm
Wirkort:	Milz, Magen
Wirkrichtung:	Qi auffüllend ⬆ und Nässe drainierend ⬇

Wirkung:
- Vermehrt Qi
- Tonisiert die Mitte und trocknet Nässe
- Hemmt Schweiß

Indikation:
- Allgemeine Abgeschlagenheit und Kraftlosigkeit, Erschöpfungsgefühl, Blässe
- Appetitverlust, fehlender Durst, Diarrhö, Ödeme und Gedunsenheit im Gesicht oder an Extremitäten, vermehrter weißlicher Fluor vaginalis, Grübeleien
- Spontaner Schweiß, übermäßiges Schwitzen bei geringen Anstrengungen

Kontraindikation:
- Durst durch Yin-Mangel mit Hitze-Zeichen
- Säftemangel

Dosierung:
- 3–9 g

12. Tonisierende Drogen

Rhizoma Dioscoreae

山藥   *Shan Yao*

Pharmazeutischer Name:	Rhizoma Dioscoreae oppositae
Deutscher Name:	Yamswurzelknolle
Familie:	Dioscoreaceae – Schmerwurzgewächse
Geschmack:	süß
Temperatur:	neutral
Wirkort:	Lunge, Milz, Niere
Wirkrichtung:	Qi auffüllend ⬆

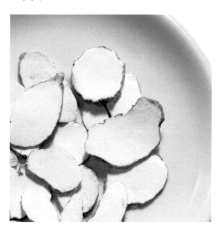

Wirkung:
- Ergänzt Qi von Milz und Magen
- Tonisiert Lungenfunktionskreis
- Stärkt Nierenfunktionskreis

Indikation:
- Müdigkeit, Abgeschlagenheit, Diarrhö, Appetitverlust, weißlicher vaginaler Soor
- Chronischer Husten, geringer Auswurf
- Störungen beim Wasserlassen, Inkontinenz, Harnträufeln, Samenverluste

Kontraindikation:
- Bei Fülle-Hitze

Dosierung:
- 6–15 g (–30 g); 6–10 g als Pulver

Semen Dolichoris Lablab   扁豆   *Bian Dou*

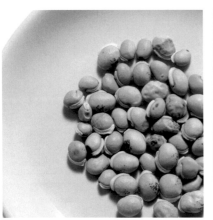

Pharmazeutischer Name:	Semen Dolichoris Lablab
Deutscher Name:	Helmbohnensamen
Familie:	Leguminosae – Hülsenfrüchtler
Geschmack:	süß
Temperatur:	neutral-warm
Wirkort:	Milz, Magen
Wirkrichtung:	Qi auffüllend

Wirkung:
- Kräftigt die Mitte
- Transformiert Nässe

Indikation:
- Blässe, Abgeschlagenheit, Erschöpfung, Diarrhö, verminderter Appetit, vaginaler Soor
- Druck im Oberbauch, fehlender Durst, Ödemneigung, Gedunsenheit von Extremitäten oder im Gesicht

Kontraindikation:
- Kälte-Muster
- Intermittierendes Fieber

Dosierung:
- 3–18 g

Fructus Jujubae   大棗   *Da Zao*

Pharmazeutischer Name:	Fructus Zizyphi Jujubae
Deutscher Name:	chinesische Dattel
Familie:	Rhamnaceae – Faulbaumgewächse
Geschmack:	süß
Temperatur:	neutral
Wirkort:	Milz, Magen
Wirkrichtung:	Qi auffüllend ⬆

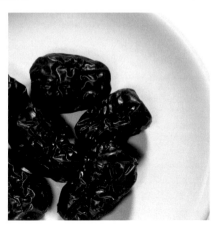

Wirkung:
- Stärkt die Mitte, vermehrt Qi und produziert Säfte
- Beruhigt

Indikation:
- Kraftlosigkeit, Energielosigkeit, fehlender Appetit, als Adjuvans zur Pufferung und zum Schutz der Mitte vor anderen Arzneien
- Unruhe, Nervosität

Kontraindikation:
- Nahrungsmittel-Stagnation
- Ausgeprägte Nässe im mittleren Erwärmer
- Nässe-Schleim mit Völle- und Spannungsgefühl im Epigastrium

Dosierung:
- 3–9 g, oft auch Dosisangabe in Stück

Radix Glyzyrrhizae   甘草   *Gan Cao*

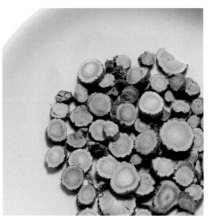

Pharmazeutischer Name:	Radix Glyzyrrhizae uralensis
Deutscher Name:	Süßholz
Familie:	Leguminosae – Hülsenfrüchtler
Geschmack:	süß
Temperatur:	neutral
Wirkort:	Herz, Milz, Lunge, Magen
Wirkrichtung:	Qi auffüllend

Wirkung:
- Stärkt die Mitte und vermehrt Qi
- Entgiftet
- Befeuchtet den Lungenfunktionskreis und leitet Schleim ab

Indikation:
- Abgeschlagenheit, schwache Verdauung, verminderter Appetit, als Adjuvans anderer Arzneien zum Schutz und zur Pufferung der Mitte
- Geschwüre, infizierte Wunden und eiternde Hauteffloreszenzen
- Husten, asthmatische Beschwerden

Kontraindikation:
- Abdominelles Völlegefühl
- Diabetes mellitus
- Keine lang dauernde Anwendung bei arterieller Hypertonie und Ödemen

Dosierung:
- 3–9 g

12. Tonisierende Drogen

Mittelvergleich:

	Radix Ginseng	Radix Codonopsitis	Radix Astragali	Rhizoma Atractylodis macrocephelae
Besonderheiten:	Ausgeprägt Qi tonisierend Stärkt und beruhigt den *Shen* → sedativ	Da deutlich preisgünstiger als Ginseng: Ginseng-Ersatzdroge	Stark das Milz- und Lungen-Qi stärkend Besonderer Bezug zum *Wei*-Qi	Milz-Qi und Lungen-Qi tonisierend Nässe eliminierend
Temperatur:	Leicht warm	Neutral	Leicht warm	Warm
Wirkstärke in der tonisierenden Wirkung:	Extrem stark	Stark	Sehr stark	Mittelstark
Wirkort:	Milz, Lunge	Milz, Lunge	Milz, Lunge, Wei-Qi	Milz, Lunge

	Rizoma Dioscoreae	Semen Dolichoris Lablab	Fructus Jujubae	Radix Glycyrrhizae
Besonderheiten:	Milz- und Nieren-Bezug Tonisiert Nieren-Qi	Kräftigt die Mitte Drainiert Nässe	Sanftes Tonikum der „Mitte" → als Puffer neben anderen Arzneien gebraucht	Sanftes Tonikum der „Mitte" → als Puffer neben anderen Arzneien gebraucht
Temperatur:	Neutral	Neutral-warm	Neutral	Neutral
Wirkstärke in der tonisierenden Wirkung:	Mäßig stark	Leicht	Leicht	Leicht
Wirkort:	Milz und Niere	Milz	Milz und Magen	Alle Funktionskreise

12. Tonisierende Drogen

Radix Rehmanniae praeparatae 地黃 *Shu Di Huang*

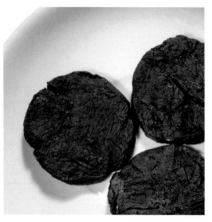

Pharmazeutischer Name:	Radix et Rhizoma Rehmanniae glutinosae conquitae
Deutscher Name:	chinesischer Fingerhut
Familie:	Scophulariaceae
Geschmack:	süß
Temperatur:	neutral-warm
Wirkort:	Niere, Leber, Herz
Wirkrichtung:	Blut nährend ⬆

Wirkung:
- Nährt das *Xue*
- Ergänzt das Nieren-Yin
- Stärkt *Jing*

Indikation:
- Blut-Mangel: Blässe, fahles, welkes Aussehen, Haarausfall, brüchige Nägel, trockene, welke Haut, Tendenz zu Unruhe und mangelndem Selbstvertrauen
- LWS- oder Knie-Beschwerden, Probleme beim Wasserlassen, Haarausfall, vorzeitiges Ergrauen, Hitzewellen nachmittags oder nachts, Nachtschweiß
- Knochenschwäche, Zahnverluste, Infertilität, Hypospermie, ovarielle Insuffizienz

Kontraindikation:
- Milz-Qi-Mangel mit Appetitlosigkeit und Diarrhö

Dosierung:
- 3–18 g

Radix Angelicae sinensis

當歸 *Dang Gui*

Pharmazeutischer Name:	Radix Angelicae sinensis
Deutscher Name:	chinesische Engelswurzel
Familie:	Umbelliferae
Geschmack:	scharf, süß, bitter
Temperatur:	warm
Wirkort:	Leber, Milz, Herz
Wirkrichtung:	Blut nährend ⬆

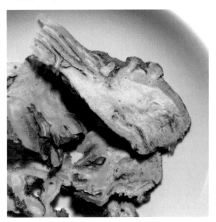

Wirkung:
- Nährt und belebt das *Xue*
- Harmonisiert die Menses
- Vertreibt Wind-Nässe und lindert Schmerzen

Indikation:
- Blut-Mangel mit Blässe, gelber, welker Teint, trockene Haut, spärliche oder ausbleibende Regelblutung, brüchige Nägel und Haarausfall, auch Tendenz zu Blut-Stase mit Dysmenorrhö, Unterleibsschmerzen
- Ausgeprägte Wirkung auf die Menses, bei unregelmäßiger Mens, sowohl bei verkürztem als auch bei verlängertem Menstruationszyklus, A- oder Dysmenorrhö, zu starke oder zu schwache Blutung, PMS-Beschwerden
- Rheumatische Gelenkbeschwerden, Schwellung, schmerzhafte Bewegungseinschränkung, springende, wetterabhängige Gelenkschmerzen, besonders auch bei begleitendem Blut-Mangel

Kontraindikation:
- Bei Milz-Schwäche mit Diarrhö oder weichem Stuhl Dosisreduktion

Dosierung:
- 3–9 g

12. Blut tonisierende Drogen

Radix Paeoniae lactiflorae   白芍   *Bai Shao*

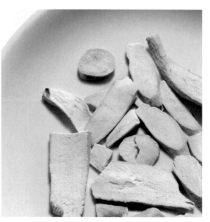

Pharmazeutischer Name:	Radix Paeoniae lactiflorae
Deutscher Name:	weiß blühende Pfingstrosenwurzel
Familie:	Ranunculaceae
Geschmack:	sauer, bitter
Temperatur:	neutral/kühl
Wirkort:	Leber; Milz
Wirkrichtung:	Blut nährend

Wirkung:

- Nährt *Xue* und erhält die Säfte
- Erweicht und besänftigt den Funktionskreis Leber
- Stillt Schmerzen und löst Krämpfe

Indikation:

- Blässe, welke, fahle Gesichtsfarbe, brüchige Nägel, trockene Augen, Säfteverluste durch spontanen Schweiß oder Nachtschweiß, Hitzewellen
- Druck- und Spannung an den Rippenbögen, innere Anspannung, emotionale Unausgeglichenheit, frustriertes Grundgefühl, reizbare Stimmung, PMS-Beschwerden
- Abdominelle Koliken oder Darmkrämpfe, Spasmen, Muskelkrämpfe und Verspannungen der Extremitäten oder Nackenmuskulatur, Dysmenorrhö

Kontraindikation:

- Kälte im Abdomen

Dosierung:

- 3–12 g

Radix Polygoni multiflori 何首鳥 *He Shou Wu*

Pharmazeutischer Name:	Radix Polygoni multiflori
Deutscher Name:	vielblütige Knöterichwurzel
Familie:	Polygonaceae – Knöterichgewächse
Geschmack:	bitter, adstringierend, süß
Temperatur:	leicht warm
Wirkort:	Niere, Leber
Wirkrichtung:	Blut nährend ⬆

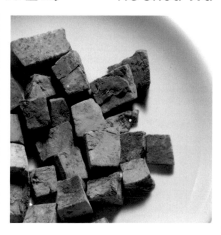

12. Blut tonisierende Drogen

Wirkung:
- Nährt Blut und stärkt *Jing*
- Tonisiert Nieren und Leberfunktionskreis
- Befeuchtet den Darm

Indikation:
- Gesichtsblässe, gelbes, fahles Hautkolorit, Haarausfall, trockene, ungesunde Haut, spärliche oder ausbleibende Regelblutung
- Schwäche oder Schmerz im LWS- oder Kniebreich, vorzeitig ergraute Haare, Infertilität
- Obstipation durch trockene, intestinale Schleimhaut

Kontraindikation:
- Diarrhö und Schleimbefunde bei Milz-Qi-Mangel

Dosierung:
- 6–30 g

Mittelvergleich:

	Radix Rehman-niae praeparatae	Radix Angelicae sinensis	Radix Paeoniae lactiflorae	Radix Polygoni multiflori
Besonderheiten:	Nährt Blut und auch Yin und stärkt die Niere Auch Bezug zu *Jing*-Essenz	Blut-Mangel mit Tendenz zu Blut-Stase → das „Frauen-mittel" Auch bei *Bi*-Syndrom mit rheumatischen Gelenkbeschwerden durch Wind-Nässe	Besonderer Bezug zu Leber: „weich-machend" → fördert den har-monischen, freien Fluss der Leber-Ener-gie: → spasmolytisch, Muskeln entspan-nend	Bezug zu Niere und Leber Häufig gebraucht bei Haarausfall Bezug zu *Jing*-Essenz
Temperatur:	Neutral-leicht warm	Warm	Neutral-kühl	Leicht warm
Stärke in der Blut nährenden Wirkung:	Stark	Stark	Mittelstark	Stark
Wirkort:	Niere, Leber	Leber, Herz, Milz	Leber	Niere, Leber

12. Blut tonisierende Drogen

Cornu Cervi parvum   鹿茸   *Lu Rong*

Pharmazeutischer Name:	Cornu Cervi parvum pantotrichum
Deutscher Name:	noch nicht verknöchertes Hirschgeweih
Familie:	Cervidae
Geschmack:	süß, salzig
Temperatur:	warm
Wirkort:	Leber, Niere
Wirkrichtung:	Yang stärkend ⬆

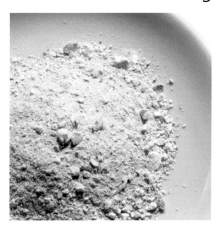

Wirkung:
- Stärkt Nieren-Yang, tonisiert das *Du-Mai*-Lenkergefäß
- Stärkt Nieren-*Jing*-Essenz
- Kräftigt Knochen

Indikation:
- Schwäche und Schmerzen im LWS-, Hüft- und Kniebereich, Impotenz, erektile Dysfunktion, Ejaculatio praecox, vermehrter weißlicher vaginaler Ausfluss
- Unerfüllter Kinderwunsch bei männlichen und weiblichen Patienten, bei Kindern Gedeihstörung, verzögerte Knochenentwicklung, später Fontanellenschluss, geistig-neurologische Entwicklungsretardierung
- Schwäche der Knochen, Schwäche und Kraftlosigkeit der Beine

Kontraindikation:
- Yin-Mangel mit Leere-Hitze

Dosierung:
- 0,5–1 g als Pulver

Cortex Eucommiae    杜仲   *Du Zhong*

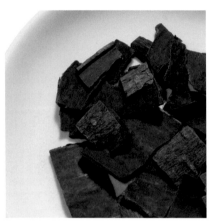

Pharmazeutischer Name:	Cortex Eucommiae ulmoidis
Deutscher Name:	Chinesische Guttaperch
Familie:	Eucommiaceae
Geschmack:	süß, leicht scharf
Temperatur:	warm
Wirkort:	Niere, Leber
Wirkrichtung:	Yang stärkend ⬆

Wirkung:
- Tonisiert die Funktionskreise Niere und Leber
- Kräftigt die Knochen
- Beruhigt den Fötus

Indikation:
- Allgemeine Kraftlosigkeit, häufiges Wasserlassen, heller, klarer Urin, Impotenz
- LWS- und Knie-Schwäche oder -schmerz
- Unruhiger Fötus, vorzeitige Wehentätigkeit, drohender Abort

Kontraindikation:
- Nieren-Yin-Leere mit Leere-Hitze

Dosierung:
- 6–15 g

Herba Epimedii   淫羊藿   *Yin Yang Huo*

Pharmazeutischer Name:	Herba Epimedii
Deutscher Name:	Elfenblumenkraut
Familie:	Berberidaceae
Geschmack:	scharf und süß
Temperatur:	warm
Wirkort:	Leber, Niere
Wirkrichtung:	Yang stärkend ⬆

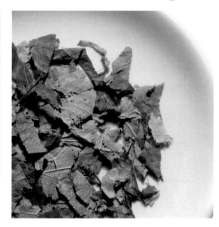

Wirkung:
- ▪ Tonisiert Nieren-Yang
- ▪ Vertreibt Wind-Nässe

Indikation:
- ▪ Libidoverlust, Spermatorrhö, vorzeitger Samenerguss, erektile Dysfunktion, LWS-Schwäche und -Schmerz, Knieprobleme, Beinschwäche, häufiges Wasserlassen, heller, unkonzentrierter Urin
- ▪ Rheumatische Beschwerden, Gelenkschmerzen, Parästhesien und Paresen der Extremitäten

Kontraindikation:
- ▪ Yin-Mangel mit Mangel-Hitze

Dosierung:
- ▪ 9–15 g

Radix Morindae　　　巴戟天　　　*Bai Ji Tian*

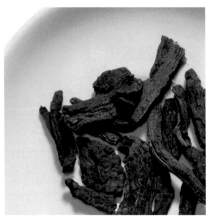

Pharmazeutischer Name:	Radix Morindae officinalis
Deutscher Name:	Morinda-Wurzel
Familie:	Rubiaceae – Rötegewächse
Geschmack:	scharf, süß
Temperatur:	warm
Wirkort:	Leber, Niere
Wirkrichtung:	Yang stärkend 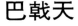

Wirkung:
- Tonisiert Nieren-Yang
- Stärkt die Knochen
- Vertreibt Wind-Kälte-Nässe-Obstruktion

Indikation:
- Nieren-Yang-Mangel mit häufigem Wasserlassen, Harnträufeln, Libidoverlust, erektile Dysfunktion, Ejaculatio praecox, unerfüllter Kinderwunsch
- Schmerzen der Wirbelsäule, besonders im LWS-Bereich, Knieschwäche und -schmerz
- Rheumatische Gelenkschmerzen bei *Bi*-Syndrom besonders in den unteren Extremitäten

Kontraindikation:
- Yin-Mangel mit Feuer oder Nässe-Hitze

Dosierung:
- 6–15 g

12. Yang tonisierende Drogen

Semen Cuscutae   菟絲子   *Tu Si Zi*

Pharmazeutischer Name:	Semen Cuscutae chinensis
Deutscher Name:	Chinesischer Teufelszwirn
Familie:	Convolvulaceae
Geschmack:	süß, scharf
Temperatur:	neutral
Wirkort:	Leber, Niere
Wirkrichtung:	Yang stärkend ⬆

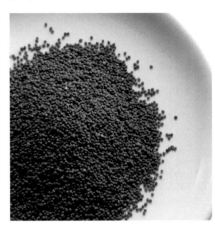

Wirkung:
- Tonisiert Nieren-Yang und ebenfalls Nieren-Yin
- Stärkt die Milz
- Klärt die Augen

Indikation:
- LWS-Beschwerden und Leukorrhö, Impotenz, vorzeitiger Samenerguss, Ohrensausen, Hörminderung
- Diarrhö durch Milz-Qi-Mangel
- Verschwommenes Sehen, Sehverschlechterung durch Schwäche in Funktionskreisen Leber und Niere

Kontraindikation:
- Yin-Mangel mit Mangel-Hitze

Dosierung:
- 9–15 g

Radix Dipsaci

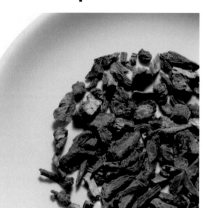

Pharmazeutischer Name:	Radix Dipsaci asperi
Deutscher Name:	Chinesische Kardenwurzel
Familie:	Dipsacaceae – Kardengewächse
Geschmack:	bitter, scharf, süß
Temperatur:	warm
Wirkort:	Niere, Leber
Wirkrichtung:	Yang stärkend ⬆

Wirkung:
- Stärkt Niere und Leber
- Kräftigt Knochen und fördert Knochenheilung
- Stoppt Blutungen

Indikation:
- Schwäche und Kraftlosigkeit der unteren Extremitäten, LWS-Schwäche
- Schlechte Knochenheilung nach Frakturen, Verletzungen und Knochenbrüchen
- Blutungen, besonders im gynäkologischen Bereich, überstarke Regelblutung, postpartale Blutung

Kontraindikation:
- Keine bekannt

Dosierung:
- 6–15 g

12. Yang tonisierende Drogen

Fructus Cnidii   蛇床子   *She Chuang Zi*

Pharmazeutischer Name:	Fructus Cnidii monnieri
Deutscher Name:	Brenndoldenfrucht
Familie:	Umbelliferae – Doldengewächse
Geschmack:	scharf, bitter
Temperatur:	warm
Wirkort:	Niere
Wirkrichtung:	Yang stärkend

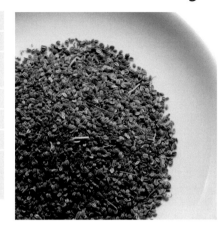

Wirkung:
- Tonisiert Nieren-Yang
- Trocknet Nässe

Indikation:
- Impotenz, LWS-Schwäche, Unfruchtbarkeit bei beiden Geschlechtern
- Kolpitiden mit vermehrtem weißlichem Ausfluss, nässende Hautaffektionen

Kontraindikation:
- Hitze-Nässe im unteren Erwärmer
- Yin-Mangel mit Leere-Hitze

Dosierung:
- 3–9 g

Anmerkung:
- Auch externe Applikation gebräuchlich: Als Dekokt zubereitet und dann mit eingeweichten Kompressen als Auflage oder als Spülung angewendet

Mittelvergleich (eine Auswahl):

	Cornu Cervi	Radix Morindae	Cortex Eucommiae	Herba Epimedii	Semen Cuscutae	Radix Dipsaci
Besonderheiten:	Bei schwerer Nieren-Schwäche, Essenz-Mangel kindliche Entwicklungs-verzögerung	Bei LWS-Problemen und Impotenz	Besonders bei LWS-Bezug	Besonders bei Impotenz	Bei LWS-Problemen und Impotenz	Besonders bei Problemen der Knochen-heilung
Temperatur:	Warm	Warm	Warm	Warm	Neutral	Warm
Wirkstärke:	Sehr stark	Stark	Stark	Stark	Stark	Stark
Wirkort:	Jing	Niere	Niere	Niere	Darm, Haut, Gelenke	Knochen

Radix Adenophorae

北沙參

Sha Shen

Pharmazeutischer Name:	Radix Adenophorae seu Glehniae
Deutscher Name:	Becherglockenwurzel
Familie:	Campanulaceae – Glockenblumengewächse
Geschmack:	süß, leicht bitter
Temperatur:	neutral bis kühl
Wirkort:	Lunge, Magen
Wirkrichtung:	Yin nährend ⬆

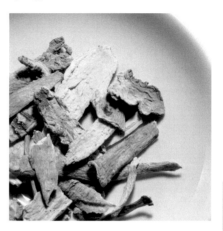

Wirkung:
- Stärkt den Funktionskreis Lunge und nährt das Lungen-Yin
- Stützt den Magen und nährt Magen-Yin

Indikation:
- Husten mit spärlichem oder keinem Auswurf, Temperaturerhöhung, trockene Kehle, Heiserkeit, Stimmverlust
- Durst, Unverträglichkeit heißer, trocknender oder scharfer Speisen, Tendenz zu Sodbrennen

Kontraindikation:
- Milz-Yang-Mangel
- Husten durch äußere Wind-Kälte

Dosierung:
- 9–15 g

Radix Asparagi   天冬   *Tian Men Dong*

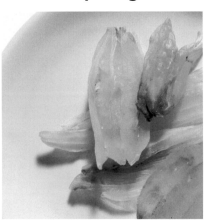

Pharmazeutischer Name:	Radix Asparagi cochinchinensis
Deutscher Name:	chinesischer Spargel
Familie:	Liliaceae – Liliengewächse
Geschmack:	süß, bitter
Temperatur:	kalt
Wirkort:	Niere, Lunge
Wirkrichtung:	Yin nährend ⬆

Wirkung:
- Befeuchtet Lungen-Yin und stillt Husten

Indikation:
- Trockener Reizhusten, Husten mit spärlichem, blutig tingiertem Sputum, trockene Haut und trockene Kehle, heisere Stimme, Durstgefühl, besonders nachts

Kontraindikation:
- Milz-Qi-Mangel mit Diarrhö
- Husten durch Wind-Kälte

Dosierung:
- 6–15 g

12. Yin tonisierende Drogen

Radix Ophiopogonis   麥冬   *Mai Men Dong*

Pharmazeutischer Name:	Radix Ophiopogonis japonici
Deutscher Name:	Schlangenbartwurzel
Familie:	Liliaceae – Liliengewächse
Geschmack:	süß, leicht bitter
Temperatur:	neutral-kühl
Wirkort:	Herz, Lunge, Magen
Wirkrichtung:	Yin nährend ⬆

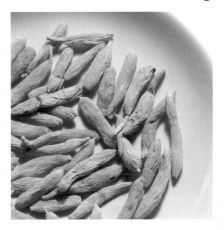

Wirkung:
- Nährt und bewahrt das Yin
- Befeuchtet das Lungen-Yin
- Kühlt Hitze im Funktionskreis Herz

Indikation:
- Allgemeiner Yin-Mangel mit Trockenheitssymptomen wie Durstgefühl, trockener Stuhl mit Obstipation, trockene Haut und Kehle
- Trockener Reizhusten, festsitzendes Sputum, das schlecht abgehustet werden kann, blutig tingierter Auswurf, heisere Stimme
- Unruhe, Schlaflosigkeit, Palpitationen

Kontraindikation:
- Yang-Mangel und dadurch Kälte der Mitte
- Nässe-Ansammlung, Diarrhö

Dosierung:
- 3–9 g

Ramulus Loranthii   桑寄生   *Sang Ji Sheng*

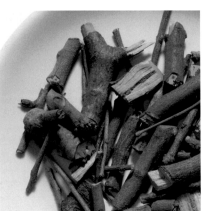

Pharmazeutischer Name:	Ramulus Sangjisheng
Deutscher Name:	auf dem Maulbeerbaum wachsende Mistelzweige
Familie:	Loranthaceae – Mistelgewächse
Geschmack:	bitter
Temperatur:	neutral
Wirkort:	Niere, Leber
Wirkrichtung:	Yin nährend ⬆

Wirkung:
- Stärkt Funktionskreise Niere und Leber, kräftigt die Knochen und Sehnen
- Vertreibt Wind-Nässe
- Beruhigt den Fötus

Indikation:
- Schwäche der unteren Extremitäten, Beine oder LWS-Bereich, Parästhesien der Beine
- Rheumatische Gelenkschmerzen im Rahmen eines Obstruktion-*Bi*-Syndroms
- Unruhiger Fötus, heftige Bewegungen und Tritte des Fötus in der Schwangerschaft, drohende Frühgeburt, vorzeitige Wehentätigkeit oder Blutungen in der Schwangerschaft

Kontraindikation:
- Sind keine beschrieben

Dosierung:
- 6–20 g

Anmerkungen:
- Gelegentlich auch in Drogengruppe 5. – Wind-Nässe eliminierende Drogen – aufgeführt

Fructus Lycii

枸杞子

Gou Qi Zi

Pharmazeutischer Name:	Fructus Lycii
Deutscher Name:	Bocksdornfrüchte
Familie:	Solanaceae
Geschmack:	süß
Temperatur:	neutral-kühl
Wirkort:	Niere, Leber
Wirkrichtung:	Yin nährend ⬆

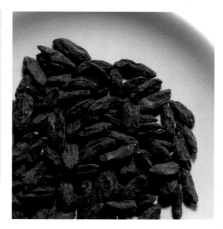

Wirkung:
- Tonisiert das Nieren-Yin
- Tonisiert die *Jing*-Essenz
- Nährt Leber-Yin und klärt die Augen

Indikationen:
- Schwäche in den Beinen oder im LWS-Bereich, Impotenz, Hörminderung, Ohrensausen
- Unfruchtbarkeit bei weiblichen und männlichen Patienten
- Sehverschlechterung, verschwommenes Sehen, trockene Augen

Kontraindikationen:
- Fülle-Hitze in der Oberfläche
- Nässe bei Milz-Qi-Mangel mit Diarrhö

Dosierung:
- 3–9 g

Herba Ecliptae

墨旱蓮 *Han Lian Cao*

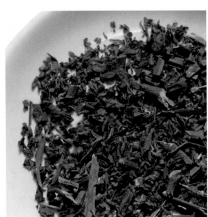

Pharmazeutischer Name:	Herba Ecliptae prostatae
Deutscher Name:	Ecliptakraut
Familie:	Compositae – Korbblütler
Geschmack:	süß, sauer
Temperatur:	kühl
Wirkort:	Niere, Leber
Wirkrichtung:	Yin nährend ⬆

Wirkung:
- Nährt Nieren-Yin
- Kühlt und hält das *Xue*

Indikation:
- Nieren-Yin-Mangel mit Schwindel, Ohrensausen, Hörminderung, Haarausfall, vorzeitig ergrautes Haar, Impotenz
- Bluterbrechen, Bluthusten, Blut im Stuhl, Hämaturie, gynäkologische Blutungen

Kontraindikation:
- Milz-Qi-Mangel mit Diarrhö
- Nieren-Schwäche durch Kälte

Dosierung:
- 9–15 g

Rhizoma Polygonati

玉竹   *Yu Zhu*

Pharmazeutischer Name:	Rhizoma Polygonati odorati
Deutscher Name:	Polygonum Wurzel
Familie:	Liliaceae – Liliengewächse
Geschmack:	süß
Temperatur:	leicht kühl
Wirkort:	Lunge, Magen
Wirkrichtung:	Yin nährend ⬆

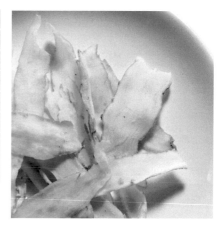

Wirkung:
- Befeuchtet und nährt das Lungen-Yin
- Nährt das Magen-Yin

Indikation:
- Trockener Reizhusten, trockener Mund, trockene Kehle, Heiserkeit, Obstipation, trockene Haut
- Durst, nagendes Hungergefühl, empfindlicher Magen, brennender Schmerz im Epigastrium, schlechter durch heiße oder scharfe Speisen oder Getränke

Kontraindikation:
- Milz-Qi-Mangel mit Nässe-Akkumulation
- Schleim-Nässe-Belastung

Dosierung:
- 3–15 g

Mittelvergleich:

	Radix Adenophorae	Radix Asparagi	Radix Ophiopogonis	Ramuli Loranthii
Besonderheiten:	Nährt Lungen- und Magen-Yin → trockener Reizhusten, trockene Schleimhaut	Effektiv in der Yin auffüllenden Wirkung in der Lunge und bis in den Nieren-Yin-Bereich → trockene Haut und Kehle, nächtlicher Reizhusten	Nährt das Lungen- und Herz-Yin → bei Herz-Yin-Mangel und Rhythmusstörungen und Unruhe	Wind-Nässe eliminierend → Einsatz bei Obstruktion-*Bi-Syndrom* mit begleitender Nieren-Leere
Temperatur:	Leicht kühl	Kalt	Leicht kühl	Neutral
Wirkstärke:	Stark	Sehr stark	Stark	Mittelstark
Wirkort:	Lunge, Magen	Lunge, Niere	Lunge, Magen, Herz-*Shen*	Niere, Leber

	Fructus Lycii	Herba Ecliptae	Rhizoma Polygonati
Besonderheiten:	Nährt Yin der Niere und Leber → besonderer Augen-Bezug: trockene Augen mit verschwommenem Sehen	Nährt Niere und Leber → besonderer Bezug zum Ohr: daher bei Schwindel, Tinnitus	Nährt Lungen- und Magen-Yin → trockene Haut, trockener Husten, Durst, nagendes Hungergefühl
Temperatur:	Neutral-kühl	Kühl	Leicht kühl
Wirkstärke:	Mittelstark	Mittelstark	Mäßig
Wirkort:	Niere, Leber	Niere, Leber	Lunge, Magen

12. Yin tonisierende Drogen

13. Stabilisierende und haltende Drogen

Fructus Corni

山茱萸

Shan Zhu Yu

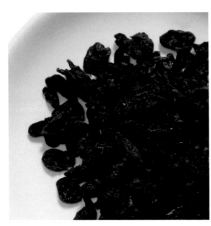

Pharmazeutischer Name:	Fructus Corni officinalis
Deutscher Name:	japanische Kornelkirschen
Familie:	Cornaceae
Geschmack:	sauer, adstringierend
Temperatur:	neutral-leicht warm
Wirkort:	Niere, Leber
Wirkrichtung:	zusammenziehend und haltend

Wirkung:

■ Stabilisiert den Funktionskreis Niere und hält die Essenz
■ Stoppt Schweiß
■ Stärkt Funktionskreise Niere und Leber

Indikationen:

■ Häufiges Wasserlassen, Inkontinenz, Spermatorrhö, Ejaculatio praecox
■ Übermäßiger Schweiß sowohl durch Yin-Mangel (Nachtschweiß) als auch durch Qi- oder Yang-Mangel (spontanes oder exzessives Schwitzen)
■ Schwäche oder Schmerz im Bereich der LWS oder Knie, Schwindel, Impotenz

Kontraindikationen:

■ Nässe-Hitze
■ Dysurie durch pathogene Faktoren

Dosierung:

■ 3–9 g

Fructus Schisandrae   五味子   *Wu Wei Zi*

Pharmazeutischer Name:	Fructus Schisandrae chinensis
Deutscher Name:	Spaltkölbchen
Familie:	Magnoliaceae
Geschmack:	sauer
Temperatur:	warm
Wirkort:	Lunge, Niere, Herz
Wirkrichtung:	zusammenziehend
	und haltend

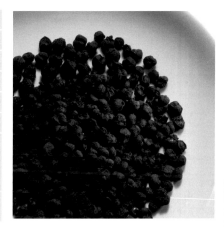

Wirkung:

- Hält Verluste des Funktionskreises Lunge zurück und stoppt Husten
- Stärkt Funktionskreis Niere, bewahrt die Essenz und beendet Diarrhö
- Verhindert Schwitzen und erzeugt Säfte
- Sediert und beruhigt den *Shen*

Indikationen:

- Chronischer Husten und bronchiale Enge, insbesonders auch durch kombinierte Lungen- und Nieren-Muster
- Spermatorrhö, häufige Miktionen, vaginaler Ausfluss, Diarrhö bei Tagesanbruch durch kombinierten Milz- und Nieren-Qi-Mangel
- Spontaner Schweiß, Nachtschweiß
- Unruhe, Schlaflosigkeit, Erregbarkeit und Palpitationen durch Herz-Blut-Mangel oder Nieren- und Herz-Yin-Mangel

Kontraindikationen:

- Echte Hitze durch äußeren pathogenen Faktor

Dosierung:

- 3–9 g

Fructus Tritici   小 麥   *Fu Xiao Mai*

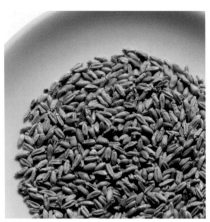

Pharmazeutischer Name:	Fructus Tritici aestivi Levis
Deutscher Name:	getrockneter Sommerweizen
Familie:	Gramineae – echte Gräser
Geschmack:	süß, salzig
Temperatur:	kühl
Wirkort:	Herz
Wirkrichtung:	zusammenziehend / zentripedal

Wirkung:
- Verhindert Schweiß

Indikation:
- Spontaner Schweiß durch Qi-Mangel, Nachtschweiß durch Yin-Mangel

Kontraindikation:
- Keine bekannt

Dosierung:
- 9–15 g

Radix Ephedrae

麻黄根

Ma Huang Gen

Pharmazeutischer Name:	Radix Ephedrae
Deutscher Name:	Meerträubchen
Familie:	Ephedraceae
Geschmack:	süß
Temperatur:	neutral
Wirkort:	Lunge
Wirkrichtung:	zusammenziehend / zentripedal

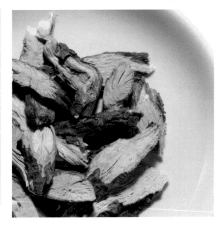

Wirkung:

■ Reduziert Schweiß

Indikation:

■ Schweiß verschiedener Ursachen: Wei-Qi-, Qi- und Yin-Mangel

Kontraindikation:

■ Schwitzen durch Wind-Kälte- oder Wind-Hitze-Invasion in der Oberfläche
■ Fülle-Zustände

Dosierung:

■ 3–9 g

Fructus Chebulae

訶子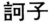

He Zi

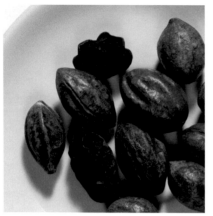

Pharmazeutischer Name:	Fructus Terminaliae Chebulae
Deutscher Name:	Terminaliafrüchte
Familie:	Combretaceae
Geschmack:	bitter, sauer, adstringierend
Temperatur:	neutral
Wirkort:	Lunge, Magen, Dickdarm
Wirkrichtung:	zusammenziehend und haltend

Wirkung:
- Stoppt Diarrhö
- Verhindert Verluste des Funktionskreises Lunge, lindert Husten und klärt die Kehle

Indikation:
- Diarrhö und Dysenterie, bei Kälte- und Hitze-Mustern einsetzbar
- Chronischer Husten, bronchiale Spastik, Stimmverlust, Heiserkeit

Kontraindikation:
Zurückhaltend bei:
- Äußeren Disharmoniemustern wie akutem Husten oder Durchfall
- Innere Hitze-Nässe-Prozesse

Dosierung:
- 3–9 g

13. Stabilisierende und haltende Drogen

Semen Nelumbinis

蓮子

Lian Zi

Pharmazeutischer Name:	Semen Nelumbinis nuciferae
Deutscher Name:	Lotussamen
Familie:	Nymphaeceae
Geschmack:	süß, adstringierend
Temperatur:	neutral
Wirkort:	Milz, Niere, Herz
Wirkrichtung:	
	zusammenziehend
	und haltend

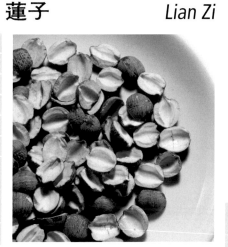

Wirkung:
- Stärkt die Milz und beendet Diarrhö
- Tonisiert die Niere und bewahrt die Essenz
- Sedativ

Indikation:
- Chronische Diarrhö, Appetitmangel
- Spermatorrhö, vaginaler Ausfluss
- Unruhe, Schlaflosigkeit, Palpitationen

Kontraindikation:
- Obstipation

Dosierung:
- 2–9 g

Mittelvergleich:

(Seitenmarke: 13. Stabilisierende und haltende Drogen)

	Fructus Corni	Fructus Schisandrae	Fructus Tritici	Radix Ephedrae	Fructus Chebulae	Semen Nelumbinis
Besonderheiten:	Stabilisiert die Niere und bewahrt die Essenz	Bewahrt Verluste der Lunge Niere- und Milz-Diarrhö sedativ	Schweiß verschiedener Genese	Schweiß verschiedener Genese	Adstringierend im Darm bei Diarrhö Husten und Heiserkeit	Antidiarrhoisch Stabilisiert Essenz Sedativ
Temperatur:	Leicht warm	Warm	Kühl	Neutral	Neutral	Neutral
Wirkstärke in Bezug auf Schweißhemmung: antihidrotisch	Mittelstark	Sehr stark	Stark	Stark	–	–
Wirkstärke in Bezug auf Stabilisierung der Lunge:	–	Sehr stark	–	–	Sehr stark	–
Wirkstärke in Bezug auf Stabilisierung der Nieren-Essenz:	Sehr stark	Sehr stark	–	–	–	Stark
Wirkstärke in Bezug auf Stabilisierung des Darmes: antidiarrhoisch	–	Stark	–	–	Sehr stark	Mittelstark
Wirkort:	Niere, Leber	Herz, Niere, Lunge	Herz	Lunge	Darm, Lunge	Milz, Niere, Herz

14. Den Geist beruhigende Drogen

a. Absenkende, den Geist beruhigende Drogen

b. Das Herz nährende, den Geist beruhigende Drogen

Concha Ostrae   牡蠣   *Mu Li*

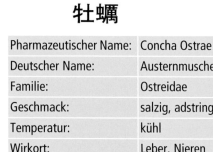

Pharmazeutischer Name:	Concha Ostrae
Deutscher Name:	Austernmuschelschalen
Familie:	Ostreidae
Geschmack:	salzig, adstringierend
Temperatur:	kühl
Wirkort:	Leber, Nieren
Wirkrichtung:	absenkend und zusammenziehend

Wirkung:
- Sediert und beruhigt den *Shen*
- Adstringierend
- Erweicht Verhärtungen und Knotenbildungen
- Antazidisch

Indikation:
- Unruhe, Schlaflosigkeit, Herzklopfen
- Spontaner Schweiß, Nachtschweiß, Samenverluste, vaginaler Ausfluss, uterine Blutungen
- Lymphknotenverdickungen, Struma
- Gastritis, Magenulzera, Sodbrennen

Kontraindikation:
- Bei hohem Fieber ohne Schwitzen

Dosierung:
- 8–30 g, 50–60 Minuten Kochzeit

Os Draconis 龍骨 *Long Gu*

Pharmazeutischer Name:	Fossilia Mastodi
Deutscher Name:	Fossile Wirbel, Zähne und Extremitätenknochen
Familie:	Mammalaceae
Chemische Zusammensetzung:	Ca, CO_3, SiO_2 und andere Verbindungen
Geschmack:	süß, zusammenziehend
Temperatur:	neutral bis kühl
Wirkort:	Herz, Leber, Niere
Wirkrichtung:	absenkend und zusammenziehend

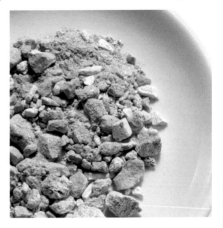

Wirkung:
- Beruhigt den *Shen*
- Zügelt hochschlagendes Leber-Yang
- Verhindert Schweiß und *Jing*-Verluste

Indikation:
- Unruhezustände, Schlaflosigkeit, Erregbarkeit, viele Träume, Albträume, Palpitationen
- Kopfschmerzen, Reizbarkeit, Schwindel, Bluthochdruck
- Spontaner Schweiß, vaginaler Ausfluss, uterine Blutungen, unwillkürliche Samenverluste

Kontraindikation:
- Hitze-Nässe
- Erkrankungen im Außen durch pathogene Faktoren

Dosierung:
- 8–30 g, 50–60 Minuten Kochzeit

Mittelvergleich:

	Concha Ostrae	Os Draconis	Semen Zizyphi	Semen Biotae	Radix Polygalae
Besonder-heiten:	Sediert	Sediert	Nährt Herz-Blut und –Yin	Nährt Herz-Blut und –Yin	Nährt Herz-Blut und –Yin
	Hemmt Schweiß und *Jing*-Verluste	Schweiß-hemmend	Beruhigt den *Shen* – bessert den Schlaf	Beruhigt den *Shen* – bessert den Schlaf	Beruhigt den *Shen* – bessert den Schlaf
	Löst Knoten und Verhärtungen	*Jing* bewahrend	Schweiß hemmend	Befeuchtet Darm → laxierend bei trockener Obstipation	Transformiert Schleim: Schleim im Herz: Verwirrtheit, Krämpfe, Angina pectoris
	Bindet Magensäure – antacidisch	Besänftigt auf-steigendes Leber-Yang			
Temperatur:	Neutral	Leicht kühl	Neutral	Neutral	Warm
Wirkstärke: In Bezug zu direkter Sedierung: „Geist verankernd"	Stark	Sehr stark			
Wirkstärke: In Bezug zur Nährung des Herzens und Verbesserung des Schlafs → indirekte Sedierung:			Sehr stark	Sehr stark	Mittelstark
Zeit des Wirkungseintritts in Bezug auf Sedierung	Rasch	Rasch	Allmählich	Allmählich	Allmählich
Wirkort:	Nieren, Leber, Magen	Herz, Leber, Nieren	Herz, Leber, Milz	Herz, Niere, Dickardm	Herz, Lunge

Semen Zizyphi

酸棗仁

Suan Zao Ren

Pharmazeutischer Name:	Semen Zizyphi spinosae
Deutscher Name:	saure chinesische Dattel
Familie:	Rhamnaceae
Geschmack:	süß, sauer
Temperatur:	neutral
Wirkort:	Gallenblase, Herz, Leber, Milz
Wirkrichtung:	sedierend – leicht zusammenziehend

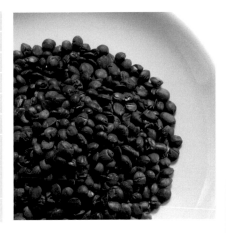

14. Den Geist beruhigende Drogen

Wirkung:
■ Sediert und beruhigt, nährt das Herz-Yin
■ Schweißhemmend, sammelnd

Indikation:
■ Unruhe, Schlaflosigkeit, Erregbarkeit, Zappeligkeit, Palpitationen
■ Spontaner Schweiß, Nachtschweiß

Kontraindikation:
■ Fülle-Hitze-Prozesse

Dosierung:
■ 9–18 g

Semen Biotae

柏子仁

Bai Zi Ren

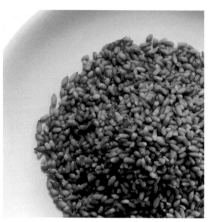

Pharmazeutischer Name:	Semen Biotae orientalis
Deutscher Name:	Lebensbaumsamen
Familie:	Cupressaceae
Geschmack:	süß
Temperatur:	neutral
Wirkort:	Herz, Niere, Dickdarm, Milz
Wirkrichtung:	sedierend – leicht zusammenziehend

Wirkung:
- Nährt den Funktionskreis Herz und beruhigt den Geist
- Befeuchtet den Darm und laxiert

Indikation:
- Unruhe, Insomnia, Palpitationen durch Herz-Blut-Mangel
- Verstopfung bei trockenem Darm

Kontraindikation:
- Diarrhö
- Schleim-Erkrankungen

Dosierung:
- 6–18 g

Radix Polygalae   遠志   *Yuan Zhi*

Pharmazeutischer Name:	Radix Polygalae tenuifoliae
Deutscher Name:	Polygala
Familie:	Polygalaceae
Geschmack:	bitter, scharf
Temperatur:	warm
Wirkort:	Herz, Lunge
Wirkrichtung:	sedierend – leicht zusammenziehend

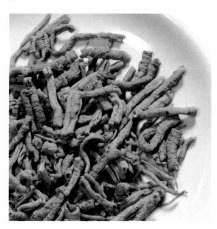

Wirkung:
- Sediert und beruhigt den Geist
- Transformiert und löst Schleim
- Reduziert Abszesse

Indikation:
- Schlaflosigkeit, Unruhezustände, Vergesslichkeit, Palpitationen
- Schleim im Thorax mit Angina pectoris, Schleim blockiert die Sinne mit Verwirrtheit und Desorientiertheit, Schleim im Funktionskreis Lunge bei akuter oder chronischer Bronchitis, Bronchiektasen
- Abszedierungen, Furunkel, Karbunkel, Geschwüre, Brustabszesse

Kontraindikation:
- Yin-Mangel mit Hitze-Zeichen

Dosierung:
- 3–9 g

Mittelvergleich:

	Concha Ostrae	Os Draconis	Semen Zizyphi	Semen Biotae	Radix Polygalae
Besonderheiten:	Sediert hemmt Schweiß und *Jing*-Verluste Löst Knoten und Verhärtungen Bindet Magensäure – antazidisch	Sediert Schweißhemmend *Jing* bewahrend besänftigt aufsteigendes Leber-Yang	Nährt Herz-Blut und -Yin beruhigt den *Shen* – bessert den Schlaf Schweißhemmend	Nährt Herz-Blut und -Yin beruhigt den *Shen* – bessert den Schlaf befeuchtet Darm → laxierend bei trockener Obstipation	Nährt Herz-Blut und -Yin beruhigt den *Shen* – bessert den Schlaf transformiert *Schleim*: Schleim im Herz: Verwirrtheit, Krämpfe, Angina pectoris
Temperatur:	Neutral	Leicht kühl	Neutral	Neutral	Warm
Wirkstärke in Bezug zu direkter Sedierung: „Geist verankernd"	Stark	Sehr stark			
Wirkstärke in Bezug zur Nährung des Herzens und Verbesserung des Schlafs → indirekte Sedierung:			Sehr stark	Sehr stark	Mittelstark
Zeit des Wirkungseintritts in Bezug auf Sedierung	Rasch	Rasch	Allmählich	Allmählich	Allmählich
Wirkort:	Nieren, Leber	Herz, Leber, Nieren	Herz, Leber, Milz	Herz, Niere, Dickdarm	Herz, Lunge

15. Aromatische, die Sinne öffnende Drogen

Rhizoma Acori graminei   石菖蒲   *Shi Chang Pu*

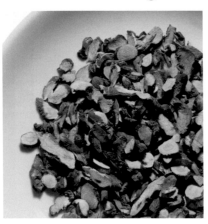

Pharmazeutischer Name:	Rhizoma Acori graminei
Deutscher Name:	Acoruswurzel
Familie:	Araceae – Aronstabgewächse
Geschmack:	scharf, aromatisch
Temperatur:	warm
Wirkort:	Herz, Leber, Magen
Wirkrichtung:	emporhebend ⬆

Wirkung:
- Öffnet die Sinne, vertreibt Wind und Schleim und sediert
- Harmonisiert den Magen und erweckt die Milz

Indikation:
- Benebelter dumpfer Geist, Verwirrung, stupuröse Zustände, Krampfanfälle, Schwindel, Unruhe, Vergesslichkeit, Hörminderung, Hörsturz, Tinnitus
- Appetitverlust, Druck- und Völlegefühl im Oberbauch und Abdomen

Kontraindikation:
- Yin-Mangel mit Hitze-Zeichen
- Exzessiver Schweiß

Dosierung:
- 3–9 g

16. Wind beseitigend und krampflösende Drogen

Rhizoma Gastrodiae   天麻   *Tian Ma*

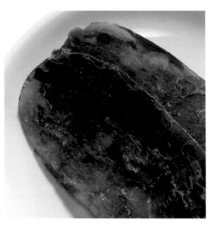

Pharmazeutischer Name:	Rhizoma Gastrodiae elatae
Deutscher Name:	Gastrodia
Familie:	Orchidaceae
Geschmack:	süß
Temperatur:	neutral
Wirkort:	Leber
Wirkrichtung:	nach oben schlagendes Leber-Yang zügelnd

16. Wind beseitigend und krampflösende Drogen

Wirkung:

- Besänftigt Leber-Wind und lindert Krämpfe
- Zügelt hochschlagendes Leber-Yang
- Befreit die Leitbahnen bei Obstruktion durch Wind-Nässe

Indikation:

- Zerebrale Krampfanfälle, kindliche Krämpfe, Epilepsie, Apoplex, transitorisch-ischämische Attacken, Schwindel, arterielle Hypertonie, Tetanie
- Kopfschmerzen im Schläfen- oder Scheitelbereich, Migräne-Syndrom,
- Taubheit der Extremitäten, Parästhesien, rheumatische Beschwerden

Kontraindikation:

- Yin-Mangel

Dosierung:

- 3–9 g

Concha Haliotidis

石决明

Shi Jue Ming

Pharmazeutischer Name:	Concha Haliotidis
Deutscher Name:	Haliotidismuschel
Familie:	Haliotidae
Chemische Zusammensetzung:	Ca, CO_3, CaO und andere organische Substanzen
Geschmack:	salzig
Temperatur:	kalt
Wirkort:	Leber, Niere
Wirkrichtung:	nach oben schlagendes Leber-Yang zügelnd

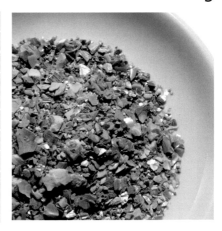

16. Wind beseitigend und krampflösende Drogen

Wirkung:

- Leitet Leber-Feuer ab und besänftigt aufsteigendes Leber-Yang
- Klärt die Augen und bessert die Sehkraft
- Antazidisch

Indikation:

- Kopfschmerzen, Schwindel und arterielle Hypertonie durch hyperaktives Leber-Yang, lindert Muskelkrämpfe der Extremitäten
- Verschwommenes Sehen, Lichtempfindlichkeit, gerötete Augen, Katarakt, Glaukom
- Sodbrennen, Magenbeschwerden und -geschwüre

Kontraindikation:

- Fehlende Hitze-Fülle

Dosierung:

- 6–30 g

Fructus Tribuli   蒺藜   *Bai Ji Li*

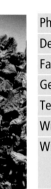

Pharmazeutischer Name:	Fructus Tribuli terrestris
Deutscher Name:	Burzeldornfrüchte
Familie:	Zygophyllaceae
Geschmack:	scharf, bitter
Temperatur:	neutral
Wirkort:	Leber, Lunge
Wirkrichtung:	nach oben schlagendes Leber-Yang zügelnd ⬇

Wirkung:
- Besänftigt hyperaktives Leber-Yang
- Harmonisiert den freien Fluss des Leber-Qi
- Vertreibt Wind-Hitze und stoppt Juckreiz
- Klärt die Augen

Indikation:
- Kopfschmerzen, Migräne-Kopfschmerz, Schwindel, Hypertonie
- Leber-Qi-Stagnation mit Spannung und Druck am Rippenbogen, unregelmäßige Menstruation, unzureichende Milchbildung durch Stressbelastung
- Hautjucken, bei verschiedenen Hautaffektionen, Vitiligo
- Gerötete, juckende Augen, Konjunktivitis, tränende Augen, Augen sehr licht- und windempfindlich

Kontraindikation:
- Schwangerschaft
- Ausgeprägter Qi- und Blut-Mangel

Dosierung:
- 6–9 g

Anmerkung:
- In bestimmten Gegenden Chinas auch als *Ci Ji Li* bezeichnet

Ramulus Uncariae

鈎藤

Gou Teng

Pharmazeutischer Name:	Ramulus cum Uncis Uncariae
Deutscher Name:	Unkaria
Familie:	Rubiaceae
Geschmack:	süß
Temperatur:	kühl
Wirkort:	Leber, Perikard
Wirkrichtung:	nach oben schlagendes Leber-Yang zügelnd

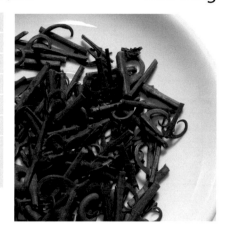

Wirkung:

- Krampflösend und reduziert inneren Leber-Wind
- Klärt Hitze aus der Leber

Indikation:

- Krampfanfälle, Epilepsie, Eklampsie, Tremor, Tetanie
- Kopfschmerzen, Unruhe, Reizbarkeit, cholerisches Temperament, gerötete Augen, Schwindelgefühle, arterielle Hypertonie

Kontraindikation:

- Fehlende Hitze-Fülle
- Fehlender innerer Wind

Dosierung:

- 6–15 g

16. Wind beseitigend und krampflösende Drogen

Hämatitum   赭石   *Dai Zhe Shi*

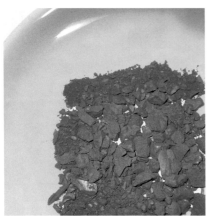

Pharmazeutischer Name:	Haematitum
Deutscher Name:	Hämatit
Chemische Zusammensetzung:	Fe_2O_3; FeO_2; Mg; Al; Mn; Ca
Geschmack:	bitter
Temperatur:	kalt
Wirkort:	Herz, Leber, Perikard
Wirkrichtung:	nach oben schlagendes Leber-Yang zügelnd

Wirkung:
- Zügelt hochschlagendes Leber-Yang und klärt Leber-Feuer
- Führt rebellierendes Magen-Qi herab
- Stillt Blutungen und kühlt das Blut

Indikation:
- Kopfschmerzen, Schwindel, Tinnitus, rote, schmerzende Augen
- Aufstoßen, Übelkeit, Erbrechen, bronchiale Enge und Spastik
- Blutungen aus Nase, Mund, Bluterbrechen, uterine Blutungen

Kontraindikation:
- Innere Kälte
- Schwangerschaft

Dosierung:
- 3–15 g

Anmerkung:
- Hämatitum ist synonym mit Ocherum rubrum

Mittelvergleich:

	Rhizoma Gastrodiae	Concha Haliotidis	Ramuli Uncariae	Fructus Tribuli	Hämatitum (= Ocherum rubrum)
Besonderheiten:	Befreit die Leitbahnen, Parästhesien	Drainiert Leber-Feuer Antazidisch → Magenbeschwerden	Klärt Hitze aus dem Leber-Funktionskreis	Juckreiz stillend bei Haut- und Augenaffektionen	Leber-Yang zügelnd, sedierend Rebellierendes Magen-Qi herabführend Blutungen stillend
Temperatur:	Neutral	Kalt	Kühl	Neutral	Kalt
Wirkstärke in der Leber-Yang zügelnden Wirkung:	Stark	Sehr stark	Mittelstark	Mittelstark	Sehr stark
Wirkort:	Leber, Leitbahn-Bezug	Leber, Magen	Leber	Leber, Haut und Augen	Leber, Magen

16. Wind beseitigend und krampflösende Drogen

III. Rezepturen
– nach den fünf Wandlungsphasen

für Erkrankungen

▶ im Funktionskreis Milz/Magen

▶ im Funktionskreis Lunge

▶ im Funktionskreis Niere/Blase

▶ im Funktionskreis Leber

▶ im Funktionskreis Herz

▶ des Blutes

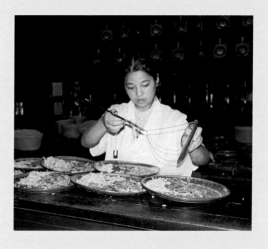

A. Rezepturen für Erkrankungen im Funktionskreis Milz/Magen

Hauptfunktionen der Milz

- Transformation – Umwandlung der Nahrung in Energie
- Verteilung der Energie
- Halten: alles an seinem vorgesehen Platz halten (Organe, Gewebe, Blut in Gefäßen); daher ist das Bindegewebe Ausdruck und Gewebe der Milz
- Sitz des Intellekts – *Yi*

Wichtigste Pathologien der Milz

LEERE-Muster	FÜLLE-Muster
Milz-Qi-Mangel	Akkumulation von Nässe und Schleim in der Mitte
Milz-Yang-Mangel	Schleim-Hitze in der Mitte
Absinkendes Milz-Qi	

Sensibilität gegenüber pathogenen Faktoren

- Nässe
- Kälte
- Zu viel Denken und Grübeln

Bild der Milz

- Traditionell: Sumpf
- Modern: Motor – erzeugt durch Umwandlung Energie aus Benzin

Bedeutung der Milz

Die Milz ist das wichtigste Organ zur Regenerierung der täglich verbrauchten Energien *Qi* und *Xue*. Daher ist die Milz das „Kraftwerk" in unserem System, das ganz wesentlich für die Quantität der Gesamtenergie im Organismus verantwortlich ist.

Folgendes Schaubild soll die physiologischen Vorstellungen der TCM bezüglich der Umwandlungsfunktion der Milz verdeutlichen:

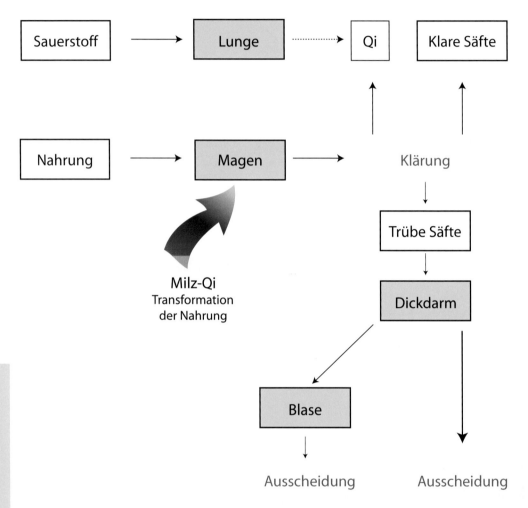

Die Rezepturen der Mitte – Milz und Magen

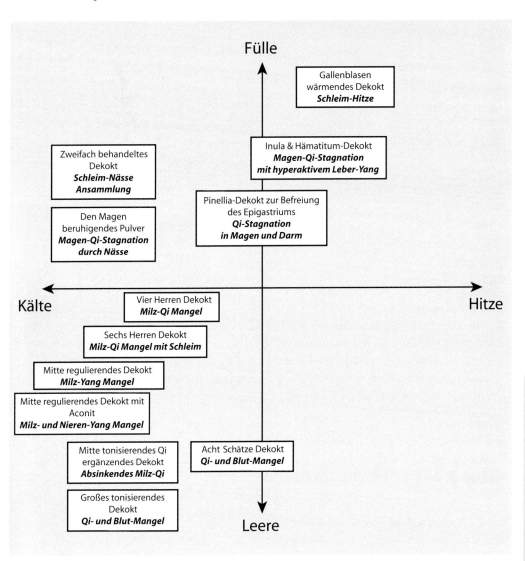

1. Vier-Herren-Dekokt • *Si jun zi tang*

Droge	Dosis	Kategorie	Funktion
Radix Ginseng → (Radix Codonopsitis)	3 g 9 g	 12.a	*HERRSCHER* Milz-Qi tonisierend
Rhizoma Atractylodis macrocephalae	9 g	12.a	*MINISTER* Milz-Qi tonisierend Nässe eliminierend
Poria	6 g	4	*ASSISTENT* Nässe eliminierend
Radix Glycyrrhizae	3 g	12.a	*PUFFER* harmonisierend, Resorption, Verträglichkeit und Geschmack verbessernd

Indikation:
- Milz-Qi-Mangel

Patiententypus:
- Mit einem Mangel an Milz-Qi verfügt der Patient allgemein über wenig Lebensenergie. Qi ist der Motor unserer Motivation und der Lust an Bewegung. Es besteht daher beim Milz-Qi-Mangel eine Erschöpfung und Adynamie. Im weiteren Verlauf der Erkrankung kann es auch zu Gewichtsproblemen kommen, salopp gesprochen: der Couch-Potato-Typ.

Symptome:
- Erschöpfung, Antriebsmangel, Lustlosigkeit
- Blässe, kalte Extremitäten
- Weiche Stühle, Blähungen, kein Durst, Appetitlosigkeit
- Schweregefühl, Gedunsenheit, Ödeme, Schwellungen

Seelisch-emotional:
- Der gleiche Klärungsprozess, der nach der Nahrungsaufnahme das Klare vom Trüben trennt, findet in unserem mentalen Apparat mit den anfallenden Informationen statt. Auch diese Trennung des Wichtigen vom Unwichtigen, diese Sortierfunktion wird von der Milz geleistet mittels des *Yi* – des Intellektes. Ist die Milz geschwächt, wird aus dem effizienten Klären und planenden Vorausdenken ein sich im Kreise drehendes Grübeln. Dies geht Hand in Hand mit mangelnder Entscheidungsfähigkeit und der Neigung, sich viele Sorgen zu machen.

Befunde:
- Zungenkörper: blass, gedunsen, Zahneindrücke
- Zungenbelag: weißlich, feucht
- Puls: kraftlos, schlüpfrig

Anwendungsbeispiel:
- ▦ Erschöpfungszustände, Burn-out
- ▦ Reizdarm-Syndrom
- ▦ Hypotonie
- ▦ Depression

Einordnung des **Vier-Herren-Dekoktes** in die 8 Leitkriterien *Ba Gang*:

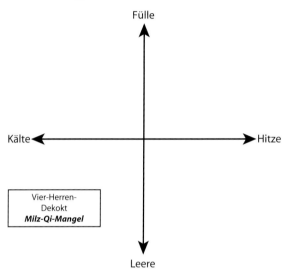

Da das Rezept zum Auffüllen einer Leere gedacht ist, steht es in der unteren Hälfte des Diagramms. Ein Qi-Mangel – und noch mehr ein Yang-Mangel – präsentiert sich mit Kälte-Symptomen. Es liegt eine verminderte Dynamik des Systems vor. Westlich gesprochen sind die Stoffwechselfunktionen heruntergefahren.

Kommentierung:

Dies ist das Einfachste und zugleich das grundlegende Rezept für den einfachen, unkomplizierten Milz-Qi Mangel. Da die Umwandlung der Nahrung in Energie mangelhaft ist, kommt es beim Patienten zu zwei Arten von Beschwerden:
1. Erschöpfung als Ausdruck eines generellen Energiemangels, da das „Kraftwerk Milz" zu wenig oder keine Energie zur Verfügung stellt. Daher kommt es auch zu Heißhunger und zu einem Verlangen nach Süßem.
2. Es bildet sich Nässe im mittleren Erwärmer, da die aufgenommene Nahrung unzureichend umgewandelt wird. Das macht sich in einem epigastrischen Druck bemerkbar mit Völle und Übelkeit, aber auch in einer Ödemneigung und genereller Gedunsenheit.

▶ **Praxistipp**

Sichere Diagnose von Nässe
Pathognomonisch:
- ▦ Zungenkörper gedunsen, Zahneindrücke
- ▦ vermehrter, feuchter Belag
- ▦ und ein schlüpfriger Puls

2.   Sechs-Herren-Dekokt • *Liu jun zi tang*

Droge	Dosis	Kategorie	Funktion
Radix Ginseng → (Radix Codonopsitis)	3 g 9 g	12.a	Milz-Qi tonisierend
Rhizoma Atractylodis macrocephalae	9 g	12.a	Milz-Qi tonisierend Nässe eliminierend
Poria	6 g	4	Nässe eliminierend
Radix Glycyrrhizae	3 g	12.a	Harmonisierend, Resorption, Verträglichkeit und Geschmack verbessernd
Rhizoma Pinelliae	6 g	6.a	Schleim transformierend
Pericarpium Citri	6 g	9	Qi regulierend

Indikation:
- Milz-Qi-Mangel mit Nässe-Schleim

Symptome:
- Erschöpfung, Antriebsmangel, Lustlosigkeit

Zusätzliche Symptome gegenüber dem Vier-Herren-Dekokt sind:
+ Druck-, Völlegefühl im Epigastrium
+ Übelkeit, Aufstoßen, Schluckauf, Erbrechen,
- Weiche Stühle, Blähungen, kein Durst, appetitlos, aber Heißhunger auf Süßes

Befunde:
- Zungenkörper: blass, gedunsen, Zahneindrücke
- Zungenbelag: dick, klebrig, vermehrt weißlich
- Puls: kraftlos, schlüpfrig

> **Praxistipp**
>
> **Sichere Diagnose von Schleim**
>
> **Pathognomonisch:**
> der vermehrt weißlich dicke, klebrige Zungenbelag

Einordnung des **Sechs-Herren-Dekokts** in die *Ba-Gang*-Tabelle:

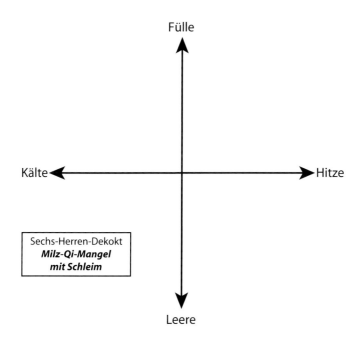

Kommentierung:

Dies ist ein aus dem Grundrezept „Vier-Herren-Dekokt" hervorgegangenes Rezept für den Milz-Qi-Mangel mit jetzt zusätzlicher Akkumulation von Nässe und Schleim. Diese Situation ist eine weitere Komplizierung gegenüber dem einfachen Milz-Qi-Mangel und Bedarf daher der Erweiterung des Grundrezeptes durch zwei weitere Drogen. Diese wandeln Schleim um und stellen den dadurch blockierten Qi-Fluss wieder her: Pinellia und Pericarpium Citri.

Schleim verursacht noch zusätzliche Beschwerden:
1. Liegen gebliebene und eingedickte Nässe wird zu Schleim und führt zu stärkeren Beschwerden als Nässe: Übelkeit, Druck- und Völlegefühl im Epigastrium mit Aufstoßen, benebelter Kopf, da das klare Qi und Yang nicht aufsteigen können. Gelegentlich auch Druck oder Schmerz im Stirnbereich.
2. Schleim blockiert den freien Fluss der Energie.

3.   Mitte regulierende Pille (Dekokt)
   • *Li zhong wan (tang)*

Droge	Dosis	Kategorie	Funktion
Radix Ginseng → (Radix Codonopsitis)	3 g 9 g	12.a	*HERRSCHER* Milz-Qi tonisierend
Rhizoma Atractylodis macroc.	9 g	12.a	*MINISTER* Milz-Qi tonisierend Nässe eliminierend
Rhizoma Zingiberis exsiccatus	6 g	4	*ASSISTENT* Milz-Yang wärmend Kälte eliminierend
Radix Glycyrrhizae	3 g	12.a	*PUFFER* Harmonisierend, Resorption, Verträglichkeit und Geschmack verbessernd

Indikation:
■ Milz-Yang-(Qi-)Mangel

Symptome:
■ Erschöpfung, Antriebsmangel, Lustlosigkeit

Zusätzliche Symptome gegenüber dem „Vier-Herren-Dekokt"
+ innere Kälte, Kälte im Abdomen
→ Schmerz im Oberbauch, Bauchschmerz im Abdomen
+ stärkere Blässe, kalte Extremitäten
■ Weiche Stühle, Blähungen, kein Durst, appetitlos
■ Klassisch: Besser durch Wärme und Druck

Befunde:
■ Zungenkörper: sehr blass, gedunsen, Zahneindrücke
■ Zungenbelag: vermehrt weißlich, feucht
■ Puls: kraftlos, schlüpfrig und langsam!

Anwendungsbeispiel:
■ Erschöpfungszustände, Burn-out
■ Reizdarm-Syndrom, Gastroenteritis, Gastritis, Ulkus
■ Hypotonie
■ Depression

Rezepturen im
Funktionskreis Milz/Magen

Einordnung des **Mitte regulierenden Dekokts** in die *Ba-Gang*-Tabelle:

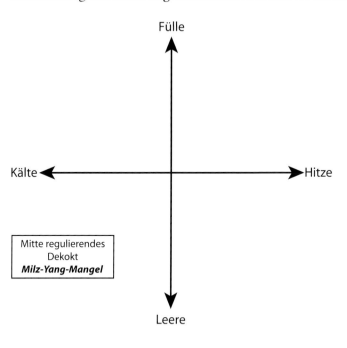

Dieses Rezept ist wärmer geworden als das Vier-Herren-Dekokt, da statt der Poria der heiße getrocknete Ingwer – Rhizoma Zingiberis exsiccatus – hereingekommen ist.

Daher steht dieses Rezept etwas weiter unten und weiter rechts, das heißt der betroffene Patient hat mehr Kälte-Zeichen.

Allgemein können <u>Kälte-Zeichen</u> sein: Blässe, inneres Frieren, Schmerzen, blasse, evtl. gedunsene Zunge, weißlicher Belag und ein langsamer Puls.

Kommentierung:

Dies ist das aus dem Grundrezept hervorgegangene Rezept für den Milz-Yang-Mangel. Dieser stellt im Vergleich zum Milz-Qi-Mangel eine schwerere Form einer Milz-Erkrankung dar.

Im Milz-Yang-Mangel ist der Milz-Qi-Mangel enthalten. Daher hat der Patient die gleichen Beschwerden wie beim Milz-Qi-Mangel. Hinzu kommen die Symptome des Milz-Yang-Mangels:
1. Kältegefühl im Inneren und große Frostigkeit
2. Innere Kälte durch einen Mangel an Yang führt auch zu stärkeren Schmerzen als beim Grundrezept: Starke Bauchschmerzen sind die Folge.

4. Mitte auffüllendes Qi stärkendes Dekokt
   • *Bu zhong yi qi tang*

Droge	Dosis	Kategorie	Funktion
Radix Astragali	9 g	12.a	Milz-Qi tonisierend
Radix Codonopsitis	9 g	12.a	Milz-Qi tonisierend
Rhiz. Atractylodis macroc.	9 g	12.a	Milz-Qi tonisierend, Nässe eliminierend
Pericarpium Citri	6 g	9	Milz-Qi regulierend
Radix Angelicae sinensis	6 g	12.b	Blut tonisierend
Radix Bupleuri	2 g	1.b	Qi nach oben führend
Rhizoma Cimicifugae	2 g	1.b	Qi nach oben führend
Radix Glycyrrhizae	3 g	12.a	Puffernd, harmonisierend

Indikation:
■ Absinkendes Milz-Qi

Symptome:
■ Erschöpfung, Antriebsmangel, lustlos
■ Weiche Stühle, Blähungen, kein Durst, appetitlos

Zusätzliche Symptome:
+ Druck im Epigastrium
+ Übelkeit, Aufstoßen, Schluckauf, Erbrechen,
+ Magenptose, Uterusvorfall, Rektumvorfall
+ Hämatome, Blutungen, Hämorrhoiden
+ stärkere Erschöpfung, Infektanfälligkeit, spontane Schweiße

Befunde:
■ Zungenkörper: blass, gedunsen
■ Zungenbelag: weißlich, feucht
■ Puls: kraftlos, schlüpfrig, tief

Anwendungsbeispiel:
■ Erschöpfungszustände, Burn-out
■ Postoperativ, Rekonvaleszenz
■ Blutungsneigung, M. Werlhof (idiopathische thrombozytopenische Purpura)
■ Im Rahmen der Onkologie nach Chemotherapie oder Radiatio
■ Tb, HIV-Syndrom
■ Infektanfälligkeit
■ Depression

Rezepturen im
Funktionskreis Milz/Magen

Einordnung des **Mitte auffüllenden Qi stärkenden Dekokt** in die *Ba-Gang*-Tabelle:

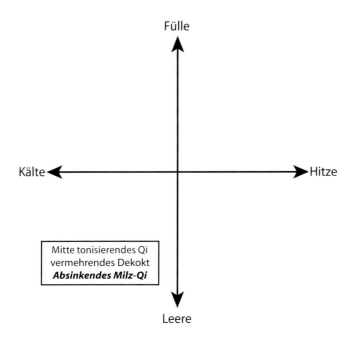

Kommentierung:

Dies ist ebenfalls eine aus dem Basisrezept Vier-Herren-Dekokt abgeleitete Rezeptur. Diese behandelt nun die fortgeschrittenere Milz-Pathologie: Absinken des Milz-Qi.

Die nun hinzutretenden Beschwerden sind
1. Absinken von Organen wie Ptosen, Prolapsus der Eingeweide. Hierzu zählen auch Blutungen durch das Nicht-Halten-Können des Blutes in den Gefäßen, was ebenfalls zu den Aufgaben der Milz zählt.
2. Diese Rezeptur enthält zusätzlich eine Wirkung auf den *Wei*-Qi-Bereich und lindert somit Symptome wie Infektanfälligkeit, spontane Schweiße und schlechte Wundheilung der Haut.

5. Zweifach behandeltes Dekokt • *Er chen tang*
Synonym: Dekokt der 2 Abgestandenen

Droge	Dosis	Kategorie	Funktion
Rhizoma Pinelliae	12 g	6.a	Schleim transformierend
Pericarpium Citri	12 g	9	Qi regulierend
Poria	8 g	4	Nässe eliminierend
Radix Glycyrrhizae	3 g	12.a	Harmonisierend, Resorption, Verträglichkeit und Geschmack verbessernd

Indikation:
■ Schleim-Nässe-Akkumulation

Symptome:
■ Erschöpfung
■ Kein Durst, appetitlos
■ Druck im Epigastrium, Übelkeit
■ Aufstoßen, Schluckauf, Erbrechen

Befunde:
■ Zungenkörper: gedunsen
■ Zungenbelag: weißlicher dicker, klebriger Belag
■ Puls: schlüpfrig, drahtig

Anwendungsbeispiel:
■ Gastritis, Refluxkrankheit
■ Asthmatische Beschwerden, Allergien
■ Schwindel, Tinnitus, Depression
■ Adipositas, Lipome, Arteriosklerose

Einordnung des **Zweifach behandelten Dekokts** in die *Ba-Gang*-Tabelle:

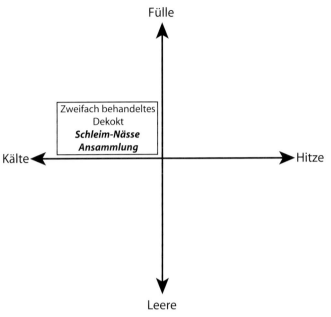

Eine Schleim-Nässe-An-sammlung stellt eine Fül-le-Situation dar. Daher steht das Rezept in der oberen Hälfte. Es handelt sich nicht um Schleim-Hitze und somit tendiert der Patientenzustand in Richtung Kälte.

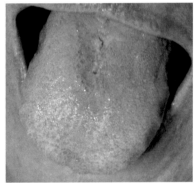

> **Praxistipp**
>
> **Sichere Diagnose von Schleim**
> **Pathognomonisch:**
> der vermehrt weißlich <u>dicke, klebrige</u> Zungenbelag

Kommentierung:

Dies ist die Basis-Rezeptur für Schleimerkrankungen. Von diesem Rezept gibt es zahlreiche Modifikationen. Das Sechs-Herren-Dekokt könnte auch als eine erwei-terte *Er-Chen-Tang*-Rezeptur interpretiert werden.

In dem zweifach behandelten Dekokt ist alles enthalten, was benötigt wird, um Schleim effektiv anzugehen:
1. Schleim transformieren
2. den blockierten Qi-Fluss wieder in Gang bringen
3. die Vorstufe des Schleims – die liegen gebliebene Nässe – eliminieren.

6. Den Magen beruhigendes Pulver • *Ping wei san*

Droge	Dosis	Kategorie	Funktion
Rhizoma Atractylodis	6–9 g	7	Nässe transformierend, stärkt die Milz
Cortex Magnoliae	6–9 g	7	Nässe eliminierend, Qi herabführend
Pericarpium Citri	6 g	9	Milz-Qi regulierend, kräftigt Milz und trocknet
Fructus Jujubae	5 g	12.a	Mitte stärkend und Säfte stützend
Rhizoma Zingiberis recens	3 g	1.a	Mitte trocknend, wärmend, harmonisierend
Radix Glycyrrhizae	3 g	12.a	puffernd, harmonisierend

Indikation:
■ Magen-Qi-Stagnation durch Nässe

Symptome:
■ Druck- und Völlegefühl im Oberbauch, Aufstoßen, Übelkeit
■ Fehlender Durst und Appetit
■ Erschöpfungsgefühl, Mattigkeit
■ Schweregefühl, Ödemneigung

Befunde:
■ Zungenkörper: blass, sehr gedunsen, Zahneindrücke
■ Zungenbelag: weißlich, feucht
■ Puls: schlüpfrig

Anwendungsbeispiel:
■ Magenleiden, Gastritis
■ Ulcus ventriculi oder duodeni
■ Funktionelle Oberbauchbeschwerden
■ Reizmagen
■ Nahrungsmittelunverträglichkeit

Einordnung des **Den Magen beruhigenden Pulvers** in die *Ba-Gang*-Tabelle:

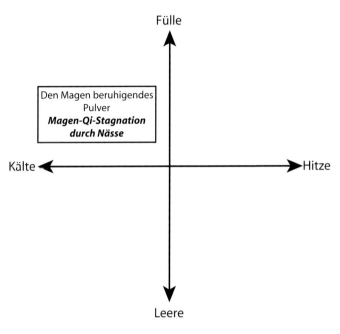

Auch diese Rezeptur behandelt eine Fülle-Pathologie, die durch Nässe und Stagnation bedingt ist. Nässe stellt ein Yin-Pathogen dar und tendiert eher zu Kälte.

Kommentierung:

Dieses Rezept behandelt eine Magen-Qi-Stagnation, die durch Nässe hervorgerufen ist und zu rebellierendem Magen-Qi führt.
1. Nässe wird transformiert und ausgeschieden (Rhizoma Atractylodis)
2. Rebellierendes Magen- und Lungen-Qi wird wieder hinuntergeführt (Cortex Magnoliae)
3. Der Magen-Qi-Fluss wird wieder reguliert und in Gang gebracht (Pericarpium Citri)
4. Die unteren drei Drogen des Rezeptes werden als die „drei Diener" bezeichnet, da sie die Mitte stützen und harmonisieren.

Rezepturen im
Funktionskreis Milz/Magen

7. Pinellia-Dekokt zur Befreiung des Epigastriums (Herzens) • *Ban xia xie xin tang*

Droge	Dosis	Kategorie	Funktion
Rhizoma Pinelliae	6–9 g	6.a	Transformiert Schleim, trocknet Nässe, antiemetisch
Rhizoma Coptidis	2–5 g	2.c	Hitze klärend, Nässe trocknend
Radix Scutellaria	5–8 g	2.c	Hitze klärend, Nässe trocknend
Radix Codonopsitis	6–9 g	12.a	Kräftigt das Qi, tonisiert die Milz, stärkt die Transformation
Fructus Jujubae	5 g	12.a	Mitte stärkend und Säfte stützend
Rhizoma Zingiberis exsiccatus	3–5 g	11	Mitte wärmend, Kälte aus dem Innen vertreibend
Radix Glycyrrhizae	3 g	12.a	puffernd, harmonisierend

Indikation:
■ Qi-Stagnation in Magen und Darm
■ Bei Hitze und Kälte-Pathogenen

Symptome:
■ Druck- und Völlegefühl im Oberbauch, Sodbrennen, Schluckauf, Aufstoßen
■ Übelkeit
■ Durst- und Appetitlosigkeit
■ Durchfall

Befunde:
■ Zungenkörper: gedunsen
■ Zungenbelag: vermehrter, klebriger, gelblicher Belag
■ Puls: drahtig, evtl. beschleunigt

Anwendungsbeispiel:
■ Gastritis, Gastroenteritis
■ Nervöser Reizmagen, Sodbrennen
■ Ösophagitis, Refluxkrankheit
■ Ulcus ventriculi oder duodeni
■ Funktionelle Abdominalbeschwerden, funktionelle Darmbeschwerden
■ Reizdarm-Syndrom
■ Hepatitis

Rezepturen im Funktionskreis Milz/Magen

Einordnung des **Pinellia-Dekokts zur Befreiung des Epigastriums** in die *Ba-Gang*-Tabelle:

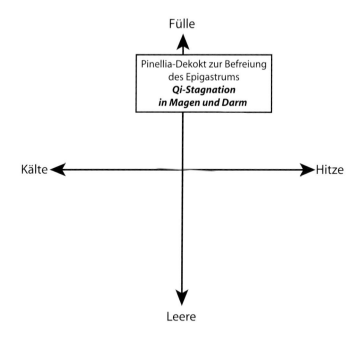

Kommentierung:

Die Rezeptur vereinigt die beiden Temperaturextreme mit sehr kalten und heißen Arzneien. Hier wird vorgeführt, wie es mit pathogener Hitze bei gleichzeitiger Kälte umzugehen gilt. Die Kälte der beiden Drogen Radix Scutellariae und Rhizoma Coptidis wird auch durch den heißen Ingwer im Funktionskreis Milz abgemildert, so dass es zu keiner Schädigung der Mitte kommt.
Bei gegebener Indikation ein hervorragendes Rezept bei Schleim-Hitze im Magen.

8.   Die Gallenblase wärmendes Dekokt
   • *Wen dan tang*

Droge	Dosis	Kategorie	Funktion
Caulis Bambusae in Taeniam	6 g	6.b	Transformiert Schleim, klärt Hitze
Rhizoma Pinelliae	6 g	6.a	Schleim transformierend
Pericarpium Citri	6 g	9	Qi regulierend, stützt die Milz
Fructus Citri immaturi	6 g	9	Reguliert Qi, kühlt
Poria	6 g	4	Nässe eliminierend
Rhizoma Zingiberis recens	3 g	1.a	Wärmt die Mitte und transformiert Schleim
Radix Glycyrrhizae	3 g	12.a	Harmonisierend, Resorption, Verträglichkeit und Geschmack verbessernd

Indikation:
■ Schleim-Hitze

Symptome:
■ Druck im Epigastrium, Übelkeit
■ Aufstoßen, Schluckauf, Erbrechen
■ Druck- und Völlegefühl im Thorax, Enge- und Beklemmungsgefühl, Herzklopfen, Unruhe, Verwirrtheit, Schwindel, Tinnitus

Befunde:
■ Zungenkörper: gedunsen
■ Zungenbelag: dicker, klebriger gelblicher Belag
■ Puls: schlüpfrig, drahtig, beschleunigt

Anwendungsbeispiele:
■ Gastritis, Refluxkrankheit
■ Asthma bronchiale
■ Hyperkinetisches Herzsyndrom
■ Roemheldscher Symptomenkomplex
■ Unruhezustände mit Verwirrung oder Panik
■ Schwindel, Tinnitus
■ Depression

Einordnung des **Die Gallenblase wärmenden Dekokts** in die *Ba-Gang*-Tabelle:

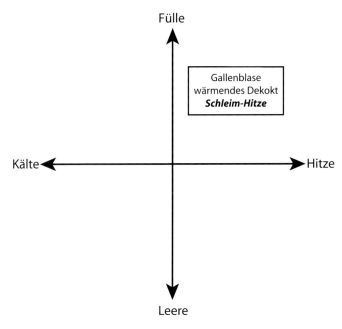

Kommentierung:

Dies ist eine der großen konstitutionellen Rezepturen. Sie behandelt Schleim-Hitze-Pathologien und berücksichtigt dabei insbesondere die *Shen*-Symptomatik mit Panikgefühlen, Verwirrtheit mit Unruhe und gestörtem Sensorium. Es ist aus dem Grundrezept des Zweifach behandelten Dekokt's *Er Chen Tang* durch Modifikation hervorgegangen.

Praxistipp

Kälte- und Hitze-Differenzierung

Die Farbe des Zungenbelages erlaubt die Unterscheidung von Schleim-Nässe/Schleim-Kälte und Schleim-Hitze:
→ Sobald Hitze anwesend ist, wird der Belag gelblich
Der Zungenkörper zeigt Rötungen und der Puls ist beschleunigt.

Rezepturen im
Funktionskreis Milz/Magen

9. Dekokt mit Inula und Ocherum rubrum
• *Xuan fu dai zhe tang*

Droge	Dosis	Kategorie	Funktion
Hämatitum (Ocherum rubrum)	6–9 g	16	Magen-Qi regulierend, aufsteigendes Leber-Yang zügelnd, kühlend
Flos Inulae	6–9 g	6.a	Wandelt Schleim um, reguliert Magen-Qi und lindert Übelkeit
Rhizoma Pinelliae	6–9 g	6.a	Transformiert Schleim
Radix Codonopsitis	6–9 g	12.a	Tonisiert die Milz
Fructus Jujubae	5 g	12.a	Mitte stärkend und Säfte stützend
Rhizoma Zingiberis recens	3 g	1.a	Mitte trocknend, wärmend, harmonisierend
Radix Glycyrrhizae	3 g	12.a	Puffernd, harmonisierend

Indikation:
- Magen-Qi-Stagnation und hyperaktives Leber-Yang

Symptome:
- Druck- und Völlegefühl im Oberbauch
- Sodbrennen, Schluckauf, Aufstoßen, Übelkeit
- Durst- und Appetitlosigkeit

Befunde:
- Zungenkörper: blass, gedunsen, eventuell rote Ränder
- Zungenbelag: feuchter, dicker, klebriger weißlicher Belag
- Puls: schlüpfrig, gespannt

Anwendungsbeispiel:
- Stressinduzierte Gastritis, nervöser Reizmagen, Sodbrennen
- Ösophagitis, Refluxkrankheit
- Ulcus ventriculi oder duodeni
- Funktionelle Oberbauchbeschwerden

Einordnung des **Dekokt mit Inula und Ocherum rubrum** in die *Ba-Gang*-Tabelle:

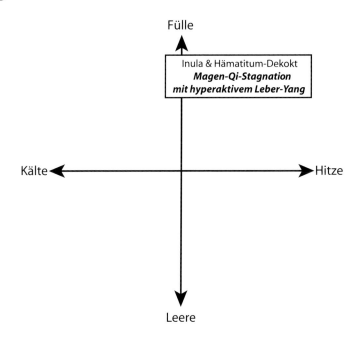

Kommentierung:

Dies ist eine Rezeptur, die sehr gut einsetzbar ist bei stressgeplagten Geschäftsleuten mit Magenbeschwerden. Dabei liegt häufig die Pathologie vor: Leber greift die Mitte – Milz/Magen an.

Diese Rezeptur besänftigt die Leber und stärkt die Milz und beseitigt Nässe und Schleimblockaden.

Zusammenfassung der Therapie für die „Mitte" Milz/Magen	
LEERE-Muster	
Milz-Qi-Mangel	Vier-Herren-Dekokt *Si jun zi tang*
Milz-Yang-Mangel	Mitte regulierendes Dekokt *Li zhong tang*
Absinkendes Milz-Qi	Mitte auffüllendes Qi stärkendes Dekokt *Bu zhong yi qi tang*
FÜLLE-Muster	
Akkumulation von Nässe und Schleim	Zweifach behandeltes Dekokt *Er chen tang*
Schleim-Hitze in der Mitte	Gallenblase wärmendes Dekokt *Wen dan tang*
Magen-Qi-Stagnation durch Nässe	Den Magen beruhigendes Pulver *Ping wei san*

B. Rezepturen für Erkrankungen im Funktionskreis Lunge

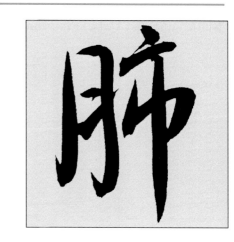

Hauptfunktionen der Lunge

- Aufnahme des himmlischen Qi – die Atmung
- *Wei Qi* – die Immunabwehr
- Befeuchten – „obere Quelle des Wassers"
- Sitz der Vitalseele – *Po*
- Gewebe: Haut und Schleimhäute des Respirations- und des Darmtraktes
- Kommunikation und Kontakt

Wichtigste Pathologien der Lunge:

FÜLLE-Muster	LEERE-Muster
▪ Pathogener Faktor dringt in die Oberfläche ein: Wind-Kälte / Wind-Hitze ▪ Fülle-Hitze im Lungen-Funktionskreis ▪ Schleim blockiert das Lungen-Qi	▪ Wei-Qi-Mangel ▪ Lungen-Qi-Mangel ▪ Lungen-Yin-Mangel

Sensibilität gegenüber pathogenen Faktoren:

- Wind, Kälte, Hitze, gelegentlich auch Nässe
- Besonders Trockenheit
- Lange Trauer

Bild der Lunge:

- Traditionell: Die „obere Quelle des Wassers"
- Modern: Ein Vernebler oder eine Berieselungsanlage, beim Auto die Windschutzscheibe und die Klimaanlage

Bedeutung der Lunge:

Neben der Milz trägt die Lunge wesentlich zur Aufnahme und Erneuerung der Energien bei. Daneben ist die Lunge aber auch an der Verteilung der Energie und an der Befeuchtung und damit an der Kühlung des Systems beteiligt. Das folgende Schaubild soll die physiologischen Vorstellungen der TCM bezüglich der Lunge verdeutlichen.

Physiologie des Funktionskreises Lunge

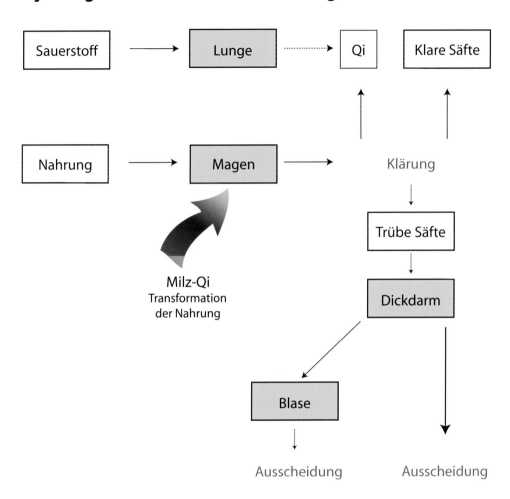

Zusammenfassung Funktionskreis Lunge

Hauptfunktionen

- Atmung – Aufnahme des himmlischen Qi
- Abwehr – Immunsystem
- Befeuchten – die „obere Quelle des Wassers"
- Vitalseele Po – Kommunikation – Kontakt

Die wichtigsten Pathologien

- Invasion von äußeren pathogenen Faktoren: Wind, Kälte, Hitze, Trockenheit
- Hitze im Lungen-Funktionskreis
- Blockiertes Lungen-Qi durch Schleim
- Wei-Qi-Mangel
- Lungen-Qi-Mangel
- Lungen-Yin-Mangel

Sensibilität gegenüber pathogenen Faktoren

- Wind, Kälte, Hitze, besonders Trockenheit

Bild der Lunge

- Vernebler/Berieselungsanlage
- Auto: Windschutzscheibe/Klimaanlage

Die Rezepturen für den Funktionskreis Lunge

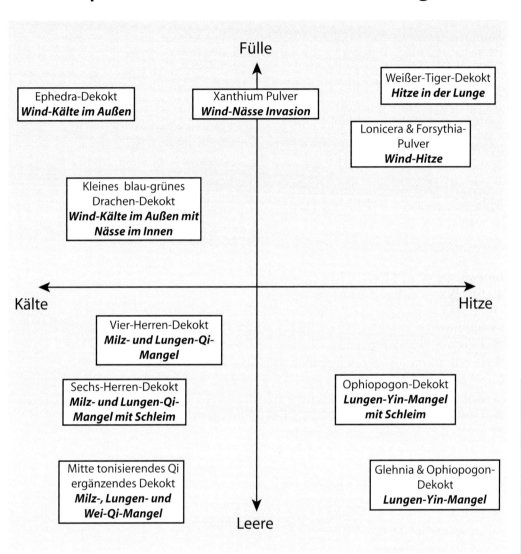

1.   Herba-Ephedrae-Dekokt • *Ma huang tang*

Droge	Dosis	Kategorie	Funktion
Herba Ephedrae	6–8 g	1.a	*HERRSCHER* Wind-Kälte eliminierend, löst thorakalen Qi-Stau
Ramuli Cinnamoni	6–8 g	1.a	*MINISTER* Wind-Kälte eliminierend, Leitbahnen befreiend, Myalgie
Semen Armeniacae	6 g	6.c	*ASSISTENT* Schleim lösend, Husten stillend
Radix Glycyrrhizae	3 g	12.a	*PUFFER* Harmonisierend, Resorption, Verträglichkeit und Geschmack verbessernd

Indikation:
- Invasion von Wind-Kälte im Außen

Symptome:
- Frösteln, Windabneigung
- Erschöpfung, Abgeschlagenheit, Blässe
- Schweißlosigkeit
- Kopf- und Gliederschmerzen
- Laufende oder verstopfte Nase, Fließschnupfen
- Husten, reichliches, seröses Sputum

Befunde:
- Zungenkörper: ohne Befund
- Zungenbelag: vermehrt weißlich, feucht
- Puls: kraftvoll, oberflächlich, langsam

Anwendungsbeispiel:
- Akuter Infekt, akute Virusgrippe
- Erkältungserkrankung

Anmerkung:
- Rezepturen nach Einsetzen des Schwitzens absetzen. Währen der Einnahme Wind und Kälte meiden.

Rezepturen für Erkrankungen im Funktionskreis Lunge

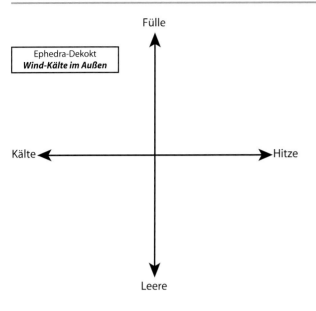

Das Eindringen eines externen pathogenen Faktors stellt natürlich eine Füllesituation dar. Daher steht das Rezept in der oberen Hälfte der *Ba-Gang*-Tabelle. Pathogene Kälte führt auch zu einem Kältezustand des befallenen Systems, daher wirkt dieses scharfe, warme Rezept auf Patienten mit Wind-Kälte in der Oberfläche.

Kommentierung:

Die Rezeptur ist die Basisrezeptur für die Oberflächenbefreiung durch Wind-Kälte-Invasion. In einfachster Weise werden hiermit die bei diesem Krankheitsbild anstehenden Aufgaben angegangen. Mit der stärksten diaphoretischen Arznei der Materia medica – Herba Ephedrae *Ma Huang* – wird die Oberfläche geöffnet und damit die eingedrungenen Pathogene wieder herausbefördert. Ramuli Cinnamomi *Gui Zhi* lösen die durch Wind-Kälte entstandene Stagnation in den Leitbahnen, die mit Glieder- und Muskelschmerzen einhergehen. Und letztlich helfen die Armeniacae-Samen, Husten zu stillen und Schleim zu lösen. Zu berücksichtigen ist, dass dies ein reines Fülle-Rezept ist und nicht bei einer vorher bestehenden Leere gegeben werden sollte.

Rezepturen für Erkrankungen im Funktionskreis Lunge

2. Xanthium-Pulver • *Cang er san*

Droge	Dosis	Kategorie	Funktion
Fructus Xanthii	6–9 g	5	Wind-Nässe eliminierend, Löst Obstruktion
Radix Angelicae dahuricae	6–9 g	1.a	Wind-Kälte eliminierend, Bezug zu Nase und Nebenhöhlen
Flos Magnoliae	6–9 g	1.a	Wind-Kälte eliminierend, Besonderer Bezug zu Nase
Herba Menthae nachträglich hinzugeben, nur kurz aufzukochen	3–6 g	1.b	Befreit Oberfläche von Wind-Hitze, Bezug zu Kopf und Gesicht

Indikation:
- Invasion von Wind-Kälte oder auch Wind-Hitze im Außen, begleitend Ansammlung von Nässe

Symptome:
- Verstopfte oder laufende Nase, Fließschnupfen, eitriges Nasensekret
- Druck- oder Schmerz im Bereich der Stirn- oder Kieferhöhlen
- Kopfschmerzen
- Windabneigung
- Mattigkeit, Blässe

Befunde:
- Zungenkörper: ohne Befund
- Zungenbelag: feucht, vermehrt weißlich oder gelblich
- Puls: kraftvoll, oberflächlich, gelegentlich langsam

Anwendungsbeispiel:
- Akute und chronische Rhinitis
- Akute und chronische Sinusitis
- Allergische Rhinitis

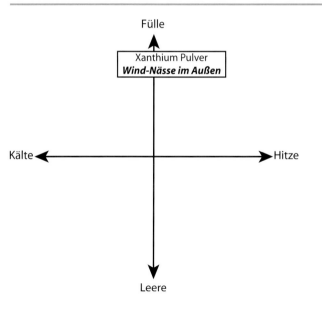

Eindringen eines externen pathogenen Faktors stellt natürlich eine Füllesituation dar. Das Xanthium-Pulver kann bei Wind-Kälte, aber auch bei Wind-Hitze eingesetzt werden. Die Höhe der Dosierung der kühlen Herba Menthae entscheidet über die Gesamttemperatur des Rezeptes. Die Farbe des Nasensekretes und des Zungenbelages hilft bei der diagnostischen Entscheidung.

Kommentierung:

Die Rezeptur ist eines der **wichtigsten Rezepte** für die **akute und chronische Sinusitis.** Oft wird sie genau an die gegebene Situation des jeweiligen Patienten durch Modifikation angepasst.

3. Lonicera-und-Forsythia-Pulver • *Yin qiao san*

Droge	Dosis	Kategorie	Funktion
Flos Lonicerae	6 g	2.d	Hitze-Toxine eliminierend, entzündungshemmend
Fructus Forsythiae	6 g	2.d	Wind-Hitze aus der Oberfläche, Bezug zum Hals und zur Haut
Radix Platycodi	6 g	6.a	Schleim umwandelnd, Eiter ableitend, reguliert Lungen-Qi
Fructus Arctii	6 g	1.b	Wind-Hitze aus der Oberfläche, befreiend, Bezug zum Hals
Herba Menthae	5 g	1.b	Wind-Hitze aus der Oberfläche, befreiend, Bezug zum Kopf
Herba Schizonepetae	5 g	1.a	Wind-Kälte aus der Oberfläche, befreiend, Bezug zur Lunge
Semen Sojae praeparatum	5 g	1.b	Wind-Hitze aus der Oberfläche, befreiend, reguliert Lungen-Qi
Folia Bambusae	5 g	2.a	Hitze eliminierend, Bezug zur Mundhöhle
Radix Glycyrrhizae	4 g	12.a	Die Mitte stützend, puffernd

Indikation:
- Invasion von Wind-Hitze/toxischer Hitze

Symptome:
- Halsschmerzen, Schluckbeschwerden
- Eitrige Tonsillen mit gelben Stippchen
- Grippale Symptome
- Kopfschmerzen

Befunde:
- Zungenkörper: normal – rotes vorderes Drittel
- Zungenbelag: vermehrt gelblich
- Puls: kraftvoll, oberflächlich, leicht beschleunigt

Anwendungsbeispiel:
- Akute Pharyngitis
- Akute Tonsillitis
- Akute Laryngitis
- Eitrige Angina tonsillaris

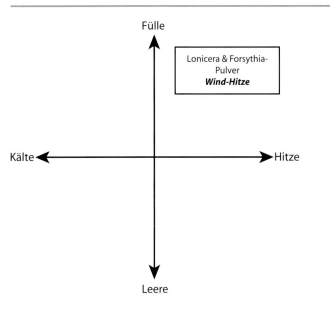

Wind-Hitze und toxische Hitze verursachen häufig Halsinfekte und Angina tonsillaris. Die gelben eitrigen Stippchen auf den Tonsillen deuten auf toxische Hitze hin.

Kommentierung:

Das Lonicera-und-Forsythia-Pulver *Yin qiao san* ist eines der **wichtigsten Rezepte** für die **akute Tonsillitis und Racheninfektionen.**

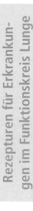
Rezepturen für Erkrankungen im Funktionskreis Lunge

4. Weißer-Tiger-Dekokt • *Bai hu tang*

Droge	Dosis	Kategorie	Funktion
Gypsum fibrosum	10–20 g	2.a	Hitze aus der Lunge eliminierend, Durst stillend
Rhizoma Anemarrhenae	6–10 g	2.a	Hitze aus der Lunge eliminierend, Säfte bewahrend und spendend
Fructus Oryzae germinatus	7 g	8	Verdauung unterstützend, die Mitte gegenüber der kalten Arzneien schonend
Radix Glycyrrhizae	4 g	12.a	Die Mitte stützend, puffernd

Indikation:
- Hitze im Lungen-Funktionskreis

Symptome:
- Rotes Gesicht, hohes Fieber, Unruhe
- Durstgefühl, mit dem Verlangen zu trinken
- Husten mit eitrigem Sputum, innere Hitzeempfindung

Befunde:
- Zungenkörper: rot
- Zungenbelag: gelb
- Puls: kraftvoll, beschleunigt

Anwendungsbeispiel:
- Akute eitrige Bronchitis
- Akute Pneumonie

Rezepturen für Erkrankungen im Funktionskreis Lunge

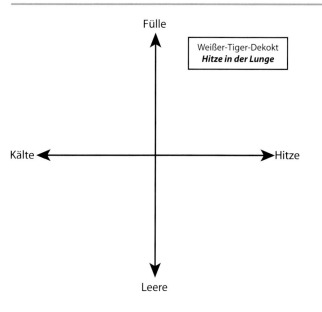

In diesem Fall ist die Hitze ins Innen des Körpers vorgedrungen. Nach dem 4-Ebenen-Modell ist das die Qi-Ebene, nach dem *Shang Han Lun* entspricht dies dem *Yang-Ming*-Stadium. Die Hitze hat den Lungenfunktionskreis erreicht und führt damit zu den Symptomen hohes Fieber, eitriger Auswurf und großes Durstgefühl.

Kommentierung:

Das Weiße-Tiger-Dekokt *Bai Hu Tang* ist eines der **wichtigsten Rezepte** für die **akute eitrige Bronchitis oder Pneumonie.** Da es sehr kalt ist, wird es nur bei Fülle-Situationen und bei massiver Hitze eingesetzt. Außerdem wird der Einsatz nur kurzzeitig sein.

5. Kleines blau-grünes Drachen-Dekokt
• *Xiao qing long tang*

Droge	Dosis	Kategorie	Funktion
Rhizoma Pinelliae	12 g	6.a	Schleim umwandelnd
Herba Ephedrae	6–8 g	1.a	Wind-Kälte eliminierend, löst thorakalen Qi-Stau
Ramuli Cinnamomi	6–8 g	1.a	Wind-Kälte eliminierend, Leitbahnen befreiend, Myalgie
Radix Paeoniae lactiflorae	6 g	12.b	Leber entspannend, Säfte bewahrend
Fructus Schisandrae	6 g	13	Schweiß zurückhaltend, Lunge stärkend
Radix Asari	6 g	1.a	Kälte vertreibend
Rhiz. Zingiberis exsiccatus	6 g	11	Kälte aus dem Innen/Mitte vertreibend
Radix Glycyrrhizae	3 g	12.a	Harmonisierend, Resorption, Verträglichkeit verbessernd

Indikation:
- Invasion von Wind-Kälte im Aussen bei gleichzeitiger Schleim-Nässe-Kälte im Innen

Symptome:
- Abgeschlagenheit, Blässe, Windabneigung, Erschöpfung
- Kopf- und Gliederschmerzen
- Laufende oder verstopfte Nase, Fließschnupfen
- Husten, reichliches, seröses Sputum, Bronchitis
- Oberflächliche Ödeme, allergische Beschwerden wie Heuschnupfen oder allergisches Asthma

Befunde:
- Zungenkörper: blass, gedunsen
- Zungenbelag: klebrig weißlicher vermehrter Belag
- Puls: kraftvoll, oberflächlich, langsam

Anwendungsbeispiel:
- Allergische Bronchitis
- Asthma bronchiale
- Akute und subakute Bronchitis

Rezepturen für Erkrankungen im Funktionskreis Lunge

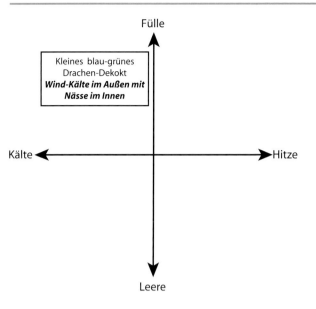

Fülle

Kleines blau-grünes
Drachen-Dekokt
Wind-Kälte im Außen mit
Nässe im Innen

Kälte ◀—————————————▶ Hitze

Leere

Hier liegt eine kombinierte Störung vor, bei der in die Oberfläche Pathogene eindringen. Im Innen liegt jedoch bereits eine Nässe- und Kältebelastung vor. Besonders in der „Mitte" besteht eine Akkumulation von Schleim und Feuchtigkeit, die zu den Beschwerden disponieren. Insofern zeigt diese Rezeptur auch einen interessanten Aspekt des Pathomechanismus bezüglich der Entstehung von Allergien auf.

Kommentierung:

Das kleine blau-grüne Drachen-Dekokt *Xiao qing long tang* ist eines der **wichtigen Rezepte** für die akute, aber auch chronische Behandlung von **Allergien und Asthma bronchiale.** Die Rezeptur behandelt sowohl den Fülle- als auch den Leere-Aspekt, der diesen Erkrankungen häufig zu Grunde liegt.

6. Glehnia-und-Ophiopogon-Dekokt
• Sha shen mai dong tang

Droge	Dosis	Kategorie	Funktion
Radix Glehniae	9 g	12.d	Nährt und befeuchtet Lungen-Yin
Radix Ophiopogonis	9 g	12.d	Nährt Lungen- und Herz-Yin
Rhizoma Polygonati officinalis	6 g	12.d	Nährt das Lungen-Yin
Semen Lablab (= Dolichi)	6 g	12.a	Ntützt die Milz
Radix Trichosanthis	6 g	6.b	Klärt Lungen-Hitze, löst Schleim
Folia Mori	4 g	1.b	Eliminiert Wind-Hitze
Rad. Glycyrrhizae	3 g	12.a	Harmonisierend, Resorption, Verträglichkeit verbessernd

Indikation:
- Lungen-Yin-Mangel

Symptome:
- Abgeschlagenheit, rote Wangen, Unruhe
- Trockene Haut und Schleimhäute, besonders trockene Kehle
- Heisere Stimme, trockener Reizhusten, mit spärlichem oder ohne jedweden Auswurf
- Neigung zu Obstipation

Befunde:
- Zungenkörper: rot, geschrumpft, Risse im vorderen Drittel
- Zungenbelag: vermindert oder fehlend
- Puls: fein, fadenförmig, beschleunigt

Anwendungsbeispiel:
- Chronische Bronchitis
- Emphysembronchitis
- Chronischer trockener Reizhusten

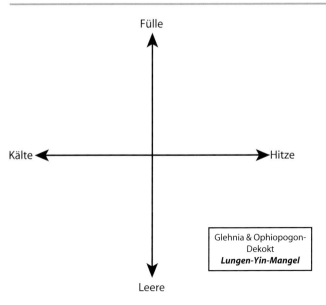

Fülle

Kälte ← → Hitze

Glehnia & Ophiopogon-Dekokt
Lungen-Yin-Mangel

Leere

Diese Rezeptur behandelt eine Leere-Situation: die Schmälerung des Lungen-Yin. Yin-Störungen zeigen eine Verschlechterungstendenz vor allem in der Yin-Phase – also in der Nacht. Daher nächtliches Erwachen mit quälendem trockenen Reizhusten und Durstgefühl. Da Yin-Mangel zu so genannten Leere-Hitze-Zeichen führt, steht das Rezept in der *Ba-Gang*-Tabelle unten rechts.

Kommentierung:

Das Glehnia-und-Ophiopogon-Dekokt *Sha shen mai dong tang* ist eines der **wichtigen Rezepte** für die Behandlung von **trockenem Reizhusten** und Emphysembronchitis. Es ist eine der wichtigsten Arzneien zur Auffüllung des Lungen-Yin.

Rezepturen für Erkrankungen im Funktionskreis Lunge

7. Ophiopogon-Dekokt • *Mai men dong tang*

Droge	Dosis	Kategorie	Funktion
Radix Ophiopogonis	9 g	12.d	Nährt Lungen- und Herz-Yin
Radix Ginseng/Codonopsitis	3 g/9 g	12.a	Tonisiert Milz- und Lungen-Qi
Rhizoma Pinelliae	6 g	6.a	Transformiert Schleim
Fructus Jujubae	4 g	12.a	Stützt die Mitte, befeuchtet
Radix Glycyrrhizae	3 g	12.a	Harmonisierend, Resorption, Verträglichkeit verbessernd

Indikation:
- Lungen-Yin-Mangel mit Schleim-Akkumulation

Symptome:
- Rote Wangen, Unruhe
- Trockene Haut und Schleimhäute, besonders trockene Kehle, heisere Stimme
- Husten oder Reizhusten, mit zähem, schwer abhustbarem schleimigem Auswurf
- Neigung zu Obstipation

Befunde:
- Zungenkörper: rot, geschrumpft, Risse im vorderen Drittel
- Zungenbelag: trockener, dabei klebriger, dicker Belag
- Puls: fein, fadenförmig, beschleunigt

Anwendungsbeispiel:
- Chronische Bronchitis
- Chronische obstruktive Lungenerkrankung (COPD)
- Chronisches Asthma bronchiale
- Mukoviszidose

Rezepturen für Erkrankungen im Funktionskreis Lunge

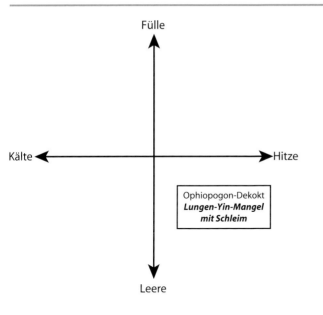

Besteht gleichzeitig ein Yin-Mangel und eine Schleim-Ansammlung, stellt dies überlicherweise eine Schwierigkeit dar. Einerseits bedarf es der Befeuchtung des Yin, andererseits muss Schleim mit trocknenden Arzneien angegangen werden. Diese Rezeptur repräsentiert diesen therapeutischen Spagat auf hervorragende Weise.

Kommentierung:

Das Ophiopogonis-Dekokt *Mai men dong tang* ist eine Verordnung, die die schwierige Gratwanderung von einerseits einem Yin-Mangel bei andererseits gleichzeitiger Anwesenheit von Schleim bewältigen kann. Es stellt daher eines der **wichtigen Rezepte** für die Behandlung von **Yin-Mangel mit Schleim** dar. Da die Schleimhäute des Respirationstraktes dabei sehr trocken sind, ist der Auswurf nur sehr schwer expektorierbar und der Schleim sitzt fest. Dies ist häufig bei älteren Patienten der Fall oder wenn eine entzündliche Bronchitis mit ihrer Hitze das Lungen-Yin über viele Jahre erheblich geschmälert hat.

Rezepturen für Erkrankungen im Funktionskreis Lunge

8.   Semen-Cannabis-Pille • *Ma zi ren wan*

Droge	Dosis	Kategorie	Funktion
Semen Cannabis	6–10 g	3.b	Darm befeuchtend, abführend
Radix Paeoniae lactiflorae	6 g	12.b	Leber entspannend, Säfte bewahrend, krampflösend
Semen Armeniacae	6 g	6.c	Schleim lösend, Darm befeuchtend, laxierend
Cortex Magnoliae	6 g	7	Nässe umwandelnd, Qi hinabführend
Fructus Citri immaturi	6 g	9	Qi regulierend, hinabführend,
Rhizoma Rhei (nachträglich die letzten Minuten mitkochen)	1–5 g	3.a	abführend

Indikation:
■ Blut- oder Yin-Mangel mit Trockenheit im Darm

Symptome:
■ Obstipation, trockene Schleimhaut durch Säfte-Mangel
■ Harter, trockener Stuhl, schwer defäkierbar
■ Verstopfung älterer Patienten
■ Obstipation im Senium

Befunde:
■ Zungenkörper: blass, geschrumpft
■ Zungenbelag: verminderter Belag
■ Puls: fein, dünn

Anwendungsbeispiel:
■ Obstipation

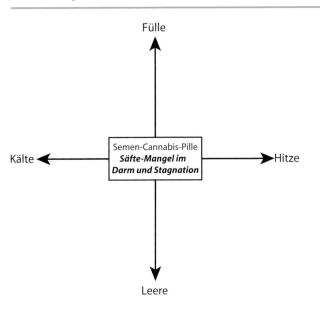

Hier liegt eine kombinierte Störung vor: eine Stagnation, die per se eine Fülle-Situation darstellt. Weiterhin besteht ein Mangel an Säften vor allem im Darm-Bereich. Durch die Trockenheit wird die Stagnation noch verstärkt. Daher steht das Rezept zwischen Fülle und Leere.

Kommentierung:

Semen-Cannabis-Pille *Ma zi ren wan* ist eine **wichtige** Rezeptur bei **trockener Obstipation.** Von diesem Rezept ausgehend gibt es Erweiterungen und Modifikationen, die noch mehr die Betonung auf die Auffüllung der Säfte legen. Diese werden dann bei schwerem generalisiertem Yin-Mangel eingesetzt.

Zusammenfassung der Therapie für die Lunge	
FÜLLE-Muster	
Wind-Kälte in der Oberfläche	Ephedra-Dekokt *Ma huang tang*
Wind-Hitze-Invasion	Lonicera-und-Forsythia Pulver *Yin qiao san*
Fülle-Hitze im Lungenfunktionskreis	Weißer-Tiger-Dekokt *Bai hu tang*
Schleim blockiert das Lungen-Qi	Kleines blau-grünes Drachen-Dekokt *Xiao qing long tang*
LEERE-Muster	
Wei-Qi-Mangel	Jade Windschutz Pulver *Yu Ping Feng San* S.78
Lungen-Qi-Mangel	Vier-Herren-Dekokt *Si jun zi tang* S. 242 *Auch möglich:* Mitte regulierendes Dekokt *Li zhong tang* S. 246
Lungen-Yin-Mangel	Glehnia-und-Ophiopogonis-Dekokt *Sha shen mai dong tang*

C. Rezepturen für Erkrankungen im Funktionskreis Niere/Blase

Hauptfunktionen der Niere

- Kontrolliert Entwicklung, Wachstum und Fortpflanzung
- Speicher der Essenz – *Jing*
- Regiert das Wasser – „untere Quelle des Wassers"
- Kontrolliert die beiden unteren Öffnungen
- Gewebe: Knochen, Zähne
- Sitz der Willenskraft *Zhi*

Wichtigste Pathologien der Niere:

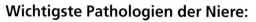

LEERE-Muster	FÜLLE-Muster
■ Nieren-Yang-Mangel ■ Nieren-Yin-Mangel	■ Invasion von äußeren pathogenen Faktoren: Kälte, Hitze, Nässe → Invasion in den Funktionskreis Blase

Sensibilität gegenüber pathogenen Faktoren

- Kälte, Nässe, Hitze
- Dauernde Ängste, große Schocksituationen

Bild der Niere:

- Traditionell: die Öllampe. Das Bild zeigt, wie wichtig das gleichzeitige Auffüllen des Yin und das Stärken des Yang ist. Füllt man nur Öl auf, würde die Flamme kleiner werden oder verlöschen. Dreht jemand nur die Flamme höher, ohne das Öl nachzufüllen, schädigt und vermindert er das Yin.
- Modern: die Heizungsanlage im Keller, die mit dem Brenner die gesamte Wärme des Hauses herstellt und die mit den Öltanks die Reserve an Substanz enthält.

Bedeutung der Niere:

Die Niere ist der Speicher unserer Lebensenergie. Daher ist der Zustand der Nieren-Energie für den Gesamtorganismus von entscheidener Bedeutung. Am Tage nicht verbrauchtes Qi und Blut wird nachts im Schlaf der Niere als so genannte nachgeburtliche Essenz – oder Nach-Himmels-*Jing* – zugeführt. Daher sind zur guten Bewahrung und Pflege der Nieren-Energie auch die Ernährung (Milz), gute Luft und richtige Atmung (Lunge) sowie ein genügender Nachtschlaf wichtig. Im Laufe der Zeit schädigen viele chronische Krankheiten daher irgendwann auch die Nieren-Energie. Grundsätzlich ist es immer etwas schwieriger, und langwieriger die Niere zu tonisieren als die Milz- oder die Lungen-Energie.

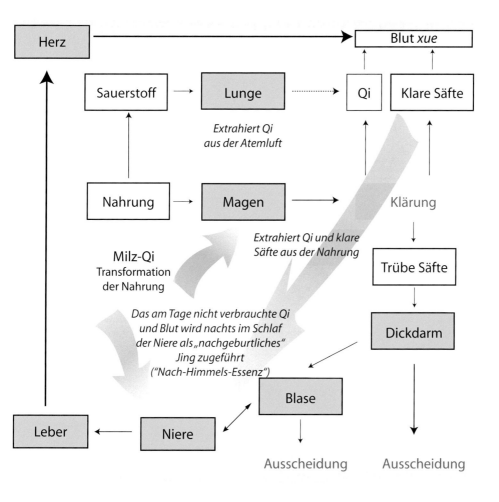

Die Rezepturen für den Funktionskreis Niere

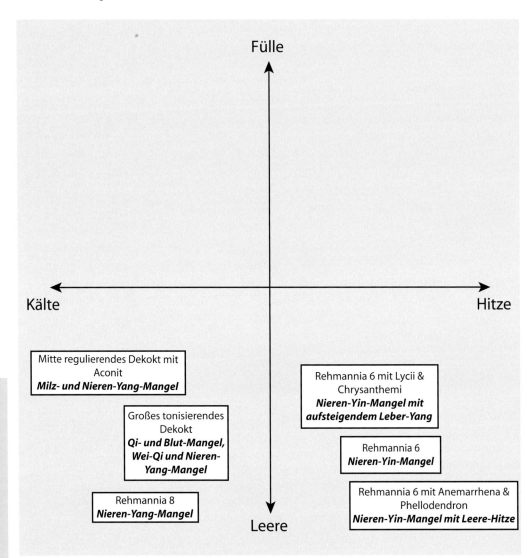

1. Rehmannia 6 • *Liu wei di huang wan*
Synonym: Rehmannia-Pille der sechs Geschmacksrichtungen

Droge	Dosis	Kategorie	Funktion
Radix Rehmanniae praeparatae	12 g	12.b	Yin der Niere auffüllend
Fructus Corni	6 g	13.a	Adstringierend, das Yin haltend
Cortex Moutan	6 g	2.b	Kühlend, Säfte sanft dynamisierend
Rhizoma Dioscoreae	6 g	12.a	Milz-Qi tonisierend
Poria	6 g	4	Nässe eliminierend
Rhizoma Alismatis	6 g	4	Nässe eliminierend

Indikation:
- Nieren-Yin-Mangel

Patiententypus:
- Das Nieren-Yin ist die Basis allen Yins. Ist das Nieren-Yin stark dezimiert, fehlt dem System ein ausgewogenes Verhältnis zwischen Yin und Yang. Die Yang-Kräfte werden ungezügelt und lodern aufwärts und an die Oberfläche. Der Yin-Mangel führt zu einer zunehmenden Trockenheit und stellt einen Substanzmangel im System dar. Daher ist der Patient tendenziell eher hager, mit trockener faltiger Haut. Das Temperament vermittelt Nervosität und Fahrigkeit.

Symptome:
- Erschöpfung, Unruhe, Willensschwäche
- Rotes Gesicht oder rote Wangen
- Aufsteigendes Hitzegefühl, Nachtschweiße, heiße Extremitäten
- Durst, trockene Haut und Schleimhäute, Obstipation
- LWS-Probleme, Osteoporose
- Haarausfall, Ausfallen der Zähne
- Hörminderung, Ohrensausen

Seelisch-emotional:
- Im seelischen Bereich kommt es zu einer großen Unruhe und Getriebenheit. Es fehlt der innere Friede. Auch die in der Niere residierende Willenskraft kann geschwächt oder übermäßig auf bestimmte Ziele fixiert sein. Möglicherweise stellt der Patient fest, dass er/sie in der letzten Zeit ängstlicher und furchtsamer geworden ist.

Befunde:
- Zungenkörper: rot, geschrumpft, rissig
- Zungenbelag: vermindert oder fehlend
- Puls: sehr fein, beschleunigt, evtl. oberflächlich

Anwendungsbeispiel:
- Erschöpfungszustände
- Unruhezustände
- LWS-Syndrom
- Tinnitus, Schwerhörigkeit

Einordnung des Rehmannia 6 *Liu wei di huang wan* in die *Ba-Gang-Tabelle:*

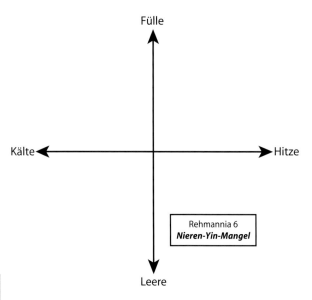

Das Rezept ist zum Auffüllen einer Leere im Bereich der Säfte gedacht. Ein Yin-Mangel präsentiert sich mit Hitze-Symptomen, da das Yang nun nicht mehr durch die befeuchtenden und kühlenden Valenzen des Yin gezügelt und verankert werden können. Dies wird auch als so genannte Leere-Hitze oder falsche Hitze bezeichnet.

Kommentierung:

Die Rehmannia-Pille der sechs Geschmacksrichtungen ist das Grundrezept für den unkomplizierten Nieren-Yin-Mangel. Da so nährende und Yin auffüllende Arzneien wie die Rehmannia „schwer verdaulich" sind, bedarf es einer gezielten Unterstützung der Milz und einer Drainierung von überschüssiger Feuchtigkeit. Sonst könnte es zur Ansammlung von pathogener Nässe in der Mitte kommen. Daher haben drei der Arzneien in dieser Formula eine feuchtigkeitsdrainierende und die Milz stützende Wirkung: Poria, Rhizoma Dioscoreae und Rhizoma Alismatis.

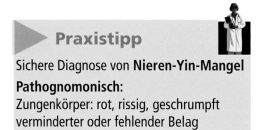

Praxistipp

Sichere Diagnose von **Nieren-Yin-Mangel**

Pathognomonisch:
Zungenkörper: rot, rissig, geschrumpft
verminderter oder fehlender Belag

2. Rehmannia 6 mit Anemarrhena und Phellodendron • *Zhi bai di huang wan*

Droge	Dosis	Kategorie	Funktion
Radix Rehmanniae praep.	12 g	12.b	Yin der Niere auffüllend
Fructus Corni	6 g	13.a	Adstringierend, das Yin haltend
Cortex Moutan	6 g	2.b	Kühlend, Säfte sanft dynamisierend
Rhizoma Dioscoreae	6 g	12.a	Milz-Qi tonisierend
Poria	6 g	4	Nässe eliminierend
Rhizoma Alismatis	6 g	4	Nässe eliminierend
Rhizoma Anemarrhenae	6 g	2.a	Hitze kühlend, Säfte spendend
Cortex Phellodendri	6 g	2.c	Hitze und Nässe eliminierend

Indikation:
- Nieren-Yin-Mangel mit ausgeprägter Leere-Hitze

Symptome:
- Aufsteigendes Hitzegefühl, Nachtschweiße, rotes Gesicht
- Besonders nachts heiße Extremitäten
- Erschöpfung, Unruhe, Willensschwäche
- Durst, trockene Haut und Schleimhäute, Obstipation,
- LWS-Probleme, Osteoporose
- Haarausfall
- Ausfallen der Zähne
- Hörminderung, Ohrensausen
- Dysurie, Brennen beim Wasserlassen, trüber Urin, vaginaler Juckreiz

Befunde:
- Zungenkörper: rot, geschrumpft, rissig
- Zungenbelag: vermindert oder fehlend
- Puls: sehr fein, beschleunigt, evtl. oberflächlich

Anwendungsbeispiel:
- Erschöpfungszustände, Unruhezustände
- LWS-Syndrom
- Tinnitus
- Schwerhörigkeit
- Klimakterische Beschwerden
- Chronische Prostatitis
- Chronische latente Harnwegsinfektion
- Kolpitis bei Älteren

Rezepturen für Erkrankungen im Funktionskreis Niere/Blase

Vergleich von Rehmannia 6 *Liu wei di huang wan* und dem Rehmannia 6 mit Anemarrhena und Phellodendron *Zhi bai di huang wan* im Schema der *Ba-Gang*-Tabelle:

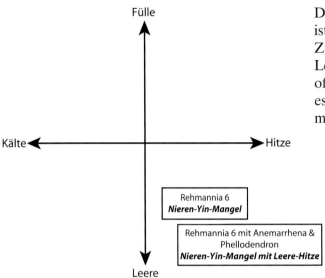

Da dieses Rezept noch kühler ist, steht es noch weiter rechts. Zudem ist bei einer solchen Leere-Hitze der Yin-Mangel oft ausgeprägter, darum steht es auch etwas unter dem Rehmannia 6.

Kommentierung:

Die Rehmannia-Pille mit Anemarrhena und Phellodendron ist eine klassische Modifikation der Rehmannia-6-Pille. Sie wird gebraucht für Nieren-Yin-Mangel-Patienten, bei denen die Leere-Hitze-Symptomatik ausgeprägt und belastend ist.

3. Rehmannia 6 mit Lycii und Chrysanthemi
 • *Qi ju di huang wan*

Droge	Dosis	Kategorie	Funktion
Radix Rehmanniae praep.	12 g	12.b	Yin der Niere auffüllend
Fructus Corni	6 g	13.a	Adstringierend, das Yin haltend
Cortex Moutan	6 g	2.b	Kühlend, Säfte sanft dynamisierend
Rhizoma Dioscoreae	6 g	12.a	Milz-Qi tonisierend
Poria	6 g	4	Nässe eliminierend
Rhizoma Alismatis	6 g	4	Nässe eliminierend
Fructus Lycii	6 g	12.d	Yin der Niere und Leber auffüllend (Leber und Augen-Bezug)
Flos Chrysanthemi	6 g	1.b	Wind-Hitze vertreibend (Leber und Augen-Bezug)

Indikation:
■ Nieren-Yin-Mangel mit Leber-Yin-Mangel und aufsteigendem Leber-Yang

Symptome:
■ Aufsteigendes Hitzegefühl, Nachtschweiße, rotes Gesicht, besonders nachts heiße Extremitäten
■ Gerötete Augen, Augen sind licht- und windempfindlich
■ Schwindel, Kopfschmerzen in den Schläfen oder im Scheitel
■ Erschöpfung, Unruhe, Willensschwäche
■ Durst, trockene Haut und Schleimhäute, Obstipation
■ LWS-Probleme, Osteoporose, Haarausfall, Ausfallen der Zähne
■ Hörminderung, Ohrensausen

Befunde:
■ Zungenkörper: rot, geschrumpft, rissig, besonders an den Zungenrändern
■ Zungenbelag: vermindert oder fehlend
■ Puls: fein, drahtig, beschleunigt, evtl. oberflächlich

Anwendungsbeispiel:
- Verschiedene Augenerkrankungen:
  Glaukom, Katarakt, rezidierende Konjunktivitiden, Iridozyklitis
- Arterielle Hypertonie
- Migräne bei Älteren
- Kopfschmerzsyndrom
- Erschöpfungszustände, Unruhezustände
- LWS-Syndrom, Tinnitus, Schwerhörigkeit
- Klimakterische Beschwerden

Rehmannia-Pille mit Lycium und Chrysanthemum *Qi ju di huang wan* im Schema der *Ba-Gang*-Tabelle:

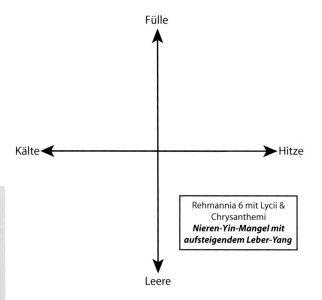

Das Aufsteigen des Leber-Yang ist durch den Yin-Mangel in Leber und Niere bedingt. Daher zählt diese Verordnung ebenfalls zu den Leere-Rezepturen.

Kommentierung:

Die Rehmannia-Pille mit Lycii und Chrysanthemi ist ebenfalls eine Modifikation der Rehmannia 6. In diesem Fall behandelt die Arznei auch noch den Leberfunktionskreis – somit den „Sohn" der Niere. Dadurch kommt ein stärkerer Bezug zu den Augen zu Stande und zu Beschwerden durch aufsteigendes Leber-Yang.

4. Nieren-Qi-Pille aus dem goldenen Schrein
Synonym: Rehmannia 8 • *Jin gui shen qi wan*

Droge	Dosis	Kategorie	Funktion
Radix Rehmanniae praep.	12 g	12.b	Yin der Niere auffüllend
Fructus Corni	6 g	13.a	Adstringierend, das Yin haltend
Cortex Moutan	6 g	2.b	Kühlend, Säfte sanft dynamisierend
Rhizoma Dioscoreae	6 g	12.a	Milz-Qi tonisierend
Poria	6 g	4	Nässe eliminierend
Rhizoma Alismatis	6 g	4	Nässe eliminierend
Radix Aconiti	1–6 g	11	Innen wärmend, Kälte eliminierend
Cortex Cinnamomi	2–6 g	11	Innen wärmend, Kälte eliminierend

Indikation:
- Nieren-Yang-Mangel

Symptome:
- Kältegefühl, besonders in der unteren Körperhälfte, inneres Frieren, kalte Füße, Gesäß und Lendenregion
- Erschöpfung, Antriebsmangel, Willensschwäche
- Wenig Durst, häufiges Wasserlassen von hellem, unkonzentriertem Urin, Neigung zu „Blasenerkältung"
- LWS-Probleme, Schwäche oder Kälte im unteren Rückenbereich, schlechter durch Kälte
- Libidomangel, Erektionsschwäche
- Hörminderung, Ohrensausen

Befunde:
- Zungenkörper: normal bis blass, evtl. leicht gedunsen
- Zungenbelag: normal bis feucht
- Puls: kraftlos und tief, besonders an der 3. Position, evtl. langsam

Anwendungsbeispiel:
- Erschöpfungszustände
- Infertilität, Libidomangel, erektile Dysfunktion
- LWS-Syndrom
- Tinnitus
- Pollakisurie, Inkontinenz, rezidivierende Harnwegsinfekte

Rezepturen für Erkrankungen im Funktionskreis Niere/Blase

Vergleich von Rehmannia 6 *Liu wei di huang wan* und Rehmannia 8 im Schema der *Ba-Gang*-Tabelle:

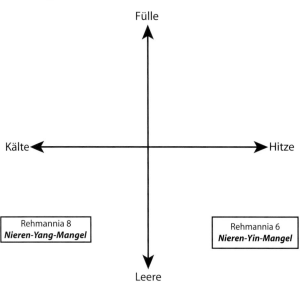

Da dieses Rezept durch die beiden heißen Arzneien insgesamt leicht warm ist, steht es nicht nur im Bereich Leere (da Yang-Mangel), sondern auch auf der Kälte-Seite.

Kommentierung:

Die Nieren-Qi-Pille aus dem goldenen Schrein *Jin gui shen qi wan* ist ebenfalls eine Modifikation der Rehmannia 6. In diesem Fall behandelt die Arznei auch noch stärker den Yang-Aspekt der Niere mit. Hier wird wieder das Nieren-Prinzip der Öllampe deutlich: Es gilt, bei der Behandlung der Nieren-Muster immer auf beide Seiten – Yin und Yang – zu achten. Auch beim Wärmen und Stärken des Nieren-Yangs wird ein nicht unerheblicher Teil der Arznei auf das Nieren-Yin gerichtet. Dies ist wichtig, damit es nicht durch eine zu starke Erhitzung zu einem Verbrauch an Yin kommt. Ähnlich wie man bei der Öllampe den Docht hochdreht und damit die Flamme vergrößert und gleichzeitig Öl nachfüllt.

Zusammenfassung der Therapie für die Niere	
LEERE-Muster	
Nieren – Yang-Mangel	Rehmannia 8 *Jin gui shen qi wan*
Nieren – Yin-Mangel	Rehmannia 6 *Liu wei di huang wan*

Rezepturen für Erkrankungen im Funktionskreis Niere/Blase

D. Rezepturen für Erkrankungen im Funktionskreis Leber

Hauptfunktionen der Leber

- Aufrechterhalten des harmonischen Flusses der Energie – Emotionen
- Tonus – Spannung – Entspannung
- Durchsetzung der Wünsche – Flexibilität und Kreativität
- Sitz der Wanderseele *Hun*
- Gewebe: Sehnen und Muskeln

Wichtigste Pathologien der Leber:

FÜLLE-Muster	Kombinierte FÜLLE-LEERE-Muster	LEERE-Muster
Leber-Qi-Stagnation Leber-Feuer	Aufsteigendes Leber-Yang Leber-Milz Disharmonie (Leber greift Milz an) Leber Wind	Leber-Blut-/Yin-Mangel

Sensibilität gegenüber pathogenen Faktoren

- Besonders Wind, Hitze, Trockenheit
- Emotionen allgemein, besonders Ärger und Frustrationen

Bild der Leber:

- Traditionell: Der General mit Durchsetzungsfähigkeit und Kreativität
- Modern: Die Stoßdämpfer im Auto, die die Fahrt geschmeidig und sanft machen

Zusammenfassung Funktionskreis Leber

Hauptfunktionen

- Harmonischer Fluss der Energie – Emotionen
- Tonus – Spannung – Entspannung
- Durchsetzung der Wünsche – Flexibilität
- Gewebe: Muskeln und Sehnen
- Sitz der Wanderseele *Hun*

Wichtigste Pathologien/Hauptpathologien

- Leber-Qi-Stagnation
- Leber-Feuer
- Aufsteigendes Leber-Yang
- Leber-Blut/Yin Mangel

Sensibilität gegenüber pathogenen Faktoren

- Besonders Wind, Hitze, Trockenheit, Emotionen, Wut, Ärger

Bild der Leber

- Der General
- Auto: Stoßdämpfer

Bedeutung der Leber:

Die Leber ist in der Physiologie verantwortlich für den harmonischen und freien Fluss der Energien. Daher ist sie auch zuständig für den Tonus der Muskulatur. Dies betrifft sowohl die glatte wie auch die quer gestreifte Muskulatur. Ein zu hoher Tonus der Gefäße kann zu Hypertonie, zu vasomotorischen Kopfschmerzen und zu Spasmen und Koliken im Magen-Darm-Trakt führen. Im Bereich der quer gestreiften Muskeln kommt es zu Verspannungen und häufig rezidivierenden Beschwerden im Bereich der Sehnenansätze. Somit können auch viele Formen von orthopädischen Beschwerden – wie das HWS-Syndrom, LWS-Schmerzen und rezidivierender Sehnenansatz, Tendopathien – durch eine Pathologie der Leber mitbedingt sein.
Die Leber zeigt insofern eine Besonderheit, da sie der einzige *Zang* Funktionskreis ist, der keinen Qi-Mangel kennt. Die therapeutische Hauptaufgabe ist beim Leberfunktionskreis die Regulation und in zweiter Linie das Bewahren des Leber-Blut und -Yin.

Die Rezepturen für den Funktionskreis Leber

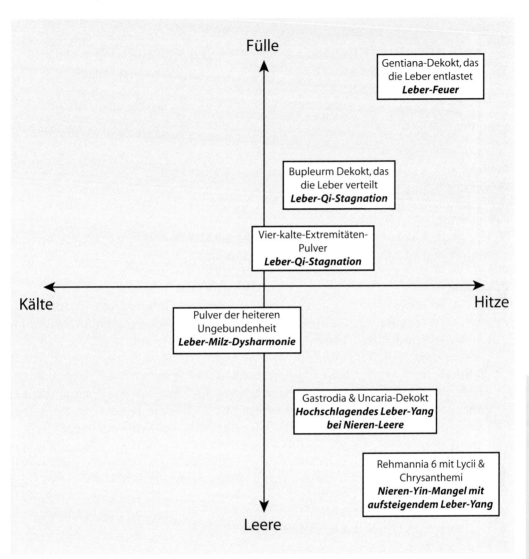

1.   Vier-kalte-Extremitäten-Pulver • *Si ni san*

Droge	Dosis	Kategorie	Funktion
Radix Bupleuri	6 g	1.b	Leber-Qi regulierend
Radix Paeoniae lactiflorae	9 g	12.b	Leber entspannend, Leber-Blut tonisierend
Fructus Citri immaturi	6 g	9	Qi regulierend
Radix Glycyrrhizae	3 g	12.a	Puffernd, harmonisierend

Indikation:
- Leber-Qi-Stagnation

Erläuterung:
- Durch die Leber-Qi-Stagnation wird der freie Energiefluss zu den Extremitäten gestört und es entsteht Hitze im Körperinneren.

Patiententypus:
- Die Leber sorgt für den freien harmonischen Fluss. Daher kann es natürlich bei vermehrter regulativer Anforderung durch viel Unvorhergesehenes, emotionalen Druck und Stress relativ leicht zu einer Leber-Qi-Stagnation kommen. Besteht diese über längere Zeit, kommt es oft zu „Strangulationen" des Energieflusses im Körper mit Krämpfen, Koliken und Spasmen. Auch der generelle Muskeltonus ist erhöht, sodass häufig Nackenschmerzen und Verspannungen entstehen. Durch die fehlende Flexibilität wollen solche Patienten gelegentlich mit dem Kopf durch die Wand: der Sylvester-Stallone-/Schwarzenegger-Typ.

Symptome:
- Kälte der Extremitäten, oft auch schwitzige Handteller und Fußsohlen, bei gleichzeitiger Wärme des übrigen Körpers
- Übelkeit, Völle-, Druckgefühl und Schmerz im Thorax und Epigastrium
- Schmerz oder Druck am seitlichen Rippenbogen
- Palpitationen

Seelisch-emotional:
- Psychische Symptome wie depressive Verstimmung, Frustrationsgefühl, leichte Unruhe und vermehrte Reizbarkeit. Typisch für dieses Muster ist die Abhängigkeit aller Symptome von Stress und emotionalem Druck.

Befunde:
- Zungenkörper: leicht rot oder nur rote Ränder, aufgerollte Ränder
- Zungenbelag: häufig normal
- Puls: drahtig, kraftvoll

Rezepturen für Erkrankungen im Funktionskreis Leber

Anwendungsbeispiel:

- Reizdarmsyndrom, chronische Abdominalbeschwerden, chronische Gastritis
- Pankreatitis, Cholecystitis, Cholecystolithiasis, Hepatitis
- Raynauld-Syndrom, Hand- und Fußschweiß
- Mastitis, fibrozystische Mastopathie

Einordnung des Vier-kalte-Extremitäten-Pulvers *Si ni san* in die *Ba-Gang*-Tabelle:

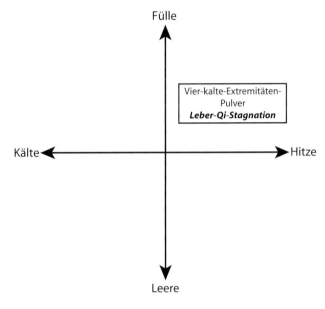

Eine Stagnation stellt eine Fülle-Situation dar. Da das Rezept zum Lösen einer Stagnation im Leber-Funktionskreis konzipiert ist, steht es in der oberen Hälfte des Diagrammes. Stagnationen führen durch die innere Reibung allmählich zu einer Entwicklung von innerer Hitze. Daher steht das Rezept tendenziell auf der Hitze-Seite – zumal der Gesamtvektor aller hierin enthaltenen Arzneien eine leicht kühlende Wirkung darstellt. Dass dieser Patient dennoch über kalte Extremitäten klagt – wonach Die Rezeptur ja auch benannt ist, erklärt sich dadurch, dass durch die bestehende Stagnation der Energiefluss im Inneren blockiert ist und gar nicht bis in die Peripherie zirkulieren kann. Daher sind in diesem Fall die kalten Extremitäten eben auch kein Zeichen einer energetischen Leere, wie das bei kalten Händen bei Milz-Qi-Mangel und kalten Füßen bei Nieren-Yang-Mangel der Fall ist.

Kommentierung:

Das Vier-kalte-Extremitäten-Pulver *Si ni san* ist das einfachste und zugleich das Basis-Rezept für die einfache, unkomplizierte Leber-Qi-Stagnation. Da die Leber die wichtige Aufgabe der Regulierung der Energie im Körper wahrnimmt, kommt es auch am allerleichtesten zu der häufigsten Pathologie der Leber: der Leber-Qi-Stagnation. Dieses Rezept wirkt mit allen seinen Drogen regulierend. Paeonia wirkt neben ihrer regulierenden und harmonisierenden Eigenschaft auch noch bewahrend und stützend auf das „empfindliche" Leber-Blut.

2. Bupleurum-Dekokt, das die Leber verteilt
• Chai hu shu gan san

Droge	Dosis	Kategorie	Funktion
Radix Bupleuri	6 g	1.b	Leber-Qi regulierend
Radix Paeoniae lactiflorae	9 g	12.b	Leber entspannend, Leber-Blut tonisierend
Fructus Citri immaturi	6 g	9	Qi regulierend
Pericarpium Citri reticulatae	6 g	9	Qi regulierend
Rhizoma Cyperi	6 g	9	Qi regulierend
Rhizoma Ligustici	6 g	10.a	Qi und Blut regulierend
Radix Glycyrrhizae	3 g	12.a	Puffernd, harmonisierend

Indikation:
- Ausgeprägte Leber-Qi-Stagnation

Erläuterung:
- Leber-Qi-Stagnation – der freie Energiefluss zu den Extremitäten – ist gestört und entsteht durch Hitze im Körperinneren

Symptome:
- Kälte der Extremitäten, oft auch schwitzige Handteller und Fußsohlen, bei gleichzeitiger Wärme des übrigen Körpers
- Übelkeit, Völle-, Druckgefühl und Schmerz im Thorax und Epigastrium
- Schmerz oder Druck am seitlichen Rippenbogen
- Palpitationen
- Psychische Symptome, depressive Verstimmung, Unruhe, Reizbarkeit

Befunde:
- Zungenkörper: insgesamt leicht rot oder rote Ränder, Zungenränder aufgerollt, gesamte Zunge sehr angespannt
- Zungenbelag: unauffälliger Belag
- Puls: drahtig, gespannt, kraftvoll

Anwendungsbeispiel:
- Reizdarmsyndrom, chronische Abdominalbeschwerden, nervöser Reizmagen, chronische Gastritis
- Raynauld-Syndrom, Hand- und Fußschweiß
- Prämenstrueller Symptomenkomplex, Mastitis, fibrozystische Mastopathie
- Depressive Verstimmung

Einordnung des Bupleurum-Dekoktes, das die Leber verteilt *Chai Hu Shu Gan San* in die *Ba-Gang*-Tabelle:

Diese Rezeptur behandelt eine noch ausgeprägtere Fülle-Situation als das Grundrezept Vier-kalte-Extremitäten-Pulver. Daher steht es im Diagramm auch etwas weiter nach oben und außen gesetzt.

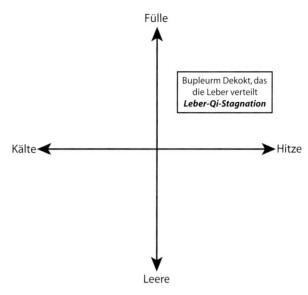

Fülle

Bupleurm Dekokt, das
die Leber verteilt
Leber-Qi-Stagnation

Kälte ← → Hitze

Leere

Kommentierung:

Das Bupleurum Dekokt, das die Leber verteilt, *Chai hu shu gan san* ist eine Erweiterung und Verstärkung des Vier-kalte-Extremitäten-Pulvers. Auch hier ist alles auf Regulation ausgelegt. Es besteht kein nennenswerter tonisierender Ansatz, wenn man von der die Säfte stützenden Paeonia absieht. Dieses Rezept findet vor allem bei ausgeprägten Leber-Qi-Stagnationen Verwendung, die mit starken Stimmungseinbrüchen und Depressionen einhergehen. Ebenfalls sehr geeignet bei starken Verspannungszuständen und Schmerzen durch stagnierte Leber-Energie wie bei deutlichen PMS-Beschwerden, Kopfschmerzen und bestimmten Formen von HWS-Syndrom.

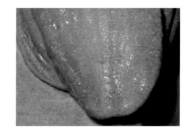

▶ **Praxistipp**

Sichere Diagnose von **Leber-Qi-Stagnation**

Pathognomonisch:
- rote, aufgerollte Zungenränder
- drahtiger, gespannter Puls

Rezepturen für Erkrankungen im Funktionskreis Leber

3. Pulver der heiteren Ungebundenheit
• *Xiao yao san*
Synonym: Umherschweifen-Pulver

Droge	Dosis	Kategorie	Funktion
Radix Bupleuri	6 g	1.b	Leber-Qi regulierend
Radix Paeoniae lactiflorae	9 g	12.b	Leber entspannend, Leber-Blut tonisierend
Radix Angelicae sinesis	6 g	12.b	Blut nährend
Rhizoma Atractylodis mac.	6 g	12.a	Milz-Qi tonisierend
Poria	6 g	4	Nässe eliminierend
Rhizoma Zingiberis recens	2 g	1.a	Wärmt Milz-Magen
Herba Menthae	2 g	1.b	Kühlt im Kopfbereich
Radix Glycyrrhizae	3 g	12.a	Puffernd, harmonisierend

Indikation:
■ Leber-Milz-Disharmonie

Erläuterung:
Beinhaltet: Leber-Qi-Stagnation, Tendenz zu Leber-Blut-Mangel und Milz-Qi-Mangel mit Tendenz zu Nässe

Symptome:
■ Rasche Ermüdbarkeit, allgemeine Erschöpfung
■ Kopfschmerzen, Schwindel, schmerzhafte Verspannungen im Schulter- und Nackenbereich, Neigung zu Verkrampfungen
■ Abdominalschmerzen, typische Druckempfindlichkeit an den seitlichen Rippenbögen oder Flankenschmerzen, Druckgefühl im Epigastrium, Blähbauch, Obstipationsneigung
■ Irritierbar, emotional unausgeglichen, frustriertes Gefühl
■ Dysmenorrhö, spärliche oder zu starke Blutung, Spannung in den Brüsten, unregelmäßige Mens, Neigung zu trockener Haut

Befunde:
■ Zungenkörper: kann auch normal sein, gel. leicht rote Ränder, gel. leicht gedunsen
■ Zungenbelag: unauffälliger Belag
■ Puls: drahtig, schlüpfrig, kraftlos

Häufige Modifiaktion:

4. Verstärktes Pulver der heiteren Ungebundenheit
 • *Jia wei xiao yao san*

Droge	Dosis	Kategorie	Funktion
Radix Bupleuri	6 g	1.b	Leber-Qi regulierend
Radix Paeoniae lactiflorae	9 g	12.b	Leber entspannend, Leber-Blut tonisierend
Radix Angelicae sinsenis	6 g	12.b	Blut nährend
Rhizoma Atractylodis mac.	6 g	12.a	Milz-Qi tonisierend
Poria	6 g	4	Nässe eliminierend
Cortex Moutan	4 g	2.b	Kühlt Blut und die Leber
Fructus Gardeniae	4 g	2.a	Klärt Hitze im Herzen
Rhizoma Zingiberis recens	2 g	1.a	Wärmt Milz-Magen
Herba Menthae	2 g	1.b	Kühlt im Kopfbereich
Radix Glycyrrhizae	3 g	12.a	Puffernd, harmonisierend

Indikation:
■ Leber-Milz-Disharmonie mit Yang-Exzess in Leber und Herz

Symptome:
Wie Pulver der heiteren Ungebundenheit

Zusätzliche Symptome:
■ Aufsteigendes Hitzegefühl, in unterer Körperhälfte eher Kälte
■ Unruhe, schlaflos, Ängste, Herzklopfen
■ Klimakterische Beschwerden mit aufsteigender Hitze
■ Ekzeme

Befunde:
■ Zungenkörper: rote Ränder und rote Spitze, gel. leicht gedunsen
■ Zungenbelag: unauffälliger Belag
■ Puls: drahtig, schlüpfrig, kraftlos, gel. beschleunigt

Rezepturen für Erkrankungen im Funktionskreis Leber

Anwendungsbeispiel für beide Rezeptur-Varianten – je nach Ausprägung:
- Kopfschmerzsyndrom, Migräne, arterielle Hypertonie
- Klimakterisches Syndrom, Dysmenorrhö, Blutungsanomalien, prämenstrueller Symptomenkomplex
- Ekzeme
- Erschöpfungssyndrom
- Gastrointestinaler Beschwerdekomplex, Reizdarmsyndrom; nervöser Reizmagen, chronische Gastritis, Hepatitis
- Lebensfrustration im mittleren Alter, depressive Verstimmung

Einordnung des Pulvers der heiteren Ungebundenheit *Xiao yao san* in die *Ba-Gang*-Tabelle:

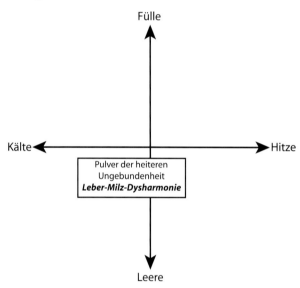

Dieses Rezept behandelt eine kombinierte Leere – nämlich den Milz-Qi-Mangel und die Tendenz zu dem Leber-Blut-Mangel – und eine relative Fülle durch die Leber-Qi-Stagnation und gegebenenfalls das aufsteigende Leber-Yang bei dem Verstärkten Pulver der heiteren Ungebundenheit. Ebenfalls steht es etwas zwischen Hitze und Kälte.

Kommentierung:

Das Pulver der heiteren Ungebundenheit *Xiao yao san* ist eine der am häufigsten verwendeteten Rezepturen überhaupt. Durch seine Indikation Leber-Milz-Disharmonie behandelt es die Pathologien, die heutzutage bei vielen Patienten vorliegen:
- Eine Leber-Qi-Stagnation durch emotionale Belastungen und Stress.
- Einen Milz-Qi-Mangel durch ungesunde Ernährung oder zu viele gedankliche Aktivität mit konsekutiver Schwächung der Milz und Ansammlung von Nässe in der Mitte.

5. Rhizoma-Gastrodiae- und Ramulus-Uncariae-Dekokt • *Tian ma gou teng yin*

Droge	Dosis	Kategorie	Funktion
Rhizoma Gastrodiae	3–9 g	16	Besänftigt Leber, leitet Wind aus
Ramulus Uncariae	9–12 g	16	Löst Krämpfe, beruhigt Leber-Yang
Concha Haliotidis	9–15 g	16	Verhindert Hochschlagen des Leber-Yang
Fructus Gardeniae	6 g	2.a	Hitze kühlend
Radix Scutellariae	6–9 g	2.c	Hitze-Nässe ableitend
Herba Leonuri	6–9 g	10	Belebt Blut
Radix Achyranthis	6 g	10	Blut belebend, stärkt die Energie von Niere und Leber
Cortex Eucommiae	6 g	12.c	Tonisiert Niere und Leber, beruhigt den Fetus
Ramulus Loranthii	6 g	12.d	Tonisiert Niere und Leber, stärkt Knochen
Caulis Polygoni multiflori	6 g	14.b	Herz stützend, sedierend
Poria	6 g	4	Nässe eliminierend, sedierend

Indikation:
- Hochschlagendes Leber-Yang bei zu Grunde liegender Nieren-Schwäche

Erläuterung:
Das Leber-Yang steigt natürlicherweise zum Funktionskreis Herz nach oben.
Bei dem vorliegenden Rezept wird ein zu vehement und zu rasch aufsteigendes Leber-Yang behandelt. Dieses hochschlagende Leber-Yang führt mitunter zu innerem Leber-Wind. In der oberen Körperhälfte besteht dabei eine Fülle-Situation (Hitze), während im Nierenfunktionskreis eine energetische Leere zu Grunde liegt.

Symptome:
- Kopfschmerzen, Schwindel, Krämpfe oder Zuckungen (Diese Symptome sind in diesem Falle durch ein *hochschlagendes Leber-Yang* bedingt)
- Zittern, Schlaflosigkeit, Unruhe, Hemiplegie, Zittern der Zunge, Taubheitsgefühle in den Extremitäten

Befunde:
- Zungenkörper: rot oder rote Ränder, gel. geschrumpft
- Zungenbelag: unauffälliger Belag, gel. weißlicher-gelblicher oder verminderter Belag
- Puls: drahtig, evtl. beschleunigt, 3. Position meist kraftlos

Rezepturen für Erkrankungen im Funktionskreis Leber

Anwendungsbeispiel:
- Hypertonus
- Kopfschmerzsyndrom, Migräne-Syndrom
- Morbus Parkinson, Trigeminusneuralgie, TIA
- Epilepsie, Aphasie, Apraxie, Apoplex
- LWS-Syndrom

Einordnung des Rhizoma-Gastrodiae- und Ramulus-Uncariae-Dekokt
Tian ma gou teng yin in die *Ba-Gang*-Tabelle:

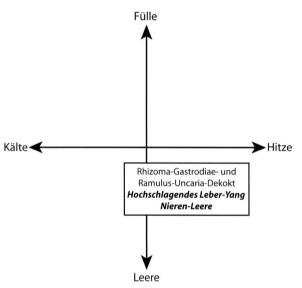

Dieses Rezept richtet sich mit den Hauptarzneien gegen das zu rasch aufsteigende Leber-Yang und besänftigt dieses. Weiterhin wird aber auch eine deutliche Tonisierung besonders des Funktionskreises Niere durchgeführt. Ein großer Teil der Drogen füllt beide Aspekte der Nieren-Energie – das Yin und das Yang – auf.
Daher behandelt es sowohl Fülle- als auch Leere-Aspekte und ebenso Hitze und Kälte.

Kommentierung:

Das Rhizoma-Gastrodiae- und Ramulus-Uncariae-Dekokt ist eine sehr zentrale Rezeptur, wenn es um die Zügelung des hochschlagenden Leber-Yang geht. Da bei diesem Krankheitsbild bereits sehr oft energetische Defizienzen im Bereich der Niere zu finden sind – die nach der Mutter-Sohn-Regel die Leber ja auch unterstützt-, ist dieses Rezept sehr häufig anwendbar, gerade bei etwas älteren Patienten.

6. Radix-Gentianae-Dekokt, das die Leber entlastet
• Long dan xie gan tang

Droge	Dosis	Kategorie	Funktion
Radix Gentianae longdancao	3–9 g	2.c	Leitet Hitze-Nässe aus den Leitbahnen Le und Gb aus, besänftigt Leber-Feuer
Fructus Gardeniae	6 g	2.a	Hitze kühlend
Radix Rehmanniae glutinosae	6 g	2.b	Klärt Hitze, kühlt Blut, Hitze in der Blut-Ebene, Blutungen, Yin befeuchtend
Radix Scutellariae	6–9 g	2.c	Hitze-Nässe ableitend
Radix Angelicae sinensis	12 g	12.b	Nährt und belebt das Blut, hamonisiert die Mens, schmerzstillend
Rhizoma Alismatis	6 g	4	Diurese fördernd, Hitze-Nässe aus dem unteren Erwärmer ausleitend
Semen Plantaginis	6–12 g	4	Diurese fördernd, klärt Hitze, Diarrhö beendend, Augen klärend
Caulis Akebiae	6 g	4	Diurese fördernd, klärt Herz-Hitze: Mundgeschwüre; fördert Laktation
Radix Bupleuri	3–9 g	1.b	Reguliert den Leber-Qi-Fluss
Poria	6 g	4	Nässe eliminierend, sedierend
Radix Glycyrrhizae	3 g	12.a	Mitte stärkend

Indikation:
- Leber-Feuer
- Hitze-Nässe im unteren Erwärmer

Erläuterung:
- Durch äußere oder innere Pathogene kann Hitze bis in einen Funktionskreis eindringen. Eine Stagnation über längere Zeit führt irgendwann auch sehr oft zur Entstehung von Hitze. Eine reine Fülle-Hitze, wie sie hier vorliegt, wird als Leber-Feuer bezeichnet.

Symptome:
- Kopfschmerzen, rotes Gesicht, bitterer Mundgeschmack, trockener Mund, Durst, Obstipation
- Augen gerötet, Augenschmerzen, Ohren geschwollen, Hörminderung, Ohrengeräusche, Schwindel

- Patient ist schlaflos, unruhig, reizbar, cholerisch
- Schmerz an den Rippenbögen
- Tendenz zu Hitze in oberer Körperhälfte oder im Kopf
- Dunkler, trüber Urin, Dysurie
- Ikterus, Schwellung und Juckreiz in der Genitalregion, Leukorrhö, Unfruchtbarkeit durch chron. rez. Unterleibsentzündungen bedingt
- Hitze-Nässe-Ekzeme, besonders im Verlauf der *Shao*-Yang-Leitbahnen, Akne

Befunde:
- Zungenkörper: rot
- Zungenbelag: vermehrter, gelblicher Belag
- Puls: kräftig, drahtig, beschleunigt

Anwendungsbeispiel:
- Kopfschmerzsyndrom, akute Migräne, akute Konjunktivitis, Otitis media, Hörsturz, Tinnitus, Karbunkel des Gehörganges, Glaukom
- Interkostalneuralgie, akute Hepatitis, Herpes zoster, akute Cholecystitis, Hypertonus, akuter Harnwegsinfekt, Prostatitis, Genitalekzeme, Hodenschwellung, Infertilität, Pyelonephritis.

Einordnung des Radix-Gentianae-Dekokt, das die Leber entlastet *Long dan xie gan tang* in die *Ba-Gang*-Tabelle:

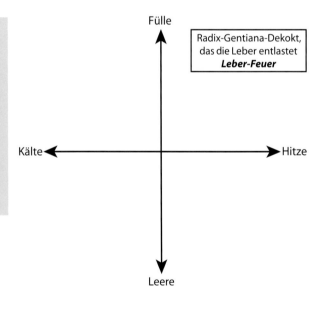

Das Radix-Gentianae-Dekokt, das die Leber entlastet stellt eine reine Fülle-Rezeptur dar. Zudem ist sie eine sehr deutlich kühlende und damit Hitze klärende Arznei. Daher steht sie eindeutig im rechten oberen Quadranten bei Fülle-Hitze.

Rezepturen für Erkrankungen im Funktionskreis Leber

Kommentierung:

Das Radix-Gentianae-Dekokt ist das bevorzugte Rezept zur Therapie des Leber-Feuer. Außerdem behandelt es auch feuchte Hitze in Leber und Gallenblase. Dies geschieht durch die zahlreichen bitteren Arzneien und die überwiegend kühlen bis kalten Diuretika in der Rezeptur.

Zusammenfassung der Therapie für die Leber	
FÜLLE-Muster	
Leber-Qi-Stagnation	Vier-kalte-Extremitäten-Pulver *Si ni san*
	Bupleurum-Dekokt, das die Leber verteilt
	Chai hu shu gan san
Leber-Feuer	Radix-Gentianae-Dekokt, das die Leber entlastet
	Long dan xie gan tang
Kombinierte FÜLLE- LEERE Muster	
Leber-Milz-Disharmonie	Pulver der heiteren Ungebundenheit *Xiao yao san*
Aufsteigendes Leber-Yang	Gastrodia & Uncaria-Dekokt *Tian ma gou teng yin*
LEERE Muster	
Leber-Blut-Mangel	Vier-Sachen-Dekokt *Si wu tang*

E. Rezepturen für Erkrankungen im Funktionskreis Herz

Hauptfunktionen

- Herz ist Residenz des Geistes – *Shen*
- Regiert das Wachen und Schlafen
- Öffnet sich in der sprechenden Zunge
- Kontrolliert und reguliert Blut *Xue* – Zirkulation
- Gewebe: die Blutgefäße

Wichtigste Pathologien des Funktionskreises Herz:

FÜLLE-Muster	LEERE-Muster
Herz-Feuer	Herz-Qi-Mangel (immer mit Milz-Qi Mangel)
Schleim blockiert die Sinnesöffnungen	Herz-Blut-Yin-Mangel
Blut-Stase	

Sensibilität gegenüber pathogenen Faktoren

- Besonders gegenüber Hitze
- Emotionen: besonders Freude, Begierde, zu viele Sinnesreize

Bild des Herzens:

- Traditionell: der König, der Herrscher – agiert kaum – aber lenkt
- Modern: der Fahrer des Autos – agiert kaum – aber lenkt (fährt mit Köpfchen – im Idealfall)

Bedeutung des Funktionskreises Herz

Das Herz in der TCM steht vor allem für den Geist *Shen*. Dieser nimmt alles wahr. Daher berühren auch alle emotionalen Störungen den Geist. Auch übermäßig viele Sinneseindrücke und Reizüberflutung beunruhigen und irritieren den *Shen*. Der Geist manifestiert sich am Glanz der Augen und an der Sprache. Es gibt einige Richtungen der chinesischen Medizin, die die Aussage treffen, dass alle Erkrankungen ihren Ursprung im Geist haben. Auch wenn sich darüber streiten lässt, zeigen solche extremen Positionen zumindest die überragende Bedeutung des Funktionskreises Herz an. Der gesunde Geist ist ruhig. Erkrankungen des Herzens gehen oft mit einer Irritierbarkeit und Beunruhigung des *Shen* einher.
Traditionell heißt es, das Herz wird nicht von äußeren pathogenen Faktoren bedrängt.

Die Rezepturen für den Funktionskreis Herz

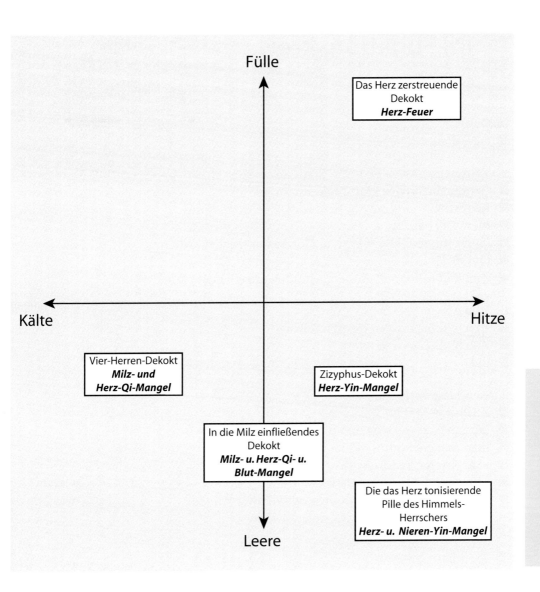

1.   Das Herz zerstreuende Dekokt • *Xie xin tang*

Droge	Dosis	Kategorie	Funktion
Rhizoma Coptidis	3–9 g	2.c	Hitze klärend, dadurch Geist beruhigend
Radix Scutellariae	3–9 g	2.c	Hitze klärend, Nässe eliminierend
Rhizoma Rhei	3–9 g	3.a	Hitze klärend, hinabführend

Indikation:
- Herz-Feuer

Symptome:
- Große Unruhe, Schlaflosigkeit
- Logorrhö
- Manisch, getrieben
- Palpitationen, Herzklopfen, Herzrasen, Tachykardien
- Durst
- Zungenbrennen, Aphthen, Mundulcera

Befunde:
- Zungenkörper: rot bis dunkelrot
- Zungenbelag: gelblich
- Puls: kraftvoll, beschleunigt, evtl. unregelmäßig

Anwendungsbeispiel:
- Psychose, Manie
- Drogenexzess, Drogenentzug
- Insomnia, Schlaflosigkeit
- Herzrhythmusstörungen
- Mundgeschwüre, Aphthen
- Ulzerationen der Mundhöhle oder an der Zunge

Einordnung des Herz zerstreuenden Dekokts *Xie xin tang* in die *Ba-Gang*-Tabelle:

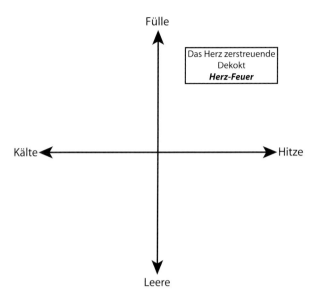

Das Herz zerstreuende Dekokt *Xie xin tang* stellt eine reine Fülle-Rezeptur dar. Zudem ist sie sehr kalt. Daher ist sie sehr deutlich im rechten oberen Quadranten bei Fülle-Hitze eingeordnet.

Kommentierung:

Dieses Dekokt ist das Rezept zur Therapie von Herz-Feuer. Durch die allesamt sehr kalten und bitteren Arzneien wird die Hitze vom Herzen und damit dem Geist *Shen* abgeleitet, nach unten geführt und dort über Darm und Harnwege ausgeleitet. Eine Hitze im Herzen führt immer auch zu innerer Unruhe. Deshalb hat diese Rezeptur auch eine sedierende und Unruhe beseitigende Wirkung.

2.   Semen-Zizyphi-Dekokt • *Suan zao ren tang*

Droge	Dosis	Kategorie	Funktion
Semen Zizyphi	10–15 g	14.b	Geist beruhigend, Herz-Yin nährend
Rhiz. Anemarrhenae	6–9 g	2.a	Hitze, auch Leere Hitze klärend
Poria	6–9 g	4	Nässe eliminierend
Rhizoma Ligustici	6 g	10.a	Blut regulierend
Radix Glycyrrhizae	3 g	12.a	Harmonisierend, Resorption, Verträglichkeit und Geschmack verbessernd

Indikation:
- Herz-Blut- und-Yin-Mangel

Symptome:
- Erschöpfung
- Unruhe, Schlaflosigkeit
- Unkonzentriert, vergesslich
- Palpitationen, Herzklopfen, Herzrasen, Tachykardien
- Durst, Zungenbrennen, Geschwüre der Mundhöhle, Aphthen, Ulzerationen

Befunde:
- Zungenkörper: rot oder rote Spitze
- Zungenbelag: vermindert
- Puls: fein, fadenförmig, beschleunigt, evtl. unregelmäßig

Anwendungsbeispiel:
- Insomnia, Schlaflosigkeit
- Herzrhythmusstörungen
- Mundgeschwüre, Aphthen, Ulzerationen in der Mundhöhle und an der Zunge

Rezepturen im
Funktionskreis Herz

Einordnung des Semen-Zizyphus-Dekoktes in die *Ba-Gang*Tabelle:

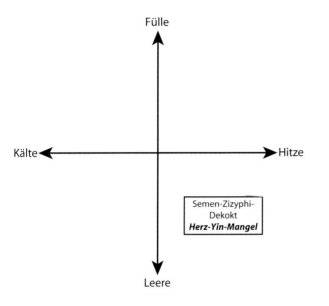

Da das Rezept zum Auffüllen einer Leere gedacht ist, steht es in der unteren Hälfte des Diagrammes. Ein Yin-Mangel präsentiert sich mit Hitze-Symptomen. Dies wird auch Leere-Hitze genannt.

Kommentierung:

Dies ist eines der zentralen Rezepte zur Behandlung von Unruhe und Schlaflosigkeit. Die Ursache ist ein Herz-Blut- und Yin-Mangel, den dieses Dekokt beseitigt und auffüllt. Gleichzeitig klärt sie auch Leere-Hitze und hat eine dynamisierende Wirkung auf die Säfte.

3. In die Milz einfließendes Dekokt
• *Gui pi tang*

Droge	Dosis	Kategorie	Funktion
Radix Ginseng (Rx. Codonopsitis)	2–4 g 3–9 g	12.a	Sedierend, Milz-Qi tonisierend
Radix Astragali	6–9 g	12.a	Milz-Qi tonisierend
Rhizoma Atractyl. macroc.	6–9 g	12.a	Milz-Qi tonisierend
Poria	6–9 g	4	Nässe eliminierend, sedierend
Semen Zizyphi	6–12 g	14.b	Geist beruhigend, Herz-Yin nährend
Radix Polygalae	6–9 g	14.b	Geist beruhigend, Herz-Yin nährend
Arillus Longan	6–9 g	12.b	Blut nährend, Geist beruhigend
Radix Angelicae sinensis	6 g	12.b	Blut nährend und regulierend
Radix Saussureae (Radix Aucklandiae)	6 g	9	Qi regulierend, „seelische Verdauung" fördernd
Rhizoma Zingiberis recens	2 g	1.a	Verträglichkeit verbessernd
Fructus Jujubae	3 g	12.a	Milz-Qi tonisierend, beruhigend
Radix Glycyrrhizae	3 g	12.a	Harmonisierend, Resorption, Verträglichkeit und Geschmack verbessernd

Indikation:
- Milz- und Herz-Qi- und Blut-Mangel

Symptome:
- Erschöpfung, Abgeschlagenheit, weiche Stühle, Verlangen nach Süßem
- Morgendliche Anlaufschwierigkeiten, mühevolles geistiges Arbeiten, Konzentrationsmangel
- Unruhe, Schlaflosigkeit, Vergesslichkeit
- Palpitationen, Herzklopfen, Herzrasen, Tachykardien

Befunde:
- Zungenkörper: blasser Zungenkörper bis auf rote Spitze
- Zungenbelag: normal, kann auch leicht vermehrt oder vermindert sein
- Puls: schlüpfrig, fein, evtl. unregelmäßig

Anwendungsbeispiel:
- Bei massiver langfristiger mentaler Überbeanspruchung, z.B. während Prüfungszeiten, Prüfungsängste, Liebeskummer, nagende Schuldgefühle
- Insomnia, Schlaflosigkeit
- Herzrhythmusstörungen

Rezepturen im Funktionskreis Herz

Einordnung von In die Milz einfließendes Dekokt *Gui pi tang* in die *Ba-Gang*-Tabelle:

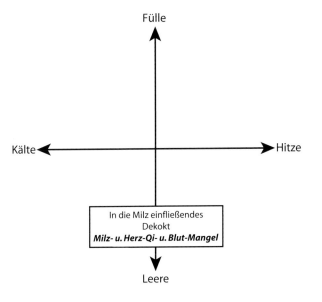

Diese Rezeptur ist eine reine Leere-Arznei zum Tonisieren von Qi und Blut. Dies geschieht vor allem in den Funktionskreisen Herz und Milz.

Kommentierung:

Das *Gui Pi Tang* ist eine der großen konstitutionellen Rezepturen. Sie richtet sich vor allem auf die kombinierte Erschöpfung von Milz und Herz. Nach der Mutter-Sohn-Regel sind diese beiden Funktionskreise eng miteinander verbunden. Daher kommt es häufig zu kombinierten Störungen. Besonders sind ursächlich große mentale Beanspruchungen wie Prüfungssituationen oder Grübeleien und Schuldgefühle nach partnerschaftlichen Trennungen anzusehen.

4. Die das Herz tonisierende Pille des Himmels-Herrschers • *Tian wang bu xin dan*

Droge	Dosis	Kategorie	Funktion
Radix Ophiopogonis	6–9 g	12.d	Yin nährend, Geist beruhigend
Radix Asparagi	6–9 g	12.d	Yin nährend, Geist beruhigend
Radix Rehmanniae praep.	6–9 g	12.b	Blut/Yin nährend, Niere tonisierend
Radix Angelicae sinensis	6 g	12.b	Blut nährend und regulierend
Semen Zizyphi	6–12 g	14.b	Geist beruhigend, Herz-Yin nährend
Radix Polygalae	6–9 g	14.b	Geist beruhigend, Herz-Yin nährend
Semen Biotae	6–9 g	14.b	Geist beruhigend, Herz-Yin nährend
Radix Ginseng (Rx. Codonopsitis)	2–4 g 3–9 g	12.a	Sedierend, Milz-Qi tonisierend
Poria	6–9 g	4	Nässe eliminierend, sedierend
Fructus Schisandrae	6–9 g	13.a	adstringierend, stoppt Yin-Verluste
Radix Salviae miltiorrhizae	6 g	10.a	Blut regulierend
Radix Platycodi	6 g	6.a	Schleim umwandelnd, thorakale Fokussierung der Rezeptur
Radix Glycyrrhizae	3 g	12.a	Harmonisierend, Resorption, Verträglichkeit und Geschmack verbessernd
(Cinnabaris)	weglassen	14.a	Sedierend, absenkend

Indikation:
▪ Herz- und Nieren-Yin-Mangel

Symptome:
▪ Allgemeiner Yin-Mangel:
Große Erschöpfung und Abgeschlagenheit
Rotes Gesicht, inneres Hitzegefühl, Durst, trockene Haut und Schleimhäute, Obstipation, Nachtschweiße

▪ Herz-Yin-Mangel:
große Unruhe, ausgeprägte Schlaflosigkeit, nachlassende geistige Leistungsfähigkeit, Vergesslichkeit, Palpitationen, Herzklopfen, Herzrasen, Tachykardien Zungenbrennen, Geschwüre der Mundhöhle, Aphthen, Ulcerationen

▪ Nieren-Yin-Mangel:
LWS-Beschwerden, Miktionsprobleme, Ohrprobleme, nachlassende Hörfähigkeit, Ohrensausen, Haarausfall

Befunde:
- Zungenkörper: rot, klein, rissig, geschrumpft
- Zungenbelag: vermindert oder fehlend
- Puls: sehr fein, beschleunigt, evtl. oberflächlich, unregelmäßig

Anwendungsbeispiel:
- Ausgeprägte Schlaflosigkeit, Unruhezustände, Herzrhythmusstörungen, geistiger Leistungsabfall

Einordnung der Herz tonisierenden Pille des Himmels-Herrschers in die *Ba-Gang*-Tabelle:

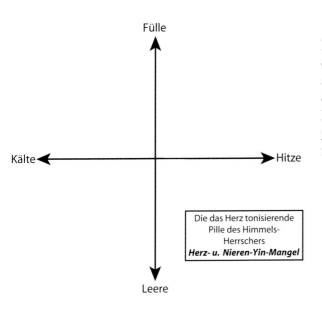

Diese Rezeptur füllt umfassend einen Mangel im Herzen, aber auch in der Niere auf. Es besteht ein Yin-Mangel mit einhergehender Leere-Hitze. Daher gehört dieses Rezept in den rechten unteren Quadranten.

Kommentierung:

Die Pille des Himmels-Herrschers *Tian wang bu xin dan* ist eine der umfangreichsten und wirkungsvollsten Rezepte bei massiver Unruhe und ausgeprägter Schlaflosigkeit auf der Grundlage eines Herz- und auch eines Nieren-Yin-Mangels. Bei diesen Patienten ist das gesamte Körper-Yin geschmälert. Daher bedarf es einer breit angelegten Auffüllung und Nährung bis in die Niere hinein. Damit wird der Geist *Shen* wieder verankert und beruhigt. Gleichzeitig werden damit auch die Vergesslichkeit und die Konzentrationsstörungen gebessert, die mit diesem Krankheitsbild einhergehen.

Zusammenfassung der Therapie für das Herz	
FÜLLE-Muster	
Herz-Feuer	Herz zerstreuendes Dekokt *Xie xin tang*
LEERE Muster	
Herz-Yin Mangel	Semen-Zizyphus-Dekokt *Suan zao ren tang*
Herz- und Milz-Qi- und Blut-Mangel	In die Milz einfließendes Dekokt *Gui pi tang*
Herz- und Nieren-Yin-Mangel	Pille des Himmels-Herrschers *Tian wang bu xin dan*

F. Rezepturen für Erkrankungen des Blutes

Hauptfunktionen

Die Nährung
- der Organe
- der Gewebe
- dcs Geistes
- des Säuglings
  (*xue* ist auch die Muttermilch)

Wichtigste Pathologien des *Xue*

- Blut-Mangel
- Blut-Stase
- Blut-Hitze

Sensibilität gegenüber pathogenen Faktoren

- Hitze, Trockenheit, Wind, Kälte
- Zermürbende Selbstzweifel, Minderwertigkeitgefühle

Wirkung der einzelnen pathogenen Faktoren auf das Blut

- Hitze: Trocknet die Säfte, kann ins Blut eindringen → Blut-Hitze

- Trockenheit: Mindert die Säfte

- Wind: Dringt besonders bei Blut-Mangel tief ein (Blut-Ebene ist tief im Innen). Ist das Blut reichlich vorhanden, dringt Wind in die Oberfläche ein → es kommt zu dem klassischen Erkältungsinfekt.
  Besteht in der Tiefe eine Leere, ein Vakuum durch Blut-Mangel, kann der Wind direkt nach Innen vordringen: → es kann z.B. zu einem rheumatischen oder dermatologischen Krankheitsbild kommen.

- Kälte: Kälte bringt Qi- und Blut-Fluss zum Stocken oder gar zum Erliegen. Das Resultat sind Schmerzen.
  Viele Schmerzzustände werden durch Kälte verschlechtert.

- Typische Schmerzbilder durch Blut-Stase sind:
  Dysmenorrhö, manche Formen von LWS-Syndromen und Angina pectoris. Alle diese Patienten fürchten meistens die Kälte und fühlen sich durch Wärme gebcssert.

■ Innere Pathogene:
Emotionale Belastungen, die mit Selbstzweifeln oder Minderwertigkeitsgefühlen einhergehen, können das Blut vermindern oder sind umgekehrt Ausdruck eines Blut-Mangels.

Produktion des Blutes:

Bei der Produktion des Blutes sind im Grunde alle fünf Funktionskreise beteiligt.

■ Milz: Die Milz extrahiert aus der Nahrung Qi und die klaren Säfte. Dies könnte man auch als Vor-Bestandteile der *Xue*-Produktion ansehen. Nur wenn genügend Qi und geklärte Säfte ständig erneut aus unserer Nahrung gewonnen werden, kann der Körper auch genügend Blut herstellen.

■ Lunge: Die Lunge ist ebenfalls an der Produktion von Qi beteiligt. Auch sie nimmt – wie die Milz die Nahrung – Energie in Form von unserer Atemluft (im indischen Prana, im griechischen Pneuma) auf. Zudem kontrolliert sie die Blutgefäße.

■ Niere: Die Niere unterstützt die Milz durch das Minister-Feuer und das Ursprungs-Qi. Damit liefert sie der Umwandlungsstätte Milz die aktiven, warmen Energien, die diese für ihre Aufgabe der Transformation der Nahrung in Energie braucht.

■ Leber: In der Leber wird das Blut gespeichert. Die Leber ist für das harmonische Fließen der Energie des Körpers – und damit für den Fluss von Qi und *Xue* – verantwortlich. Dazu gehört auch, das Blut zum richtigen Zeitpunkt zu sammeln, zu speichern und wieder abzugeben. Dies geschieht auch im Tag-Nacht-Rhythmus und während der Menstruation. Daher liegen viele Menschen auch gerne auf der rechten Seite, da sich dann das Blut leicht am tiefsten Punkt in der Leber sammeln kann. Daher haben fast alle Menstruationsbeschwerden auch etwas mit dem Funktionskreis Leber zu tun.

■ Herz: Das Herz regiert das Blut und die Blut-Zirkulation.

Bild des Blutes:

■ Traditionell: Die Mutter – das Blut *Xue* auch „Mutter des Qi" genannt.
■ Modern: Die verfeinerte stoffliche Form der Energie, wie z. B. nach petrochemischen Verfahren aus Rohöl hochverfeinerte Schmier- und Treibstoffe gewonnen werden. Diese verfeinerten Flüssigkeiten oder „Säfte" ähneln in gewisser Weise dem Blut.

Folgendes Schaubild soll die physiologischen Vorstellungen der TCM bezüglich der Produktion des Blutes verdeutlichen:

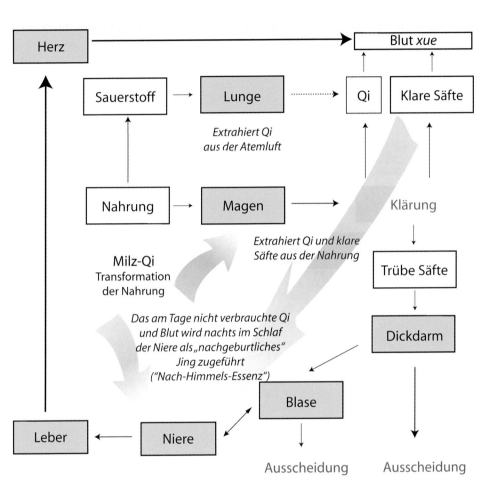

Die Rezepturen für Erkrankungen des Blutes

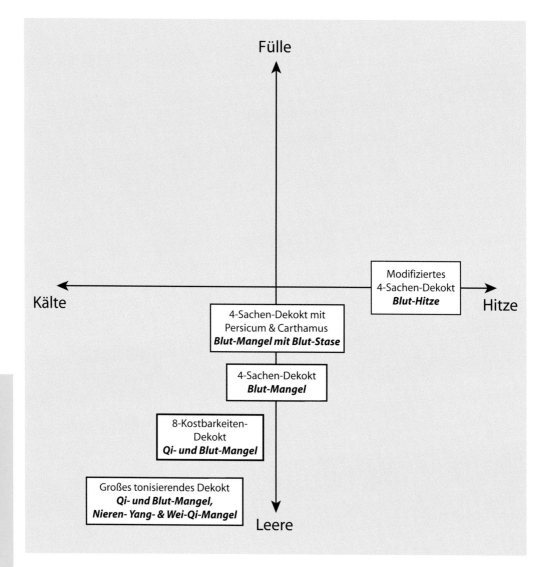

1. 4-Sachen-Dekokt • *Si wu tang*

Droge	Dosis	Kategorie	Funktion
Rad. Rehmanniae praeparatae	6–12 g	12.b	Nieren- und Leber Blut und Yin nährend
Radix Angelicae sinensis	6–9 g	12.b	Blut nährend, dynamisierend, die Mens harmonisierend
Radix Paeoniae lactiflorae	6–9 g	12.b	Blut nährend, Leber „erweichend"
Rhizoma Ligustici	6 g	10.a	Qi und Blut regulierend

Indikation:
- Blut-Mangel

Patiententypus:
- Mit einem Mangel an Blut fehlt die nährende Instanz. Es kommt zu trophischen Störungen in verschiedenen Bereichen. Die Haut und der Teint wirken fahl, glanzlos und welk.

Symptome:
- Erschöpfung, Blässe, fahler, glanzloser, leicht gelblicher Teint
- Unruhe, Nervosität,vermindertes Selbstbewusstsein und nagende Selbstzweifel
- Trophische Störungen:
  Trockene Haut, brüchige Nägel, Haarausfall
  Neigung zu Obstipation, Muskelkrämpfen, Parästhesien,
  verschwommenes Sehen und abendliche Sehverschlechterung

- Gynäkologische Beschwerden:
  Schwache oder ausbleibende Regelblutung oder zu starke Menstruation

Befunde:
- Zungenkörper: blass, geschrumpft
- Zungenbelag: o.B. bis vermindert
- Puls: fein, kraftlos

Anwendungsbeispiel:
- Nervöse Erschöpfungszustände
- Rekonvaleszenz
- Postoperative Zustände
- Postpartale Erschöpfung, prophylaktisch nach der Geburt
- Amenorrhö
- Wochenbett-Depression

Rezepturen für
Erkrankungen des Blutes

Einordnung des 4-Sachen-Dekoktes *Si wu tang* in die *Ba-Gang*-Tabelle:

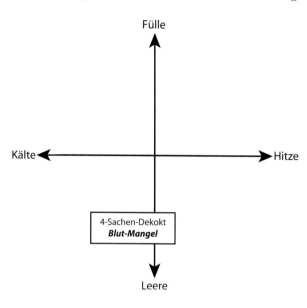

Das Rezept ist zum Auffüllen einer Blut-Leere. Leichter Blut-Mangel geht mit einer Kälte-empfindlichkeit einher. Ein schwerer Blut-Mangel affiziert auch das Yin mit . Daher kommt es bei zunehmendem Blut-Mangel – ab einem bestimmten Schweregrad – zu einem relativen inneren Wärmegefühl.

Kommentierung:

Das 4-Sachen-Dekokt *Si wu tang* ist die zentrale Basis-Rezeptur für alle Pathologien zum Thema Blut *Xue*. In einfachen, unkomplizierten Fällen verwenden wir das Grundrezept. In komplexeren Situationen wird das 4-Sachen-Dekokt durch Erweiterung und/oder Modifikation den entsprechenden Erfordernissen angepasst. Nach einer Entbindung befindet sich die weibliche Physiologie immer für einige Wochen in einem temporären Blut-Mangel. Daher wird dies Rezept oft als nachgeburtliche Tonisierung verordnet, um die Säfte rasch wieder aufzufüllen. Damit fühlen sich die Frauen erheblich besser, auch von der Stimmungslage her, und es schützt vor dem Eindringen von Wind-Erkankungen in die tieferen Bereiche des Organismus. Außerdem kommt es natürlich auch der Milchbildung zugute.

Rezepturen für
Erkrankungen des Blutes

2.   8-Kostbarkeiten-Dekokt • *Ba zhen tang*

Droge	Dosis	Kategorie	Funktion
Radix Ginseng → (Radix Codonopsitis)	3 g 9 g	 12.a	Milz-Qi tonisierend
Rhiz. Atractylodis macroc.	9 g	12.a	Milz-Qi tonisierend Nässe eliminierend
Poria	6 g	4	Nässe eliminierend
Radix Glycyrrhizae	3 g	12.a	Harmonisierend, Resorption, Verträglichkeit verbessernd
Rad. Rehmanniae praep.	6–9 g	12.b	Nieren- und Leber-Blut und Yin nährend
Radix Angelicae sinensis	6–9 g	12.b	Blut nährend, dynamisierend, die Mens harmonisierend
Radix Paeoniae lactiflorae	6–9 g	12.b	Blut nährend, Leber „erweichend"
Rhizoma Ligustici	6 g	10.a	Qi und Blut regulierend

Indikation:
- Qi- und Blut-Mangel

Symptome:
- Ausgeprägte Erschöpfung, Blässe, fahler, glanzloser, leicht gelblicher Teint, Unruhe, Nervosität

- Trophische Störungen:
  Trockene Haut, brüchige Nägel, Haarausfall

- Je nachdem, ob der Qi-Mangel oder der Blut-Mangel ausgeprägter ist:
  Neigung zu weichen Stühlen oder zu Obstipation
  Muskelkrämpfe, Parästhesien, abendliche Sehverschlechterung

- Gynäkologische Beschwerden:
  Schwache oder ausbleibende Regelblutung oder zu starke Mens

Befunde:
- Zungenkörper: blass, Form hängt von der überwiegenden Leere ab:
  bei ausgeprägterem Qi-Mangel: gedunsen
  bei überwiegendem Blut-Mangel: geschrumpft
- Zungenbelag: o.B. bis vermindert
- Puls: fein, kraftlos

Rezepturen für
Erkrankungen des Blutes

Anwendungsbeispiel:
- Ausgeprägte Erschöpfungszustände
- Rekonvaleszenz
- Postoperative Zustände
- Nach anstrengender Geburt
- Amenorrhö, Kachexie

Einordnung des 8-Kostbarkeiten-Dekokts *Ba zhen tang* in die *Ba-Gang*-Tabelle:

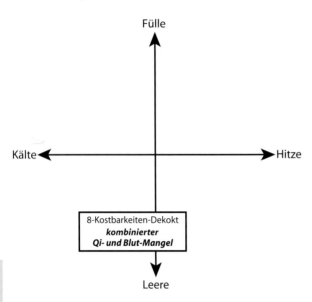

Das 8-Kostbarkeiten-Dekokt *Ba zhen tang* tonisiert nicht nur Blut, sondern auch das Qi. Dies stellt eine ausgeprägtere Form der Schöpfung und Leere dar. Daher ist diese Rezeptur weiter nach unten in Richtung Leere angesiedelt.

Kommentierung:

Das 8-Kostbarkeiten-Dekokt *Ba zhen tang* ist eine Kombination aus den beiden Grundrezepturen für Blut- und den Milz-Qi-Mangel. Es enthält das
- 4-Herren-Dekokt *Si jun zi tang*
- und das 4-Sachen-Dekokt *Si wu tang*.

3. Großes tonisierendes Dekokt
• Shi quan ta bu tang

Droge	Dosis	Kategorie	Funktion
Radix Ginseng → (Radix Codonopsitis)	3 g 9 g	12.a	Milz-Qi tonisierend
Rhiz. Atractylodis macroc.	9 g	12.a	Milz-Qi tonisierend Nässe eliminierend
Poria	6 g	4	Nässe eliminierend
+ Radix Astragali	9 g	12.a	Milz-Qi tonisierend
+ Cortex Cinnamomi	4–6 g	11	Nieren-Yang tonisierend
Radix Glycyrrhizae	3 g	12.a	Harmonisierend, Resorption, Verträglichkeit verbessernd
Rad. Rehmanniae praep.	6–9 g	12.b	Nieren- und Leber-Blut und Yin nährend
Radix Angelicae sinensis	6–9 g	12.b	Blut nährend, dynamisierend, die Mens harmonisierend
Radix Paeoniae lactiflorae	6–9 g	12.b	Blut nährend, Leber „erweichend"
Rhizoma Ligustici	6 g	10.a	Qi und Blut regulierend

Indikation:
- Qi- und Blut-Mangel – gleichzeitig wird mit diesem Rezept auch noch stärker *Wei-Qi* und Nieren-Yang tonisiert

Symptome:
- Erschöpfung, Blässe, fahler, glanzloser, leicht gelblicher Teint, unruhig, nervös
- Trophische Störungen: trockene Haut, brüchige Nägel, Haarausfall
- Infektanfälligkeit, vermehrtes Schwitzen,
- LWS-Beschwerden, kalte Beine oder Füße,
- Muskelkrämpfe, Parästhesien,
- abendliche Sehverschlechterung,
- Schwache oder ausbleibende Regelblutung

Befunde:
- Zungenkörper: blass, geschrumpft
- Zungenbelag: ohne Belag bis vermindert
- Puls: fein, kraftlos

Anwendungsbeispiel:
- Große Erschöpfung, postoperative Zustände, Rekonvaleszenz nach langer Krankheit
- Nach schwerer Geburt, Amenorrhö
- Infektneigung, vermehrte Schweiße

Einordnung des Großen tonisierenden Dekokts *Shi quan ta bu tang* in die *Ba-Gang*-Tabelle:

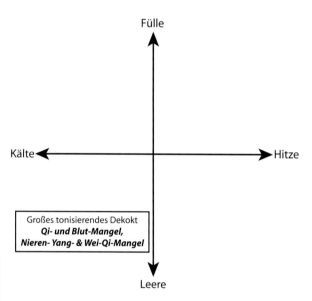

Das Große tonisierende Dekokt tonisiert Qi und Blut und zusätzlich – im Gegensatz zum 8-Kostbarkeiten-Dekokt – auch noch mit dem heißen Cortex Cinnamomi das Nieren-Yang und mittels des Astragali das *Wei*-Qi. Dies stellt eine nochmals ausgeprägtere Form der Leere da. Daher ist diese Arznei am unteren Ende der Tabelle eingetragen. Da sie auch wärmer geworden ist, kann sie noch mehr Patienten mit inneren Kälte-Symptomen behandeln.

Kommentierung:

Diese Rezeptur tonisiert, nachhaltig einen Qi- und Blut-Mangel. Zusätzlich wird mit diesem Rezept auch noch stärker *Wei*-Qi und Nieren-Yang tonisiert als dies bei dem 8-Kostbarkeiten-Dekokt der Fall ist.

Das Große tonisierende Dekokt ist eine Kombination aus dem 8-Kostbarkeiten-Dekokt *Ba zhen tang* und zwei hinzugefügten Arzneidrogen:
- Cortex Cinnamomi *Rou Gui*
- Radix Astragali *Huang Qi*

4. 4-Sachen-Dekokt mit Persicum und Carthami
• *Tao hong si wu tang*

Droge	Dosis	Kategorie	Funktion
Radix Rehmanniae praep.	6–12 g	12.b	Nieren- und Leber-Blut und Yin nährend
Radix Angelicae sinensis	6–9 g	12.b	Blut nährend, dynamisierend, die Mens harmonisierend
Radix Paeoniae lactiflorae	6–9 g	12.b	Blut nährend, Leber „erweichend"
Rhizoma Ligustici	6 g	10.a	Qi und Blut regulierend
Semen Persicae	6 g	10.a	Blut regulierend
Flos Carthami	6 g	10.a	Blut regulierend

Indikation:
■ Blut-Mangel mit Blut-Stase

Symptome:
■ Erschöpfung, Blässe, fahler, glanzloser, leicht gelblicher Teint
■ Unruhe, Nervosität

■ Trophische Störungen: trockene Haut, brüchige Nägel, Haarausfall
■ Gynäkologische Beschwerden: schwache oder ausbleibende Regelblutung oder zu starke Mens, schmerzhafte Regelblutung, klumpiges, livides Menstrualblut,
■ Neigung zu Obstipation, Muskelkrämpfe, Parästhesien, abendliche Sehverschlechterung
■ LWS-Schmerzen

Befunde:
■ Zungenkörper: blass, livide, geschrumpft, evtl. gestaute Zungengrundvenen
■ Zungenbelag: ohne Befund bis vermindert
■ Puls: fein, kraftlos

Anwendungsbeispiel:
■ Nervöse Erschöpfung mit Dysmenorrhö
■ Schmerzzustände nach gynäkologischen Eingriffen und Operationen
■ Schmerzen nach der Entbindung

Rezepturen für
Erkrankungen des Blutes

Einordnung des 4-Sachen-Dekokts mit Persicum und Carthami *Tao hong si wu tang* in die *Ba-Gang*-Tabelle:

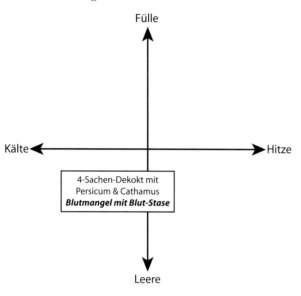

Das 4-Sachen-Dekokt mit Persicum und Carthami *Tao hong si wu tang* tonisiert aufgrund des Basisrezeptes das Blut. Mit den zusätzlich enthaltenden Drogen hebt es Blut-Stasen auf und reguliert das *Xue*.

Kommentierung:

Das 4-Sachen-Dekokt mit Persicum und Carthami ist eine Blut nährende und Blut bewegende Arznei. Ihr Haupteinsatzgebiet sind gynäkologische Erkrankungen. Bei vielen Patientinnen kommen diese beiden Pathologien – Blut-Mangel und Blut-Stase – gemeinsam vor. Die Symptomatik ist neben der nervösen Erschöpfung und dabei immer vorhandene Schmerzsymptomatik.

Das 4-Sachen-Dekokt mit Persicum und Carthami ist eine Erweiterung des 4-Sachen-Dekokt *Si wu tang* mit zwei hinzugefügten Arzneidrogen:
- Semen Persicae *Tao Ren*
- Flos Carthami *Hong Hua*

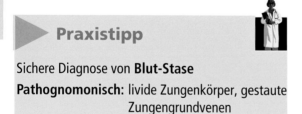

Praxistipp

Sichere Diagnose von **Blut-Stase**

Pathognomonisch: livide Zungenkörper, gestaute Zungengrundvenen

5.   Modifiziertes 4-Sachen-Dekokt • *Si wu tang*

Droge	Dosis	Kategorie	Funktion
Rad. Rehmanniae glutinosae	6–12 g	2.b	Blut kühlend
Radix Paeoniae rubrae	6–9 g	2.b	Blut kühlend
Radix Angelicae sinensis	6–9 g	12.b	Blut nährend, dynamisierend, die Mens harmonisierend
Rhizoma Ligustici	6 g	10.a	Qi und Blut regulierend

Indikation:
- Blut-Hitze

Symptome:
- Blutungen, innere Hitzegefühle
- Gynäkologische Beschwerden: gynäkologische Blutungen, zu schwache oder zu starke Mens, Ziehen und Schmerz bei der Regelblutung, Zwischen- oder Schmierblutungen,
- Hauterkrankungen mit trockener Haut, Juckreiz und Neigung zu Blutungen
- Blut im Stuhl

- Allgemeine Zeichen und Symptome des Blut-Mangels können begleitend auftreten: Erschöpfung, Blässe, fahler, glanzloser, leicht gelblicher Teint, Unruhe, Nervosität, trophische Störungen wie brüchige Nägel, Haarausfall, Neigung zu Obstipation, Muskelkrämpfe, Parästhesien, abendliche Sehverschlechterung

Befunde:
- Zungenkörper: dunkelrot, evtl. geschrumpft,
- Zungenbelag: normal bis vermindert
- Puls: fein, fadenförmig, beschleunigt

Anwendungsbeispiel:
- Blutungen aus Uterus oder dem Darm
- Hauterkrankungen mit roten, leicht blutenden Effloreszenzen

Einordnung des modifizierten 4-Sachen-Dekokts *Si wu tang* in die *Ba-Gang*-Tabelle:

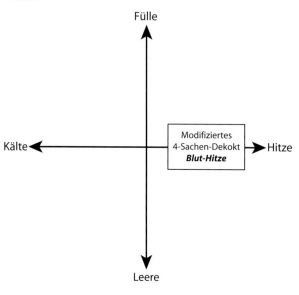

Das Modifizierte 4-Sachen-Dekokt ist deutlich kälter als die Grundrezeptur. Daher steht sie auch eindeutig auf der rechten Seite der Tabelle. Gleichzeitig hat die Rezeptur aber noch befeuchtende und Blut nährende Eigenschaften.

Kommentierung:

Das Modifizierte 4-Sachen-Dekokt ensteht durch den Austausch der beiden Blut nährenden Arzneien Rehmannia praeparatae und Paeonia lactiflora aus der Gruppe 12.b durch die kühleren Drogen der Gruppe 2.b:

■ Radix Rehmanniae glutinosae *Sheng Di Huang*
■ Radix Paeoniae rubrae *Chi Shao*

Blut-Hitze kann sich durch Blutungen und/oder dermatologiche Erkankungen ausdrücken. Daher kann diese Rezeptur auch als Grundlage für weitere auf den jeweiligen Haut-Patienten angepasste Rezepturen dienen.

Zusammenfassung der Therapie für das Blut Xue	
Kombinierte FÜLLE-LEERE-Muster	
Blut-Stase	4-Sachen-Dekokt mit Persicae & Carthami *Tao hong si wu tang*
Blut-Hitze	Modifiziertes 4-Sachen-Dekokt *Si wu tang*
LEERE-Muster	
Blut-Mangel	4-Sachen-Dekokt *Si wu tang*
Kombinierter Qi- und Blut-Mangel	8-Kostbarkeiten-Dekokt *Ba zhen tang*
Qi- und Blut- und Wei-Qi und Nieren-Yang-Mangel	Großes tonisierendes Dekokt *Shi quan ta bu tang*

IV. Fallbeispiele

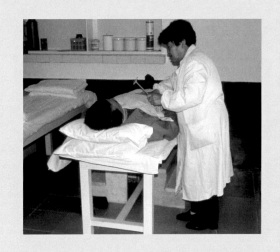

1. Casus:　Herr P., Hans-Joachim – 54 J.

Hauptbeschwerden:
- Seit 10 Jahren Oberbauchbeschwerden im Epigastrium
- Brennend
- Zeitweise in linken Oberbauch ausstrahlend
- beim Bücken und
- Nachmittags schlechter
- Meteorismus, besonders morgens
- Bisherige Dauermedikation: Omeprazol – jedoch keine Besserung der Beschwerden
- Psychotherapie wegen psychischer Verstimmung
- Erheblicher Stress durch beruflich leitende Position
- Schmerz sei aber unabhängig vom Stress

Allgemeinsymptome:
- Abgeschlagenheit
- Warme Speisen bevorzugt
- Schweißneigung am Tage
- Heller, klarer Urin
- Allgemeine innere Unruhe
- Durchschlafstörung
- Frühmorgendliches Erwachen

Befunde:
- Zungenkörper:　eher blass
　　　　　　　　　rote Ränder, rote Spitze
　　　　　　　　　gedunsen
- Zungenbelag:　vermehrt, weißlich-gelblich
- Puls:　　　　　schlüpfrig

TCM-Diagnose:
- 1. Nässe – Schleim-Akkumulation
- 2. Magen-Qi-Stagnation → Magen-Hitze
- 3. Leber greift Magen an
  – Leber-Milz-/Magen-Dysharmonie

Therapievorschlag:
- Nässe eliminieren / Schleim transformieren
- Leber- und Milz/Magen harmonisieren
- Magen-Qi regulieren, absenken und kühlen

■ **Akupunktur:**
(Punkte wurden – nicht alle gleichzeitig verwendet, sondern im Verlauf)

Ma 36	Ben-Element-Punkt
Ma 34	Xi-Spalt-Punkt
Ma 44	Kühlt Hitze
Ma 40	Nässe eliminierend
MP 9	Nässe eliminierend
Le 14	Entspannt Leber und stabilisiert Magen
MP 6	*San yin yao*-Treffen der 3 Yin
Ren 12	Mu-Punkt-Magen – senkt Magen-Qi ab
Ren 14	Mu-Herz – beruhigt
Bl 20	Shu-Punkt der Milz
Ren 6	*Qi hai*-Meer der Energie
Le 3 mit Di 4	Reguliert Leber Qi und Blut
Pc 6	Reguliert Qi im Oberbauch und Leber-Qi

■ **Arzneimitteltherapie:**

Rezeptur (mit Modifikationen auf diesen Patienten bezogen):

Zweifach behandeltes Dekokt – *Er Chen Tang*

Rhizoma Pinelliae	8 g
Pericarpium Aurantii	8 g
Poria	7 g
Rhiz. Atractylodis mac.	8 g
Ocherum rubrum	3 g
Fructus Citri immaturi	6 g
Fructus Gardeniae	4 g
Fructus Amomi	6 g
Radix Glycyrrhizae	3 g

■ **Empfehlungen bezüglich Diätetik:**

Abends eher leichtere Kost – nicht zu spät gegessen
Heißwasser-Trinkkur: zwischen den Mahlzeiten über den Tag verteilt
10 Minuten abgekochtes heißes Wasser schluckweise trinken

Milz / Magen stärkend:
Gekochtes Getreide: bes. Hirse, Buchweizen, Gerste, Karotte
Hülsenfrüchte inkl. Tofu (nur erwärmt), leicht verdauliches,
mageres Fleisch, Huhn

Meide: rohe, kalte und Nässe produzierende Nahrung wie zu viel Süßes, zu viele
Milchprodukte, fettes Fleisch, Rohkost im Übermaß

■ **Verlauf:**

Allmähliche Besserung der Oberbauchbeschwerden. Nach vier Wochen sind diese zu 70% gebessert. Dann Wechsel der Rezeptur:

Erweitertes Pulver der heiteren Ungebundenheit – *Jia wei xiao yao san*
(mit Modifikationen auf diesen Patienten bezogen):

Radix Bupleuri	6 g
Radix Paeoniae lactiflorae	9 g
Rhizoma Atractylodes macro.	8 g
Poria	7 g
Fructus Gardeniae	4 g
Radix Glycyrrhizae	3 g

Diese Rezeptur berücksichtigt stärker die Leber-Qi-Stagnation. Damit wird jetzt auch das seelische Befinden deutlich und zunehmend besser. Nach weiteren vier Wochen Abschluss der Behandlung. Patient fühlt sich nach eigener Einschätzung um 90% gebessert hinsichtlich des körperlichen und psychischen Allgemeinbefindens.

2. Casus: Frau Z., Stefanie – 20 J.

Hauptbeschwerden:
- Blut und auch etwas Schleim im Stuhl
- Stuhlgang ist geformt, in etwa täglich
- Gel. vor Stuhlentleerung Schmerzen, die dadurch gebessert werden
- Auch etwas Blähneigung
- Beginn vor 2 Jahren bei Griechenland-Urlaub
- Damals auch nur Blut ohne Diarrhö

Weitere Symptome:
- Beruf: War damals stressreiche Zeit mit vielen Prüfungen hintereinander
- Jetzt keine Probleme, macht sich jedoch viele Gedanken
- Bisherige Dauermedikation:
- Salofalk Tabl. und Supp.; Entocort bei Bedarf
- Pille

Vorgeschichte:
- Patientin hatte ekzematöse Hautveränderungen am Hals und an den Ellen-beugen bemerkt, die jetzt verschwunden sind

Allgemeinsymptome:
- Leicht abgeschlagen
- Warme Speisen und Getränke deutlich bevorzugt
- Eher Neigung zu innerer Kälte
- Heller, klarer Urin
- Schmerzhafte und starke Regel ohne Pille (derzeit Pille – damit besser)

Befunde:
- Zungenkörper: blass
                  rote Ränder und leicht an den Seiten „aufgerollt"
- Form: o.B.
- Zungenbelag: o.B.
- Puls: leicht gespannt

TCM-Diagnose:
- 1. Hitze – Nässe – im unteren Erwärmer
- 2. Tendenz zu Blut-Mangel
- (Blasser Zungenkörper ohne Gedunsenheit weist bei Frauen fast immer auf einen Blut-Mangel hin)
- 3. Qi-Stagnation / Tendenz zu Blut-Stase!

Therapievorschlag:
- Hitze klären und Nässe eliminieren
- Blut nähren und regulieren
- **Akupunktur:**
  (Punkte wurden – nicht alle gleichzeitig verwendet, sondern im Verlauf)
  MP 1 und Le 1 bei Darmbluten (Cave: etwas schmerzhaft)
  MP 3
  MP 15
  Ma 37 und Ma 39 (unterer He-Punkt Di und Dü)
  MP 6 (*San yin yao*-Treffen der 3 Yin)
  Bl 20 (Shu-Punkt der Milz)
  Ma 21
  Ma 25
  Ren 3, 4, 6
  Bl 25
  Le 3 mit Di 4 (reguliert Leber Qi und Blut)
  3E 6
  Du 20

- **Arzneimitteltherapie:**
  Verstärktes Pulver der heiteren Ungebundenheit- *modifiziert*
  Jia wei *xiao yao san*

Radix Bupleuri	6 g
Radix Paeoniae lact.	9 g
Radix Angelicae sin.	3 g
Rhiz. Atractylodis mac.	6 g
Poria	6 g
Cortex Moutan	5 g
Cortex Phellodendri	5 g
Rhiz. Ligustici	5 g
Pollen Typhae	8 g
Rx. Glycyrrhizae	3 g

- **Empfehlungen bezüglich Diätetik:**
  Abends eher leichtere Kost – nicht zu spät gegessen
  Heißwasser-Trinkkur: zwischen den Mahlzeiten über den Tag verteilt; 10 Min. abgekochtes heißes Wasser schluckweise trinken
  Milz stärkend:
  Gekochtes Getreide: bes. Hirse, Gerste, Karotte, Hülsenfrüchte inkl. Tofu (nur erwärmt), besonders empfehlenswert ist der Buchweizen, der auch feuchte Hitze im Darm verhindert.
  Blut nährend:
  Leicht verdauliches Eiweiß sollte auch genügend gegessen werden. Geflügel, Hühnersuppe, Fisch etc.

Meide: rohe, kalte und Nässe produzierende Nahrung wie zu viel Süßes, zu viele Milchprodukte, fettes Fleisch, Rohkost im Übermaß, Übermaß an Hitze erzeugender Nahrung wie scharfe Gewürze, energetisch sehr warme Speisen wie Lamm, Forelle und Rotwein

■ **Verlauf:**

Zuerst zögerlich Abnahme der Blut-, dann auch der Schleimbeimengungen im Stuhl. Aber zügige Besserung des Allgemeinbefindens, was sich relativ häufig so darstellt. Nach 2 x 2 Wochen Wechsel der Rezeptur:

Pulver der heiteren Ungebundenheit *modifiziert*
Xiao yao san

Radix Bupleuri	6 g
Radix Paeoniae lact.	7 g
Radix Angelicae sin.	5 g
Rhiz. Atractylodis mac.	6 g
Poria	6 g
Cortex Moutan	2 g
Cortex Phellodendri	2 g
Radix Glycyrrhizae	3 g

Diese Rezeptur ist jetzt weniger kühlend. Die Hitze klärende Droge – Cortex Moutan *Mudanpi* – und die Hitze-Nässe reduzierenden Drogen – Cortex Phellodendri *Huang Bai* – wurden reduziert. Die Blut bewegenden – Rhizoma Ligustici *Chuan Xiong* – und Blutungen stillenden Kräuter – Pollen Typhae *Pu Huang* – konnten bereits weggelassen werden. Der Stuhlgang ist jetzt geformt und weit gehend normalisiert, weshalb jetzt auch die Radix Angelicae sinensis vorsichtig etwas höher dosiert werden konnte. Nach weiteren drei Wochen bei weitestgehender Beschwerdefreiheit Abschluss der Behandlung.

3. Casus: Herr Dr. W. – 43 J.

Hauptbeschwerden:
- Infertitilität
- Spermiogramme sind wechselhaft ausgefallen, mitunter aber schlechte Ergebnisse mit erniedrigter Spermienzahl und Beweglichkeit (aber kein konstanter pathologischer Befund)
- Mehrere Versuche künstlicher Insemination sind fehlgeschlagen
- Daher hat das Ehepaar jetzt alle eingreifenden Maßnahmen abgebrochen, auch um sich von dem enormen psychischen Druck zu befreien

Nebenbeschwerden:
- Rezidivierende LWS-Beschwerden, schlechter beim Bücken und Aufstehen
- Häufig Kopfschmerzen, die vom Nacken zum Hinterkopf aufsteigen
- Starke Nackenverspannungen
- Tinnitus
- 1996 Bandscheibenvorfall

Lebensgewohnheiten:
- Vier Tassen Kaffee am Tag, gel. Rotwein (wenig), kein Nikotin
- Gel. Sport und Krankengymnastik

Sonstiges
- **Beruf:** Als Jurist in einer Bank, hoher Druck
- **Dauermedikation:** keine

Allgemeinsymptome:
- Nicht besonders abgeschlagen
- Eher Neigung zu innerer Wärme
- Trockene Haut
- Reichlicher, heller, klarer und häufiger Urin
- Trockene Augen
- Stimmungen auffallend wechselhaft
- Lebhafte Träume

Befunde:
- Zungenkörper: Farbe o.B., aber Spitze rot
- Zungenbelag: o.B.
- Puls: 3. Position (Nieren-Pulse) beidseits stark abgeschwächt palpabel

TCM-Diagnose:
- 1. Energetischer Mangel im Nieren- und Leber-Bereich
- 2. Leber-Qi-Stagnation

Therapievorschlag:
- Nieren- und Leber-Energie stützen
- Leber regulieren und entspannen
- **Akupunktur:**
  (Punkte zur Auswahl wurden nicht alle gleichzeitig verwendet, sondern im Verlauf)

Ren 6	Stärkt und verankert die Energie im unteren Erwärmer
Ren 4	Tonisiert die Niere
Du 4	Tonisiert die Niere
Ni 7	Tonisiert die Niere
Ni 6	Tonisiert die Niere
Ni 3	Yuan-Punkt – tonisiert die Niere
Bl 23	Tonisiert stark die Niere und besonders Nieren-Yang
Le 8	Tonisierungs-Punkt – tonisiert die Leber
He 7	Yuan-Quell-Punkt
Ma 36	Ben-Element-Punkt
MP 6	*San yin yao*-Treffen der 3 Yin
Ma 30	Kreuzungspunkte mit *Chong Mai*
Ni 11	Kreuzungspunkte mit *Chong Mai*
Le 3 mit Di 4	Reguliert die Emotionen

- **Arzneimitteltherapie:**

Rehmannia-Pille der sechs Geschmacksrichtungen *Liu wei di huang wan* (mit Modifikationen auf diesen Patienten bezogen):

Rhizoma Rehmanniae praep.	12 g
Fructus Corni	6 g
Cortex Moutan	6 g
Rhizoma Alismatis	6 g
Rhizoma Dioscoreae	6 g
Poria	6 g
Radix Glycyrrhizae	3 g
+ Cortex Cinnamomi	6 g
+ Semen Cuscutae	6 g
+ Fructus Cnidii	8 g

■ **Diätetik:**
Für das Nieren-Yang:
Hammel, Lamm, Hirsch, Meeresfrüchte, Zimt

Nieren-Yin:
Austern, Walnuss, Maronen, Weintrauben

Meide:
Alkohol, Schlafmangel, rohe, kalte und Nässe produzierende Nahrung wie zu viel Süßes, viele Milchprodukte, fettes Fleisch, Rohkost im Übermaß

■ **Verlauf:**
Dieser Patient bekam über insgesamt 14 Wochen mehrere Variationen des Rehmannia-Pille der sechs Geschmacksrichtungen *Liu Wei Di Huang Wan*. Im Laufe dieser Zeit wurde damit sein allgemeines Wohlbefinden deutlich besser. Die LWS- und HWS-Beschwerden verschwanden vollständig. Ebenso die Hinterkopfschmerzen. Es stellte sich wieder ein Gefühl der Lebenslust und positiven Zukunftsausrichtung ein. Das Ehepaar ließ bezüglich der Infertilität keine weitere apparative Diagnostik mehr machen. Beide Partner wollen es jetzt der Natur überlassen, ob sich ihr Kinderwunsch erfüllt, sind aber nicht mehr alleine darauf fixiert.

4. Casus: Frau G., Annette – 35 Jahre

Hauptbeschwerden:
- Chronische Sinusitis
- Verschleimung im Rachen und in der Nase (meistens heller, weißlicher Schleim)
- Stirnkopfschmerzen
- Mehrfache Antibiotika-Einnahme, mikrobiologische Therapie mit Autovakzinen: längerfristig keine Besserung
- Verschlechterung: am 1. und 2. Tag der Mens
- Typus: zierlich, blass, zarte Stimme

Nebenbeschwerden:
- Refluxösophagitis, Brennen und Leeregefühl im Magenbereich
- Müdigkeit, Lustlosigkeit
- Häufiges Schwitzen, Belastungsdyspnoe, Neigung zu Pollinosis
- Stress durch Beruf und Familie

Bisherige Dauermedikation:
- Sinupret bei Bedarf
- L-Thyroxin
- Antra (Protonenpumpenblocker)

Allgemeinsymptome:
- Sehr abgeschlagen
- Starke Neigung zu innerer Kälte
- Sehr große Infektanfälligkeit
- Blähneigung
- Trockene Haut
- Reichlicher, klarer Urin
- Trockene Augen, verschwommenes Sehen
- Blutung stark und schmerzhaft
- Haarausfall
- Wechselnde Stimmungen
- Niedergedrückte Stimmung
- Innere Unruhe
- Durchschlafstörungen (ca. 2:00 Uhr)

Befunde:
- Zungenkörper: Farbe blass
                  gedunsen, Zahneindrücke
- Zungenbelag: weißlich, vermehrt
- Puls: schwach, kraftlos, schlüpfrig

TCM-Diagnose:
- 1. Wind-Nässe-Schleim-Akkumulation
- 2. Milz- und Lungen-Qi mit Wei-Qi-Mangel
- 3. Leber-Magen-Disharmonie-Magen-Hitze

Therapiereihenfolge:
- Zuerst die Verminderung von Nässe und Schleim
- Dann Sanierung von Milz- und Lungen-Qi leicht durchführbar – Wei-Qi tonisieren wir dabei dann auch gleich mit, wird gestärkt
- Intermittierend kommt es bei der Patientin zu Magen-Hitze: Zeichen dafür sind Sodbrennen und gelblicher Schleim aus der Nebenhöhle (Kieferhöhle Bezug zu Magen-Leitbahn) Ursache dafür ist die Nässe-Schleim-Blockade, die den Energiefluss blockiert und ebenfalls die attackierende Leber-Energie bei Stress.

Therapie-Prinzipien:
- Nässe und Schleim transformieren und eliminieren
- Milz- und Lungen-Qi stärken
- Sanft die Leber regulieren

- **Akupunktur:**
(Punkte zur Auswahl wurden nicht alle gleichzeitig verwendet, sondern im Verlauf)

Zuerst: **Lokal:**
Di 20, Ex 1 (Yintang), Ma 3

Dazu **Fernpunkte:**
Di 4
3E 5
Lu 7

Allgemeine, **Energie ausgleichende** Punkte:
Ma 40
MP 9
Bl 20 (Shu-Punkt der Milz)
Ren 6 (*Qi hai*-Meer der Energie)
Ma 36 (Ben-Element-Punkt)
MP 6 (*San yin yao*-Treffen der 3 Yin)
Le 3 mit Di 4 (reguliert Leber-Qi und Blut)
Für **Oberbauch:**
Pc 6, Ren 12, Ma 36

■ **Arzneimitteltherapie:**

■ **1. Schritt:**

Modifizierte Mischung aus *Zweifach behandelte Dekokt* und *Xanthium-Pulver*
Er chen tang / Cang er zi san

Fructus Xanthii	7 g
Radix Angelicae dah.	6 g
Flos Magnoliae	6 g
Tuber Pinelliae	9 g
Pericarpium Aurantii	7 g
Poria	9 g
Radix Glycyrrhizae	3 g

■ **2. Schritt** (als die lokale Situation besser wurde):

Die Mitte tonisierendes Qi ergänzendes Dekokt
Bu zhong yi qi tang

Radix Astragali	8 g
Radix Codonopsitis	8 g
Rhizoma Atractylodis mac	7 g
Poria	7 g
Pericarpium Citri	6 g
Radix Angelicae sinesis	6 g
Radix Bupleuri	2 g
Rhiz. Cimicifugae	2 g
Radix Glycyrrhizae	3 g

■ **Empfehlungen bezüglich Diätetik I:**
Zum Eliminieren der Nässe/Schleim:

Heißwasser Trinkkur: Zwischen den Mahlzeiten über den Tag verteilt; 10 Min. abgekochtes heißes Wasser schluckweise trinken

Abends nur sehr leichte Kost – nicht zu spät gegessen, ohne tierisches Eiweiß einschl. der Milchprodukte; lieber eine Gemüsesuppe

Häufiger mal einen **Reis-Apfel-Tag** oder Ähnliches einstreuen

Milz stärkend und Nässe reduzierend:

Gekochtes Getreide: bes. Hirse, Buchweizen, Gerste, Karotte, Hülsenfrüchte inkl. Tofu (nur erwärmt), leicht verdauliches, mageres Fleisch, Huhn

Milz stärkend, aber wärmer sind:

Pfirsich, Kirsche, Fenchel, Anis, Pfeffer, Knoblauch, Ingwer, Paprika, Chillies, Pfeffer, Wild, Rindfleisch

Meide rohe, kalte und Nässe produzierende Nahrung wie zu viel Süßes, viele Milchprodukte, fettes Fleisch, Rohkost im Übermaß, alkoholische Getränke.

■ **Verlauf:**

Zuerst tritt unter der Arznei *Zweifach behandeltes Dekokt* und *Xanthium-Pulver* eine Besserung der lokalen Situation der Nebenhöhlen ein. Dies kann als eine *Biao*-Behandlung der Zweige gesehen werden. Wenn sich diese Symptomatik zunehmend stabilisiert hat, Wechsel der Rezeptur auf Die Mitte tonisierendes Qi ergänzendes Dekokt *Bu Zhong Yi Qi Tang*, welches mehr die Wurzel *Ben* der Erkrankung angeht. Nach insgesamt 9-wöchiger Therapie mit regelmäßigen Akupunktursitzungen ist die Patientin relativ beschwerdefrei und die Erschöpfung ist deutlich gebessert.

V. Anhänge

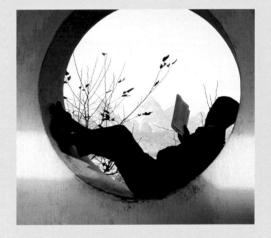

A. Literatur

Atlas of the Chinese Materia Medica specified in Pharmacopoeia of the peoples Republic of China, Pharmacopoeia Comission of the Ministry of Public Health P.R China Edition, 1995

Bauer, Rudolf; Wagner, Hildebert	Chinese Drug Monographs and Analysis; Verlag für Ganzheitliche Medizin, Kötzting
Bensky, Dan; Barolet, Randall	Chinesische Arzneimittelrezepte und Behandlungsstrategien; Verlag für Ganzheitliche Medizin Dr. E. Wühr, 1997
Bensky, Dan; Clavey, Steven; Stöger, Erich	Chinese Herbal Medicine, Materia Medica; Eastland Press, 2004
Chen Song Yu Li Fei	A Clinical Guide to Chinese Herbs and Formulae; Churchill Livingstone, 1993
Clavey, Steven	Fluid Physiology and Pathology in traditional Chinese Medicine; Churchill Livingstone, 1995
Deadman, Al-Khafaji	A Manual of Acupuncture; Eastland Press, 1998
Deadman, Peter	Großes Handbuch der Akupunktur (wie oben – deutsche Übersetzung); Verlag für Ganzheitliche Medizin Dr. E. Wühr, 2001
Ehling, Dagmar	The Chinese Herbalist's Handbook; Inword Press, 1994
Engelhardt, Ute; Hempen, Carl-Hermann	Chinesische Diätetik; Urban & Schwarzenberg, 1997
Englert, Stefan	Großes Handbuch der chines. Phytotherapie, Akupunktur und Diätetik; Verlag für Ganzheitliche Medizin Dr. E. Wühr, 2003
Englert, Stefan	Leitfaden Traditionelle Chinesische Medizin, als Co-Autor (Leitfaden Traditionelle Chinesische Medizin, Focks, Claudia, Urban & Fischer; 4. Aufl. 2002)
Englert, Stefan	LoseblattSystem Naturheilverfahren (Herausgeber Bühring, M; Kemper, F.H. Springer-Verlag) Beiträge zu den Themen chinesische Phytotherapie und Diätetik Ständig erweiterte Ergänzungsauslieferung; Springer-Verlag
Englert, Stefan	Lehrbuch und Repetitorium Akupunktur, als Co-Autor (Hecker, H.-U.; Steveling, A. Hippokrates; 3. Aufl.; erscheint 2007)
Englert, Stefan	Fertilität und Kinderwunsch aus Sicht der TCM, als Co-Autor (Herausgeber Noll, Andreas; Hippokrates Verlag, erscheint 2007)
Flaws, Bob	Schwester Mond; Verlag für Ganzheitliche Medizin Dr. E. Wühr, 1994
Focks, Claudia	Leitfaden Traditionelle Chinesische Medizin; Urban & Fischer Verlag, 4. Aufl. 2002
Focks, Claudia	Atlas Akupunktur; Urban & Fischer Verlag, 1998
Hempen, Carl-Hermann	Akupunktur; Thieme Verlag und als DTV-Atlas, 1. Aufl. 1995
Hempen, Carl-Hermann und Fischer, Toni	Leitfaden der chinesischen Phytotherapie; Urban & Fischer Verlag, 2001
Him-Che Yeung	Handbook of Chinese Herbs; Institute of Chinese Medicine, Rosemead, CA, USA, 2. Aufl. 1995

Him-Che Yeung	Handbook of Chinese Herbal Formulas; Institute of Chinese Medicine, Rosemead, CA, USA, 1983
Johns, R.	Die Kunst der Akupunkturtechniken; Verlag für Ganzheitliche Medizin Dr. E. Wühr, 2000
Jong-Chol Cyong	Japanese-English Dictionary of Oriental Medicine; Oriental Medicine Research Center of Kitasato Institute, Tokyo, Iseisha, 1993
Kaptchuk, Ted	Das große Buch der chinesischen Medizin; Heyne Verlag, 1983
Kirschbaum, Barbara	Atlas und Lehrbuch der chinesischen Zungendiagnostik Bd. I und Bd. II; Verlag für Ganzheitliche Medizin Dr. E. Wühr, 2002
Kubiena, Gertrude	Praxishandbuch Akupunktur; Urban & Fischer Verlag, 3. Aufl. 2004
Kun-Ying, Yen	The illustrated Chinese Materia Medica; SMC Publishing Inc.; Taipeh, 1992
Legge, David	Die Behandlung von muskuloskelettalen Störungen mit TCM; Verlag für Ganzheitliche Medizin Dr. E. Wühr, 2004
Li Xuemei & Zhao Jingyi	Acupuncture – Patterns & Practise; Eastland Press, 1993
Macocia, Giovanni	Die Grundlagen der Chinesischen Medizin; Verlag für Ganzheitliche Medizin Dr. E. Wühr, 1994
Macocia, Giovanni	Die Praxis der Chinesischen Medizin; Verlag für Ganzheitliche Medizin Dr. E. Wühr, 1997
Maciocia, Giovanni	Die Gynäkologie in der Praxis der chinesischen Medizin; Verlag für Ganzheitliche Medizin Dr. E. Wühr, 2001
Maciocia, Giovanni	Tongue Diagnosis in Chinese Medicine; Eastland Press, 1995
Neeb, Gunther	Das Blut-Stase-Syndrom; Verlag für Ganzheitliche Medizin Dr. E. Wühr, 2001
Nielsen, Arya	Gua Sha; Verlag für Ganzheitliche Medizin Dr. E. Wühr, 2000
Ou Ming	Chinese-English Dictionary of Traditional Chinese Medicine; Joint Publishing (H.K.) Co., Ltd., 1988
Pischinger, Alfred	Das System der Grundregulation, Haug Verlag, 3. Auflage 1980
Porkert, Manfred	Klinische Chinesische Pharmakologie; Verlag für Medizin Dr. Ewald Fischer, 1978
Porkert, Manfred	Klassische Chinesische Rezeptur; Acta Medicinae Sinensis, Zug, 1984
Ross, Jeremy	Akupunktur Punkt Kombinationen; Churchill Livingstone, 1995
Schmidt, Heribert	Konstitutionelle Akupunktur; Hippokrates, 3. Auflage 1988
Scott, Julian	Akupunktur in der Behandlung von Kindern; Verlag für Ganzheitliche Medizin Dr. E. Wühr, 2004
Song	Das Praxis-Handbuch der chinesischen Akupunktur und Moxibustion; Verlag für Ganzheitliche Medizin Dr. E. Wühr, 2001
Shen De-Hui	Handbuch der Dermatologie der TCM; Verlag für Ganzheitliche Medizin Dr. E. Wühr, 2000
Stöger, Erich; Friedl, Fritz	Arzneibuch der Chinesischen Medizin Monographien des Arzneibuches der Volksrepublik China 1990 und 1995, Loseblattausgabe; Deutscher Apotheker Verlag

Stux, Gabriel	Akupunktur – Lehrbuch und Atlas; 6. Aufl. Springer Verlag, 2003
Teeguarden, Ron	Chinese Tonic Herbs; Japan Publications, 1985
Terasawa, Katsutoshi	Kampo – Japanese-Oriental Medicine; Übersetzt von Helmut Bacowsky, K.K., Standard McIntyre, 1993
Wiseman, Nigel; Ellis, Andrew; Zmiewski, Paul	Fundamentals of Chinese Medicine; Paradigm Publications, Massachusetts; East Asien Medical Studies Society, 1985
Wiseman, Nigel	English-Chinese Chinese-English Dictionary of Chinese Medicine; Beijing, 1995
Wei, Deng	Medizinisches Qi Gong; Verlag für Ganzheitliche Medizin Dr. E. Wühr, 2004
Wühr, Erich	Chinesische Syndromdiagnostik; Verlag für Ganzheitliche Medizin Dr. E. Wühr, 2004
Xu Xiangcai	Complete Extrenal Therapies of Chinese Drugs; Forcign Languages Press Beijing, 1998
Zhang Zhong Jing Eine Übersetzung aus dem Englischen: Treatise on febrile Disease caused by Cold durch Geiss, Dieter, Hager, Stefan, Leibold, Ingrid;	*Shang Han Lun* Abhandlung über fieberhafte, durch Kälte verursachte Erkrankungen mit 500 Fallbeispielen; Verlag für Ganzheitliche Medizin Dr. E. Wühr, 1997
Huang Di Nei Jing	Der Gelbe Kaiser; Übersetzung aus dem Englischen: The Yellow Emperor's Classic of Medicine Dr. Maoshing Ni; O.W. Barth Verlag, 1998
Nan-Ching, The Classic of Difficult Issues Übersetzt durch Unschuld, Paul	University of California Press, 1986
Zhang Zhong Jing Eine Übersetzung aus dem Englischen durch Geiss, Dieter, Hager, Stefan, Leibold, Ingrid	Shang Han Lun, Abhandlung über fieberhafte, durch Kälte verursachte Erkrankungen mit 500 Fallbeispielen; Treatise on febrile Disease caused by Cold; Verlag für Ganzheitliche Medizin Dr. E. Wühr, 1997
Yang Shou-zhong	The Divine Farmer's Materia Medica; Eine Übersetzung des *Shen Nong Ben Cao Jing*; By; Blue Poppy Press, Boulder, 1998
Yang Shou-zhong; Duan Wu-jin	Extra Treatises Based on Investigation and Inquiry, Übersetzung von *Ge Zhi Yu Lun* von *Zhu Dan-xi*; Blue Poppy Press, Boulder, 1998
Yang Shou-zhong; Zhu Dan-xi	The Heart and Essence of Dan-xi's Methods of Treatment, Übersetzung von *Dan Xi Zhi Fa Xin Yao*; Blue Poppy Press, Boulder, 1993

A. Literatur

B. Ausbildungsmöglichkeiten

Ausbildung in der chinesischen Phythotherapie

Johanniter-Krankenhaus Bramsche GmbH
Hase Str. 16–18, 49565 Bramsche
Ausbildungs-Leitung: Dr. Michael Koch

Universität Witten-Herdecke
Alfred-Herrhausen-Str. 50, 58448 Witten
Ausbildungs-Leitung: Dr. Stefan Kirchhoff

TCM-Advance GmbH
Marktstr. 8, 88212 Ravensburg
Ausbildungs-Leitung: Dr. Stefan Englert
www.tcm-advance.de

TCM-Schule Kötzting
Ludwigstr. 2, 93444 Kötzting
Ausbildungs-Leitung: Dr. Stefan Hager

Arbeitsgemeinschaft für Klassische Akupunktur
und Traditionelle Chinesische Medizin e.V.
www.agtcm.de

Arbeitsgemeinschaft deutscher TCM-Apotheken

Arbeitsgemeinschaft und Qualitätszirkel der deutschen TCM-Apotheken
Vorsitzende: Stefan Wowra; Dr. Ralf Schabik
Kleiberweg 10, 86199 Augsburg
Tel.: 08 21 / 998 40 70
Fax: 08 21 / 998 40 71
wae-pharma@t-online.de

Internet-Adresse mit der ständig aktualisierten
Online-Liste der Mitglieder der TCM-Apotheken:
http://www.tcm-apo.de

Praxis Hospitationen

Praxis Dr. Englert & Kollegen
Marktstr. 8, 88212 Ravensburg
In der TCM-Praxis von Dr. Stefan Englert
Tel.: 07 51 - 3 54 19 96
Fax: 07 51 - 3 54 19 97

C. Apotheken

„Wir möchten uns besonders bei der Apotheke am Odeonsplatz bedanken, die uns für die Fotoaufnahmen alle dargestellten Arzneimittel zur Verfügung gestellt hat. Diese und viele andere chinesische Arzneimittel und Dekokte sind natürlich auch über diese Apotheke zu beziehen."

Apotheke am Odeonsplatz
Apothekerin Angelika Bode e.K.
Odeonsplatz 1
80539 München
Tel.: +49-89-280 22 20
Fax: +49-89-280 22 21
E-mail: medi@oeonsplatz1.de

PLZ	Ort	Apotheke	TelFax	Adresse	AnsprPart	Homepage	mail
01239	Dresden	Herz Apotheke	Fon: 0351 28508-43 Fax: 0351 28508-65	Herzberger-str. 18 01239 Dresden	Herr Reinhardt	http://www.herz-apotheke-dresden.de/	info@herz-apotheke-dresden.de
09376	Oelsnitz	Aesculap Apotheke	Fon: 037298 12523 Fax: 037298 12526	Albert-Funk-Schacht-Str. 12 09376 Oelsnitz	Frau Kerstin Selbmann	http://www.alter-nativ-apotheke.de/	kerstinselbmann @web.de
10437	Berlin	Cecilien-Apotheke	Fon: 030 4407128 Fax: 030 4497237	Gaudystr. 1 10437 Berlin	Frau Lidia Minoche	http:// www.cecilien-apo.de/	L.minoche @cecilien-apo.de
10963	Berlin	Zieten-Apotheke	Fon: 030 2165026 Fax: 030 21751174	Großbeerenstr. 11 10963 Berlin	Frau / Herr Katrin & Knut Knödel & Möller		zieten.apotheke @t-online.de
22301	Hamburg	Maria-Louisen Apotheke	Fon: 040 481094 Fax: 040 46072296	Maria-Louisen-Str. 1 22301 Hamburg	Frau A. Bettin	http://www.maria-louisen-apotheke.de/	info@Maria-Louisen-Apotheke.de
23552	Lübeck	Adler Apotheke	Fon: 0451 79885-15 Fax: 0451 79885-16	Breite Str. 71 23552 Lübeck	Herr Uwe Hagenström		adler-apotheke-luebeck @t-online.de
24937	Flensburg	Delphin Apotheke	Fon: 0461 15040-0 Fax: 0461 15040-39	Süder-markt 12 24937 Flensburg	Herr Axel Schröder	http:// www.delphinapot-heke. de/	delphinapo theke @foni.net
28203	Bremen	Hirsch-Apotheke	Fon: 0421 73850 Fax: 0421 7919644	Vor dem Stein-tor 60/62 28203 Bremen	Frau Renate Timm	http://www.hirsch-apotheke-bremen.de/	hirsch-apotheke@mail.netwave.de
28357	Bremen-Horn	Markus-Apotheke	Fon: 0421 205444 Fax: 0421 2054455	Wilhelm-Röntgen-Str. 4 28357 Bremen-Horn	Herr Dr. H.-D. Just	http:// www.apomarkus. de/	info @apomarkus.de
28865	Lilienthal	Sankt-Jürgen-Apotheke	Fon: 04298 9152-55 Fax: 04298 9152-57	Morrhauser Landstr. 2a 28865 Lilienthal	Frau Christiane Stehn		sankt-juergen-apotheke @t-online.de

PLZ	Ort	Apotheke	TelFax	Adresse	AnsprPart	Homepage	mail
29323	Wietze	Glückauf-Apotheke	Fon: 05146 8810 Fax: 05146 92810	Nienburger Str. 35 29323 Wietze	Frau Elisabeth Fehling	http:// www.glueckauf-apotheke-wietze.de/	Glueckauf-Apotheke-Wietze @t-online.de
33609	Bielefeld	Birken-Apotheke	Fon: 0521 71291 Fax: 0521 72093	Am Well-bach 11 33609 Bielefeld	Herr Jürgen Stanghöner		Birken-Apotheke-Bielefeld @t-online.de
36037	Fulda	Rabanus Apotheke	Fon: 0661 90259-0 Fax: 0661 90259-25	Vor dem Peterstor 2 36037 Fulda	Herr Hans Richard Friedrich	http:// www.rabanus-apotheke.de/	service@rabanus-apotheke.de
40212	Düsseldorf	Schadow-Apotheke OHG	Fon: 0211 86660-0 Fax: 0211 86660-33	Schadowplatz 18 40212 Düsseldorf	K. & J. Müller-Behrendt	http:// www.schadow-apotheke.de/	TCM@Schadow-Apotheke.de
41468	Neuss	Cyriakus Apotheke	Fon: 02131 39595 Fax: 02131 35231	Bonner Str. 56 41468 Neuss	Frau Sabine Graessner		Cyriakus-Apotheke @t-online.de
42389	Wuppertal	Kronen Apotheke	Fon: 0202 265250 Fax: 0202 2652520	Langerfelderst-r. 115 42389 Wuppertal	Herr Dr. Peter Lepke	http:// www.kronen-apotheke-wuppertal.de/	Kronen-Apotheke.w @t-online.de
48653	Coesfeld	Aeskulap Apotheke	Fon: 02541 2011 Fax: 02541 2797	Schüppenstr. 19 48653 Coesfeld	Herr Richard F. Schupmann	http:// www.aeskulap-apotheke.net/	info@aeskulap-apotheke.net
49074	Osnabrück	Neumarkt Apotheke	Fon: 0541 35892-0 Fax: 0541 35892-20	Öwer de Hase 1 49074 Osnabrück	Herr Carl Henrik Leue	http:// www.neumarkt-apotheke.de/	Service@Neumark-t-Apotheke.de
50389	Wessling	Kronen-Apotheke Marxen	Fon: 02236 94340-0 Fax: 02236 94340-50	Kronenweg 82 50389 Wessling	Frau Monika Hampel	http:// www.kronen-apotheke-marxen.de/	mh@kronen-apotheke-marxen.de
51375	Leverkusen	Die Krey Apotheke	Fon: 0214 31015-20 Fax: 0214 31015-25	Mülheimer Str. 6 51375 Leverkusen	Frau Sabine Krey	http://www. krey-apo.de/	info@krey-apo.de
53937	Schleiden	Sleidanus-Apotheke	Fon: 02445 95110 Fax: 02445 951119	Blumenthaler Str. 19 53937 Schleiden	Herr Josef Herr		sleidanus-apotheke @t-online.de
58642	Iserlohn / Letmathe	Kant Apotheke	Fon: 02374 2400 Fax: 02374 16466	Hagener Str. 117a 58642 Iserlohn / Letmathe	Herr Rudolf Lübke	http://www.kant-apo.de/	r.luebke @aponet.de
58739	Wickede	Alte Apotheke	Fon: 02377 4044 Fax: 02377 1226	Hauptstr. 12 58739 Wickede	Frau Anna-Regina Flechtner		
63065	Offenbach a. M.	Rosen-Apotheke	Fon: 069 883603 Fax: 069 883608	Wilhelmsplatz 11 63065 Offenbach a. M.	Herr Dr. Hans R. Diefenbach		rosenapo.of @t-online.de

PLZ	Ort	Apotheke	TelFax	Adresse	AnsprPart	Homepage	mail
64546	Mörfelden	Steinweg-Apotheke	Fon: 06105 1488 Fax: 06105 21135	Berlinerstr. 5 64546 Mörfelden	Herr Hans Haller		steinweg.apo @t-online.de
64665	Alsbach-Hähnlein	Melibokus-Apotheke	Fon: 06257 9331-0 Fax: 06257 9331-25	Hauptstr. 7 64665 Alsbach-Hähnlein	Herr Dr. Thilo Seidlitz		melibokus-apotheke @t-online.de
66115	Saarbrücken-Burbach	St. Lukas-Apotheke	Fon: 0681 77973 Fax: 0681-7618143	Hochstr. 149 66115 Saarbrücken-Burbach	Frau Dorothee Bolliger		apolu@gmx.de
66564	Ottweiler	Schloss-Apotheke	Fon: 06824 302010 Fax: 06824 302030	Pauluseck 8 66564 Ottweiler	Herr Manuel Meissner	http://www.schloss apo.de/	PharmaMeissner @t-online.de
66578	Heiligenwald	Thomas Mann Apotheke	Fon: 06821 692122 Fax: 06821 632357	Hüngersberg Str. 1 66578 Heiligenwald	Herr Thomas Mann	http://www.thomas-mann-apotheke.de/	Thomas-Mann-Apotheke @t-online.de
69115	Heidelberg	Aesculap Apotheke	Fon: 06221 27634 Fax: 06221 163746	Poststr. 24 69115 Heidelberg	Herr Stefan Wowra		S.Wowra @aponet.de
74281	Mosbach	Merian Apotheke	Fon: 06261 5555 Fax: 06261 2421	Gartenweg 40 74281 Mosbach	Frau Dr. Andrea Schunk	http://www.merian-apotheke.de/	Dr.Schunk @Merian-Apotheke.de
76137	Karlsruhe	Congress-Apotheke	Fon: 0721 356360 Fax: 0721 359258	Ettlingerstr. 5 76137 Karlsruhe	Herr Patrick Kwik	http://www.congress-apotheke.de/	kwik@congress-apotheke.de
76228	Karlsruhe	Bergles-Apotheke	Fon: 0721 9473620 Fax: 0721 475042	Werrenstr. 15 76228 Karlsruhe	Herr Manfred Baumann	http://www.bergles-apotheke.de/	baumann @bergles-apotheke.de
79098	Freiburg	Engel-Apotheke	Fon: 0761 34565 Fax: 0761 34563	Herrenstr. 5 79098 Freiburg	Herr Dr. Egbert Meyer-Buchtela		buchtela @t-online.de
79410	Badenweiler	Apotheke am Zöllinplatz	Fon: 07632 891576 Fax: 07632 891577	Zöllinplatz 4 79410 Badenweiler	Frau Monika Röding		
79664	Wehr	Apotheke Am Wehrahof	Fon: 07762 7089746 Fax: 07762 7089747	Hauptstr. 4-6 79664 Wehr	Herr Dr. Walter Hofmann		
81679	München	Arnika Apotheke	Fon: 089 998373-0 Fax: 089 998373-73	Oberföhringer Str. 2 81679 München	Herr Willi Lindner		
83022	Rosenheim	Alte Apotheke	Fon: 08031 3096-0 Fax: 08031 3096-30	Ludwigsplatz 21 83022 Rosenheim	Herr F. Baur		AlteApotheke.Rosenheim @t-online.de

PLZ	Ort	Apotheke	TelFax	Adresse	AnsprPart	Homepage	mail
83512	Wasserburg	St. Jakobs Apotheke	Fon: 08071 9175-0 Fax: 08071 9175-15	Ledererzeile 6 83512 Wasserburg	Roland & Christine Schmidtmayer	http://www. jakobsapo.de/	jakobsapo @t-online.de
86161	Augsburg	Herrenbach-Apotheke	Fon: 0821 56872-0 Fax: 0821 56872-29	Friedberger Str. 73 86161 Augsburg	Herr Dr. Wolfgang Erdle	http://www. herrenbach-apotheke.de/	Herrenbach-Apotheke @t-online.de
87616	Marktoberdorf	Arnica Apotheke	Fon: 08342 418-44 Fax: 08342 418-11	Meichelbeckstr.. 3 87616 Marktoberdorf	Herr Enno Peppmeier	http://www. arnica-apotheke.de/	arnica-apotheke @t-online.de
88212	Ravensburg	Marien-Apotheke	Fon: 0751 36250-0 Fax: 0751 36250-14	Marktstr. 8 88212 Ravensburg	Herr Gerhardt Schmidt	http://www. marien-apotheke-ravensburg.de/	info@marien-apo.w-4.de
88356	Ostrach	Goetz'sche Apotheke	Fon: 07585 615 Fax: 07585 3107	Hauptstr. 29 88356 Ostrach	Herr Claudius M. Goetz	http://www. goetzsche-apotheke.de	info@goetzsche-apotheke.de
89584	Ehingen / Donau	Apotheke am Wenzelstein	Fon: 07391 7026-0 Fax: 07391 7026-20	Am Wenzelstein 53 89584 Ehingen / Donau	Frau Maria Pfisterer	http://www. apotheke-am-wenzelstein.de/	pfisterer@apotheke-am-wenzelstein.de
90491	Nürnberg	Ost-Apotheke	Fon: 0911 95982-0 Fax: 0911 95982-50	Äußere Sulzbacher Str. 132 90491 Nürnberg	Herr S. Uhl	http://www. ostapotheke-nuernberg.de/	ost-apo-s.uhl @t-online.de
90518	Altdorf	Wallenstein-Apotheke	Fon: 09187 903060 Fax: 09187 903062	Oberer Markt 21 90518 Altdorf	Herr Dr. Ralf Schabik	http://www. wallenstein-apotheke.de/	Wallenstein-Apo.Altdorf @t-online.de
91126	Schwabach	Park Apotheke	Fon: 09122 13132 Fax: 09122 837363	Hindenburgstr. 30 91126 Schwabach	Herr Eberhard Hilsdorf		ParkApotheke. Schwabach @t-online.de
93047	Regensburg	Apotheke aktiv im Castra-Regina-Center	Fon: 0941 58591-0 Fax: 0941 58591-19	Bahnhofstr. 24 93047 Regensburg	Frau Dr. Claudia Mayer		apothekeCRC @t-online.de
93077	Bad Abbach	Burg Apotheke	Fon: 09405 2244 Fax: 09405 7460	Gutenbergring 1 93077 Bad Abbach	Frau Adelheid Weger		BurgApoBA @aol.com
93444	Kötzting	Sonnen-Apotheke	Fon: 09941 9429-0 Fax: 09941 9429-33	Marktstr. 11 93444 Kötzting	Eva-Maria & Dr. Volker Beer		Sonnen-Koetzting @t-online.de
94032	Passau	Nikola-Apotheke	Fon: 0851 55777 Fax: 0851 73102	Kleiner Exerzierplatz 11 94032 Passau	Herr Gerhard Zizlsperger	http://www. nikola-apotheke-passau.de/	Nikola-Apotheke-Passau @t-online.de
97688	Bad Kissingen	Kur-Apotheke	Fon: 0971 61377 Fax: 0971 61312	Martin-Luther-Str. 1 97688 Bad Kissingen	Herr Bernhard Stuhrmann		kurapo@web.de

D. Arzneimittel-Lieferanten

■ Formula – Pharmazeutische Produkte GmbH: Bios
Vertrieb von Chinesischen Rohdrogen, hydrophilen Konzentraten,
Granulat und Tabletten
Mariannen Weg 46, 61348 Bad Homburg,
Tel.: 0 61 72 / 93 88 44, Fax: 93 88 55

■ Herbasin Hilsdorf GmbH
Vertrieb von Chinesischen Rohdrogen, Tinkturen, hydrophilen Konzentraten,
Granulaten
Hindenburgstr. 19, 91126 Schwabach
Tel.: 0 91 22 / 88 88 80; Fax: 0 91 22 / 88 88 81

■ HOMEOFAR GmbH
Vertrieb von hydrophilen Konzentraten
24S57 Fahrdorf, Strandholm 27, Tel.:/Fax: 04 31 / 9 34 01
in der Schweiz: Bern (Apotheke Dr. Noyer),
Tel.: 00 41 / 31 / 326 28 28, Fax: 031 / 326 28 29

■ Phyto Comm
Vertrieb von chinesischen Pflanzen Extrakte
H. König
Hafenstr. 17, 77694 Kehl, Tel./Fax: 0 78 51 / 48 32 52

■ SinoMed Handelsgesellschaft für Arzneimittel und Bedarfsartikel der Chinesi-
schen Medizin GmbH & Co KG
Vertrieb von Akupunkturbedarf, Chinesische Heilkräuter
Ludwigstr. 2, 93444 Kötzting
Tel.: 0 99 41 / 60 91 00, Fax: 0 99 41 / 60 91 32

■ SinoRes
Vertrieb von Akupunkturbedarf, Chinesische Heilkräuter
Habichtweg 17, 21337 Lüneburg
Tel.: 0 41 31 / 4 92 37, Fax: 0 41 31 / 40 46 72

■ China Purmed
Vertrieb Akupunkturbedarf, Moxa
Sophienstr. 13, 76133 Karlsruhe
Tel.: 07 21 / 3 60 40, Fax: 07 21 / 3 60 80

E. Fachausdrücke / Glossar

Chinesischer Begriff	Übersetzung	Bedeutung
An Shen	Geist beruhigen	
Ba Fa	Die acht therapeutischen Methoden	
Ba Gang	Die acht diagnostischen Kriterien	Auch die acht Leitkriterien genannt: Innen, Aussen, Fülle, Leere, Hitze, Kälte und Yin und Yang
Bi Zheng	Obstruktions-Syndrom	Oft auch als Bi-Syndrom bezeichnet. Das chinesische Wort *Bi* bedeutet soviel wie Blockierung. Gemeint ist eine mit Schmerzen einhergehende Blockierung des freien Flusses von Qi und Blut in den Meridianen. Diese wird meistens ausgelöst durch Wind, Kälte und Nässe. Es kann auch Hitze eine Rolle spielen. Man unterscheidet dabei ein Haut-Bi, ein Thorax-Bi und ein Gelenk-Bi. Wobei bei dem Gelenk-Bi wieder unterschieden wird nach Kälte-Bi, Nässe-Bi, Wind-Bi und Hitze-Bi
Biao	Außen	Oberfläche des Körpers (Ebene des Wei Qi); Organe sind noch nicht betroffen, daher keine Veränderung des Zungenkörpers. Entspricht dem *Tai Yang* Stadium im Sinne des Shang Han Lun
Bu	tonisieren	z. B. bei Milz-Qi Mangel: Vier Gentlemen Dekokt *Si Jun Zi Tang*
Bu Fa	Tonisierende Methode	Eine der 8 therapeutischen Methoden – *Ba Fa*. Bei Leere- und Mangel-Zuständen angewendet
Bu Fei	Lunge tonisieren	z. B. bei Lungen-Qi Mangel
Bu Gu	Ungesichert, nicht fest und stabil	*Bu Gu* der Niere: gekennzeichnet durch die Unfähigkeit der Niere Essenz zu speichern und geht mit Samenverlusten, Inkontinenz oder Ausfluß einher
Bu Nei Wai Yin	Die Lebensweise	Die pathogenen Faktoren, die weder zu den äußeren noch zu den inneren gezählt werden
Bu Pi	Milz tonisieren	
Bu Qi	Qi tonisieren	
Bu Shen Gan	Niere und Leber tonisieren	
Bu Xue	Blut tonisieren	
Chu Shi	Nässe eliminieren	
Da Chang	Dickdarm	*Fu*- oder Hohl-Organ
Dan	Gallenblase	*Fu*- oder Hohl-Organ
Dan bai	Blass weiß	Ist definiert als die Abwesenheit von Farbe. Im Gegensatz dazu wird weiß als eine bestimmte Farbe angesehen
Di Tan	Schleim auswerfen	z.B bei Schleim in der Lunge
Du	Toxin	Ein besonders aggressive Form von Hitze, die durch Rötung, Überwärmung, Schmerz und eitrige Sekrete, schmierige Beläge oder andere entzündliche Manifestationen gekennzeichnet ist
Fan	Invasion	Bezieht sdich auf äußere Pathogene oder das Überwältigen des Magens durch das Leber-Qi
Fei	Lunge	*Zang*- oder Speicher-Organ
Feng	Wind	Äußerer pathogener Faktor
Gan	Leber	*Zang*- oder Speicher-Organ
Gan Feng Nei Dong	Leber-Wind bewegt sich im Innen	
Gu	sichern, halten	z. B. Bei Schweißen durch Lungen-Qi Mangel und bei Verlusten durch nicht stabiles Nieren-Qi , Jing-Mangel : z. B. Spermatorrhoe, Urin tröpfeln
Gu Biao	Die Oberfläche stabilisieren	Bei einem *Wei-Qi* Mangel mit Infektneigung und spontanen Schweißen
Gu Jing	Essenz sichern	Bei einem Nieren- Mangel mit Spermatorrhoe und Inkontinenz
Gu Shen	Niere stabilsieren	bei Verlusten wie Spermatorrhoe, Leukorrhoe, Enuresis

Chinesischer Begriff	Übersetzung	Bedeutung
Gu Zheng	Dampfen der Knochen	Subjektive Hitzeempfindung, die nicht mit einer messbaren Temperaturerhöhung einherzugehen braucht. Ursache ist eine Hitze aus dem Innen durch einen Yin-Mangel bedingt
Han	Kälte	Äußerer pathogener Faktor
Han	Kälte	Begriff der 8 Leitkriterien *Ba Gang*, der eine reduzierte Dynamik des energetischen Systems beschreibt
Han Fa	Schweiß induzierende Methode	Eine der 8 therapeutischen Methoden – *Ba Fa*
He Fa	Harmoniseirende Methode	Eine der 8 therapeutischen Methoden – *Ba Fa*
He Wei	Magen harmonisieren	
Hua Shi	Nässe transformieren	
Hua Tan	Schleim transformieren	Wird häufig im Zusammenhang mit Schleim gebraucht. Schleim muß oft erst transformiert werden und kann nicht direkt eliminiert werden.
Hui Yang	Yang wiederherstellen	Bei Yang-Kollaps
Hun	Wander-Seele	Seele der Leber, wohnt im Leber-Blut und –Yin, Intuition, Phantasie, »das Unbewusste«
Huo	Feuer	Äußerer pathogener Faktor
Huo Xue	Blut beleben	Bei Blut Stase den Blut Fluß stimulieren
Jia	Konglomerationen	Ansammlungen: Dies sind palpable Massen oder Tumore, wie wir in der westlichen Medizin sagen würden, von undefinierter Form, die meistens im Bauchraum lokalisiert sind und die sich unregelmäßig zusammenballen. Der Schmerz ist dabei nicht ortsgebunden. Sie sind in Därmen und in der Qi-Ebene lokalisiert.
Jian	Verhärtung	Mit der Methode des Erweichens behandelt
Jian Yang	Yang kräftigen	
Jian Zhong	Mitte erbauen	
Jiang Ni	Rebellierendes Qi herabführen	
Jiao Qi	Bein -Qi	Wird auch Beri Beri ähnliche Störung genannt Dies ist eine Nässe-Ansammlung, die sich zu eingeschlossener Hitze in den Beinen entwickelt hat. Symptome sind Taubheit, Schmerzen, Schwäche, Ödeme und Krämpfe der Beine
Jie Biao	Die Oberfläche befreien	
Jie Du	Toxin lindern	Siehe auch *Du* Toxin
Jie Shu	Sommerhitze lindern	
Jie Tong	Schmerz lindern	
Jin	»Sehne«	Bezeichnet keine präzise physische Entsprechung. Es bezeichnet Sehnen, Bänder und Muskeln im Körper, die mit einer Leber-Dysharmonie in Zusammenhang stehen.
Jin Ye	Säfte	Fassen die gesamten Flüssigkeiten des Körpers zuzsammen (*Jin*= dünnere und *Ye*=dickere, trübere)
Jing	Essenz	Körperlichere Aspekt der Grundlebensenergie
Jing	Leitbahn	Auch Meridian genannt
Juan Bi	Schmerzhafte Obstruktion entfernen	siehe auch *Bi Zheng*
Jue Yin	Weichendes Yin	Begriff des 6 Schichten –Modells des *Shang Han Lun*
Li	Innen	Die 5 Zhang Organe der 5 Wandlungsphasen. Im Sinne des *Shang han lun*: *Yang Ming* und die Yin-Stadien sind Innen.
Li Qi	Qi regulieren	
Li Qi Fa	Regulierende Methode	Eine der 8 therapeutischen Methoden – *Ba Fa*
Li Shi	Nässe auflösen	
Lian Yin	Yin erhalten	

Chinesischer Begriff	Übersetzung	Bedeutung
Liang Xue	Blut kühlen	
Lin Zheng	Schmerzhafte Miktion	Entspricht akuten Harnwegsinfekten mit Dysurie
Liu Yin	Die Sechs äußeren pathogenen Faktoren	Wind, Kälte, Nässe, Trockenheit, Feuer, Sommerhitze
Luo	Netzgefäß	Auch Kollateralgefäß genannt
Ning Shen	Geist beruhigen	
Pang Guang	Blase	*Fu*- oder Hohl-Organ
Pi	Milz	*Zang*- oder Speicher-Organ
Pi Qi Xia Xian	Absinkendes Milz-Qi	
Pi Qi Xu	Milz-Qi Mangel	
Ping Wei	Magen beruhigen	
Ping Gan Xi Feng	Leber-Wind besänftigen, verankern	Bei Leber-Wind
Po	Leib-Seele	Vital- oder Körper-Seele, verleiht dem Körper Kraft, endet nach dem Tod und stellt den Seelen-Aspekt der Lunge dar.
Po Xue	Blut-Stasen aufbrechen	
Qi Ni	Rebellierendes Qi	
Qi Qing	Die Sieben Emotionen	Freude, Sorge, Nachdenklichkeit, Trauer, Angst, Schock, Zorn
Qi Xu Zheng	Qi-Mangel	
Qi Zhi	Qi-Stagnation	
Qian Gan Yang	Leber-Yang besänftigen, zügeln	Bei hochschlagendem Leber-Yang
Qian Yang	Yang verankern	Bei hochschlagendem Yang
Qing Re	Hitze klären	Siehe auch *Re* Hitze
Qing Re Fa	Hitze klärende Methode	Eine der 8 therapeutischen Methoden – *Ba Fa*
Qing Zao	Trockenheit klären	Siehe auch *Zao* Trockenheit
Qu Feng Shi	Wind-Nässe vertreibend	
Qu Han	Kälte vertreiben	Siehe auch *Han* Kälte
Qu Xie Qi	Pathogenen Faktor vertreiben	
Re	Hitze	Äußerer pathogener Faktor oder Produkt durch gestaute Energie oder Emotionen im Innen
Re	Hitze	Begriff der 8 Leitkriterien *Ba Gang*, der eine übersteigerte Dynamik des energetischen Systems beschreibt
Rou Gan	Leber erweichen	Bei Leber-Blut/-Yin
Ruan Jian	Erweichen von Verhärtungen	Bezeichnet die therapeutische Herangehensweise bei Verhärtungen
Run Chang	Darm befeuchtend	
San Jiao	Dreifacher Erwärmer	
Se Jing	Essenz halten	
Shang Han Lun	Die Abhandlung über durch Kälte verursachte Erkankungen	Klassiker der Phytotherapie verfasst von *Zhang Zhong-jing* um circa 200 n. Chr.
Shao Yang = Xiao Yang	Kleines Yang	Begriff des 6 Schichten –Modells des *Shang Han Lun*
Shao Yin = Xiao Yin	Kleines Yin	Begriff des 6 Schichten –Modells des *Shang Han Lun*
Shen	Geist-Seele	Geistigere Aspekt der Grundlebensenergie (*Shen*, *Qi* und *Jing* zusammen werden als die 3 Schätze bezeichnet)

Chinesischer Begriff	Übersetzung	Bedeutung
Shen	Niere	Zang- oder Speicher-Organ
Shen Shi	Nässe ausleiten	Siehe auch Shi Nässe
Shen Xie	Nieren-Diarrhoe	Diarrhoe durch einen Nieren-(Yang) Mangel bedingt
Sheng Fei Yin	Lunge befeuchten	
Shi	Nässe	Äußerer pathogener Faktor
Shi	Fülle	Zu viel Energie: das bedeutet immer die Anwesenheit von pathogener Energie oder gestautem Energiefluß
Shu	Sommerhitze	Äußerer pathogener Faktor
Shu Gan	regt den freien Fluß des Leber-Qi an	Bei Leber-Qi Stagnation
Tai Yang	Großes Yang	Begriff des 6 Schichten –Modells des Shang Han Lun
Tai Yin	Großes Yin	Begriff des 6 Schichten –Modells des Shang Han Lun
Tan Huan	Paralyse	Verlust von Muskelkraft verbunden mit Taubheitsgefühl
Tian Jing	Essenz auffüllen	
Tu Fa	Erbrechen induzierende Methode	Eine der 8 therapeutischen Methoden – Ba Fa
Wei	Magen	Fu- oder Hohl-Organ
Wei Qi	Abwehr-Qi	Teil des Lungen Qi der in der Oberfläche (Biao) mit den pathogenen Faktoren kämpft bzw. diese abwehrt
Wei Zheng	Atrophie-Syndrome	Erkrankungen mit Beinschwäche, Abnahme der Muskulatur, gestörte motorische Funktion. Z. B. wie bei Multipler Sklerose
Wen Bing Lun	Hitze-Erkrankungen	Theorie der akuten, exogenen, fiebrigen Erkrankungen. Klassische Krankheitslehre über die Hitze induzierten Syndrome und Abhandlungen dazu aus der Ming- und Qing-Dynasty
Wen Fa	Wärmende Methode	Eine der 8 therapeutischen Methoden – Ba Fa
Wen Li	Das Innen wärmend	
Wen Pi	Milz wärmen	Bei Kälte in der Milz
Wen Shen	Niere wärmen	Bei Nieren-Yang Mangel
Wen Yang	Yang wärmen	Deutet auf die Kälte Zeichen, die bei Yang Leere auftreten
Wu Geng Xie	Tagesanbruchs- Diarrhoe	Bedeutet wörtlich: Diarrhoe beim 5. Glockenschlag. Gelegentlich auch als Hahnenschrei-Diarrhoe bezeichnet. Typisches Symtom des Nieren-Yang Mangels
Wu Xin Fan Re	Feuer der 5 Herzen	Tastbare Wärme der Handflächen und Fußsohlen und des Brustkorbes
Xi Feng	Wind auslöschen	Bei endogenem Wind
Xiao Du	Toxin eliminieren	Siehe auch Du Toxin
Xiao Feng	Wind austreiben	Siehe auch Feng Wind
Xiao Chang	Dünndarm	Fu- oder Hohl-Organ
Xiao Ke Bing	Schwindsucht und Durst Syndrom	Dies beschreibt Symptome Durst, ständiges Essen, Abmagerung und reichliche Miktion. Dies meint Erkrankungen wie einen Diabetes mellitus
Xiao Tan	Schleim zerstreuen	Bezieht sich auf substantiellere pathogene Ansammlungen – ebenfalls benutzt bei Blut-Stase.
Xie Fa	Abführende Methode	Eine der 8 therapeutischen Methoden – Ba Fa
Xie Huo	Feuer ableiten	Siehe auch Huo Feuer
Xin	Herz	Zang- oder Speicher-Organ
Xin Bao	Pericard (wörtlich: Herz-Gefäß)	Zang- oder Speicher-Organ
Xin Ji	Palpitation	Gefühltes Herzklopfen
Xin Yin Xu	Herz-Yin Mangel	
Xu	Mangel	Zu wenig Energie (von Qi, Yang, Blut oder Yin)

Chinesischer Begriff	Übersetzung	Bedeutung
Xue	Blut	Das nährende Prinzip
Xue Re	Blut-Hitze	
Xue Xu Zheng	Blut-Mangel	
Xue Yu	Blut-Stase	
Yang	Yang	Überbegriff der anderen Begriffe und immer in Relation zum Gegenspieler Yin gesehen.
Yang Ming	Helles Yang	Begriff des 6 Schichten –Modells des Shang Han Lun
Yang Qi	Yang	Wärmende Kraft
Yang Xue	Blut nährend	
Yang Yin	Yin nähren	
Yi	Intellekt	Verarbeitet die vielen Informationen, Nachdenken, Auswählen aus der Vielzahl der Möglichkeiten. Yi »wohnt« in dem Funktionskreis Milz
Yi	Verstärken	z. B. bei absinkendem Milz-Qi: Dekokt, das die Mitte tonisiert und das Qi vermehrt Bu Zhong Yi Qi Tang
Yi Qi	Qi vermehren	Im Sinne von ankurbeln- verstärken, Auftrieb geben
Yin	Yin	Das stoffliche, kühlende Prinzip, Gegenspieler des Yang. Überbegriff der anderen Begriffe und immer in Relation zum Gegenspieler Yang gesehen.
Yin Ye	Säfte, Flüssigkeiten	
Ying	Bau-Energie	Bezeichnet einen Aspekt des Blutes
Yu	Stase	z. B. Blut-Stase
Yu Yin	Yin pflegen	
Yun Pi	Milz bewegen	Bei Nässe in der Milz mit dadurch bedingter Qi-Stagnation und Spannungsgefühl im Oberbauch
Zao	Trockenheit	Äußerer pathogener Faktor
Zao Shi	Nässe trocknen	
Zhen Qi	Wahres, rechtes Qi	Das körpereigene Qi im Gegensatz zum pathogenen Qi
Zhen Shen	Geist sedieren	
Zheng	Muster	Syndrom oder Krankheits-Muster ist die Zusammenfassung mehrerer Symptome
Zheng Ji	Zusammenballungen	Accumulationen: Dies sind Massen, die fest, solide und orstgebunden palpabel sind. Es sind Zusammenballungen und abdominelle palpable Tumore mit Schmerz und lokalem Druck assoziert. Der Schmerz ist ortsfest. Sie befinden sich auf der Ebene des Blutes
Zheng Jia	Abdominelle Massen	Sammelbegriff für verschiedene Massen oder Tumore``. Über eine Dignität bzw. Gut- oder Bösartigkeit solcher Veränderungen wird dabei in der TCM keine Aussage gemacht
Zhi	Wille	Willenskraft sorgt für langfristige Motivation und Ausdauer und residiert in dem Funktionskreis Niere
Zhong	Mitte	Entpricht Milz und Magen (mittlerer Erwärmer)
Zhong Zhen Yao	Schwere Absenkende Arzneien	Arzneien der Gruppe 14.a. z. B. Concha Ostrae
Zhu Tan	Schleim austreiben	Bei pulmonalem Schleim, entspricht einem Expectorant
Zhu Yang	Yang assistieren	
Zhuang Yang	Yang kräftigen	Bei Yang-Mangel der Niere
Zi Fei Yin	Lungen-Yin mehren	Bei Lungen-Yin-Mangel
Zi Wei Yin	Magen-Yin vermehren	Bei Magen-Yin-Mangel
Zi Yin	Yin bereichern	Bei Yin-Mangel

F. Indices

1. **Genereller Index / Verzeichnis**

2. **Erkrankungen / Symptome**

3. **Einzeldrogen**

4. **Rezepturen**

5. **Chinesische Syndrome und Begriffe**

Genereller Index / Verzeichnis

Erkrankungen Symptome

Einzeldrogen

Rezepturen

Chinesische Syndrome und Begriffe

Abbildungsverzeichnis

G. Indices

Die in diesem Buch verwendeten Fotos wurden aus dem privaten Archiv des Autors zur Verfügung gestellt.

Udo Lorenzen

Mikrokosmische Landschaften

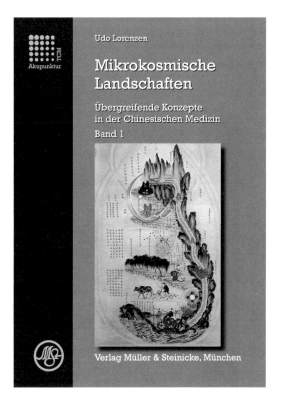

2006, 656 Seiten, 1 Falttafel

ISBN 978-3-87569-165-8

Verlag Müller & Steinicke München

www.mueller-und-steinicke.de

Fan Chaoyang
Josef Hummelsberger
Gerlinde Wislsperger

TUINA

Chinesische manuelle Therapie für Patienten und Therapeuten

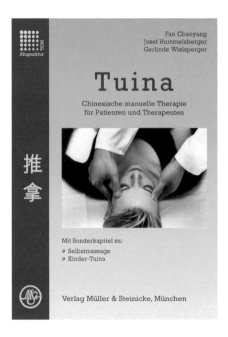

2006, 245 Seiten – ISBN 978-3-87569-191-7

 Verlag Müller & Steinicke München

www.mueller-und-steinicke.de